JN163468

ステロイド療法の極意

その患者・その症例に
いちばん適切な使い方がわかる

【編集】
川合 眞一
東邦大学 名誉教授／
東邦大学医学部炎症・疼痛制御学講座 教授

じほう

まえがき

　1948年9月21日，Henchらは，合成したコルチゾンを初めて関節リウマチ患者に用い，劇的な効果を得たと発表した．この臨床試験のために，Henchはコルチゾンを合成した米国Merck社（当時）に対し，この薬を試したいと手紙で申し出ている．そのなかで彼は，関節リウマチの活動性が黄疸の患者で改善し，また妊娠によっても改善したことがステロイド療法のヒントになったと述べている．つまり，男女ともに分泌し，妊娠により大きく変動するホルモンの類という臨床的観察によって，副腎皮質から分泌されるステロイドホルモンを関節リウマチ治療薬の候補の一つとして注目したという．

　ステロイドの効果があまりにも劇的であったため，Henchとステロイドの合成に関係した2名の研究者は，1950年にノーベル生理学・医学賞を受賞することになった．その後ステロイドは，関節リウマチ以外の膠原病に対する有効性が示されていった．さらに，血液疾患，神経疾患など，それまで治療法がなかった多くの疾患に次々と使われることになり，ステロイドは近代医学に最も貢献した薬物の一つとなったのである．

　しかし，ステロイドは一方で重篤な副作用を引き起こすことも明らかとなった．そのため，ステロイドの効力をいかに増し，副作用をいかに減らすかという視点に立った新しいステロイドの合成も試みられたが，本書でもわかるように，副作用の分離にはいまだ成功していない．したがって，ステロイド療法は，ステロイドをどのようにどのくらい使えば最小限の副作用で最大限の効果を得られるかにかかっている．

　そのようななかで企画した『月刊薬事』2016年7月増刊号「その患者・その症例に一番適切な使い方がわかるステロイド療法のエッセンス」は，臨床で必要な情報をそれぞれの専門家にまとめていただき読者から大変な好評をいただいた．本書はその内容を拡充，アップデートする形で書籍化したものである．本書を利用していただき，患者個々の病態に合わせて適切にステロイドを使えるようになっていただけることを期待している．

2017年9月

川合 眞一

執筆者一覧

● 編　集
川合　眞一　東邦大学 名誉教授／東邦大学医学部炎症・疼痛制御学講座 教授

● 執　筆（執筆順）
田中　廣壽　東京大学医科学研究所附属病院アレルギー免疫科／抗体・ワクチンセンター 免疫病治療学分野 教授

川合　眞一　東邦大学 名誉教授／東邦大学医学部炎症・疼痛制御学講座 教授

小杉　隆祥　防衛医科大学校病院薬剤部

土井　啓員　東邦大学医療センター佐倉病院薬剤部

多田　公揚　前 東邦大学医療センター大森病院薬剤部

増田　信一　東邦大学医療センター大橋病院薬剤部

亀田　秀人　東邦大学医学部内科学講座膠原病学分野／東邦大学医療センター大橋病院膠原病リウマチ科 教授

鈴木　幸男　北里大学北里研究所病院総合内科 部長／北里大学薬学部生体制御学 教授

齊藤　詠子　東京医科歯科大学消化器内科

渡辺　　守　東京医科歯科大学消化器内科／大学院医歯学総合研究科器官システム制御学系専攻消化代謝病学講座消化器病態学分野 教授

縄田　智子　大分県立病院腎臓内科 部長

山脇　健盛　広島市立広島市民病院脳神経内科 主任部長

松本　　直　東邦大学医療センター大森病院眼科 講師

堀　　裕一　東邦大学医療センター大森病院眼科 教授

田中　翔太　山梨大学医学部耳鼻咽喉科・頭頸部外科学教室

増山　敬祐　山梨大学医学部耳鼻咽喉科・頭頸部外科学教室 教授

中村　元信　産業医科大学皮膚科学教室 教授

余宮きのみ　埼玉県立がんセンター緩和ケア科 部長

森　　智治　京都大学大学院医学研究科初期診療・救急医学分野

佐藤　格夫　愛媛大学大学院医学系研究科救急航空医療学講座 教授

小池　　薫　京都大学大学院医学研究科初期診療・救急医学分野 教授

後藤美賀子　国立成育医療研究センター 妊娠と薬情報センター

村島　温子	国立成育医療研究センター 妊娠と薬情報センター センター長
福原　大介	杏林大学医学部小児科学教室
楊　　國昌	杏林大学医学部小児科学教室 教授
細野　　治	慈誠会 上板橋病院リウマチ科・内科
田邉真紀人	福岡大学医学部内分泌・糖尿病内科 講師
柳瀬　敏彦	福岡大学医学部内分泌・糖尿病内科 教授
南木　敏宏	東邦大学医学部内科学講座膠原病学分野／東邦大学医療センター大森病院リウマチ膠原病センター（膠原病科）教授
宗圓　　聰	近畿大学医学部奈良病院整形外科・リウマチ科 教授
飯降　直男	明芳会 高島平中央総合病院糖尿病・内分泌・代謝内科
辻井　　悟	天理よろづ相談所病院内分泌内科・糖尿病センター センター長
舟久保ゆう	埼玉医科大学リウマチ膠原病科 准教授
佐藤　慎二	東海大学医学部内科学系リウマチ内科学 教授
中尾佳奈子	国立成育医療研究センター生体防御系内科部内分泌・代謝科
上原　昌晃	東京大学医科学研究所附属病院アレルギー免疫科

目次

第1章 まずはここから ステロイドの基本を知る

1. ステロイドの作用機序 ……………………… 田中廣壽　2
2. ステロイドの種類と特徴 …………………… 川合眞一　9
3. ステロイド処方時の原則 …………………… 川合眞一　17

第2章 剤形別の特徴と使用時に注意すべきこと

1. 経口剤 ……………………………………… 小杉隆祥　26
2. 注射剤 ……………………………………… 土井啓員　34
3. 外用剤 ……………………………………… 多田公揚　42
4. 吸入剤 ……………………………………… 増田信一　50

第3章 疾患・病態別にみたステロイドの選び方・使い方

1. 膠原病（関節リウマチ，SLEなど）………… 亀田秀人　60
2. 呼吸器疾患 ………………………………… 鈴木幸男　68
3. 消化器疾患 …………………… 齊藤詠子，渡辺　守　79
4. 腎疾患 ……………………………………… 縄田智子　89
5. 神経疾患 …………………………………… 山脇健盛　102
6. 眼科疾患 …………………………… 松本　直，堀　裕一　113
7. 耳鼻咽喉科疾患 …………………… 田中翔太，増山敬祐　122
8. アレルギー性皮膚疾患 ……………………… 中村元信　134
9. 緩和ケア …………………………………… 余宮きのみ　141
10. 救命救急疾患 …………… 森　智治，佐藤格夫，小池　薫　151

第4章　患者背景別のステロイドの選び方・使い方

1. 妊婦・授乳婦 …………………………………… 後藤美賀子，村島温子　162
2. 小児 …………………………………………………… 福原大介，楊　國昌　169
3. 高齢者 ………………………………………………………………… 細野　治　177
4. 手術時 ………………………………………………… 田邉真紀人，柳瀬敏彦　187

第5章　見逃してはいけないステロイドの副作用と対処法

1. 禁忌・薬物相互作用 ……………………………………………… 川合眞一　194
2. 感染症 ………………………………………………………………… 南木敏宏　201
3. 骨粗鬆症 ……………………………………………………………… 宗圓　聰　208
4. 無腐性骨壊死症 ……………………………………………………… 宗圓　聰　215
5. 成長障害 ……………………………………………………………… 宗圓　聰　221
6. 糖尿病 ………………………………………………… 飯降直男，辻井　悟　224
7. 脂質異常症・動脈硬化 …………………………………………… 舟久保ゆう　233
8. 精神病 ………………………………………………………………… 佐藤慎二　240
9. 副腎不全 ……………………………………………………………… 中尾佳奈子　246
10. 消化管障害 …………………………………………………………… 上原昌晃　253
11. ステロイド筋症 ……………………………………………………… 田中廣壽　258
12. 白内障・緑内障 ……………………………………… 松本　直，堀　裕一　265

　　付表　主なステロイド一覧 ……………………………………………… 273

　　索　引 ……………………………………………………………………… 280

第 **1** 章

まずはここから
ステロイドの基本を知る

第1章 まずはここから ステロイドの基本を知る

1 ステロイドの作用機序

Key Points

- ステロイドの作用機構は内因性ホルモンであるコルチゾールと合成ステロイドで共通である。
- ステロイドは1種類の受容体に結合して遺伝情報発現を転写レベルで制御して作用する。
- ステロイド作用の組織特異性は多種多様な組織側の因子による。

はじめに

　ステロイドは，内因性生理活性物質あるいは内分泌ホルモンとしての副腎皮質グルココルチコイドと，炎症性疾患などの治療薬としてのいわゆるステロイドという二つの側面をあわせもつ物質である。作用機構は基本的には両者で共通であるが，後者として薬理量用いられる場合には生理作用が過剰になるのみならず各臓器特有の副作用が高頻度に現れる。医療現場において日常的に汎用されるためか，ステロイドの特異な性質に関心が寄せられることは少ないかもしれない。しかし，いまだにステロイドの作用機構は十分わかっておらず，その解明に向けた研究も活発である。

ステロイドの作用を規定する因子

　ステロイドの作用は，リガンドであるグルココルチコイド（ステロイド），グルココルチコイドとその受容体であるグルココルチコイド受容体（glucocorticoid receptor；GR）（図1），GRの下流に分けて考えるとよいだろう。

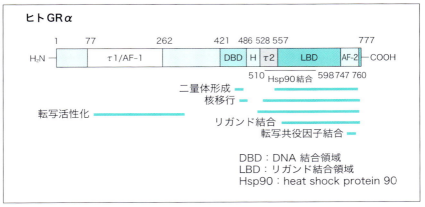

図1 グルココルチコイド受容体（GR）の一次構造と機能

① グルココルチコイドリガンドとしてのステロイド

　ストレス時，視床下部－下垂体－副腎系のエフェクター分子として内因性ステロイドであるコルチゾール（ヒドロコルチゾン）が副腎皮質より分泌される。細胞内でコルチゾールは2型11β-ヒドロキシステロイド脱水素酵素（11β-HSD2）により不活性型（コルチゾン）に，コルチゾンは11β-HSD1により活性型（コルチゾール）に変換される（図2）。すなわち，これらの酵素の発現量や活性の変化により細胞内ステロイド濃度が変化し，ステロイド作用にも差が生じる。医学的にも肥満などの病態においてその関与が検討されている。

② グルココルチコイドの受容体（GR）は核内受容体

　細胞内でステロイドは，ほぼ全細胞に存在する核内受容体スーパーファミリーに属するリガンド依存性転写因子GRに結合して遺伝子の発現を制御することでその作用を発現させる。GR遺伝子の異常は致死的と想像されていたが，部分的機能欠失にとどまるGR遺伝子変異を有する家系の存在も知られている。

　GRは，N端の転写活性化領域，中央のDNA結合領域（DNA binding domain；DBD），C端のリガンド結合領域（ligand binding domain；LBD）の3つの機能ドメインを有する（図1）。DBDは核内受容体間で最も

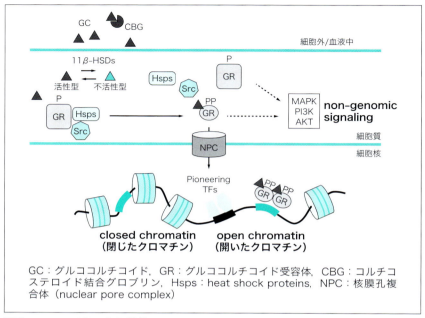

図2 ステロイドの作用機構

GC：グルココルチコイド，GR：グルココルチコイド受容体，CBG：コルチコステロイド結合グロブリン，Hsps：heat shock proteins，NPC：核膜孔複合体（nuclear pore complex）

保存された構造で，zinc finger構造を有し，DNA上のグルココルチコイド応答性配列（glucocorticoid response element；GRE）に結合する．N端側転写活性化領域は転写共役因子や基本転写因子と結合するAF-1領域を有する．LBDは12のα-ヘリックス構造と4つのβシート構造，リガンド結合ポケットを有し，AF-2領域でリガンド依存性にCBP/p300などの転写共役因子と結合する．リガンドを結合した後GRはheat shock protein 90を解離し，2つの核局在シグナル（nuclear localization signal；NLS）の働きにより核へ移行する（図2）．典型的（古典的）GREは6塩基からなるハーフサイトが3塩基のスペーサー配列を挟んで回文状に並んでいる．最近，二量体GRが結合して遺伝子発現を負に制御するいわゆるnGREも新たに同定された．なお，GRには転写因子機能とは別個な働きもあることが推定されておりnon-genomic作用と総称されるが，その実態は現時点で不明である．

　GRの発現量の制御機構には不明な点が多い．現在まで，ユビキチン－プ

ロテアソーム系によるタンパクレベルの調節，ステロイド自体によるGR遺伝子のダウンレギュレーションなどが知られている。また，GRタンパク量には変化がなくても，酸化還元修飾，リン酸化やアセチル化などの修飾がGRの機能に影響を与える。一方，GR遺伝子からalternative splicingや翻訳開始点が異なるなどの機序によって多数のアイソフォームが生じることも知られている。しかし，生体における主要なGRは従来最もよく研究されているGRαであろう。GR遺伝子の多型とステロイド反応性の関係も注目されているが，人種差などもあり，一定の見解は得られていない。

③ GRの下流──ステロイドの作用と副作用が多彩であるわけ

　ステロイドはGRを介して約10％以上の遺伝子の発現に影響を与える。当初，GRは転写因子としてDNAに結合後，標的遺伝子の発現を変化させてホルモン作用を現すとされていた。しかし，このモデルではステロイドの多くの組織における多彩な作用を説明しえない。その後，標的とするDNA配列，相互作用する転写因子とその相互作用様式，そしてエピジェネティック因子の多様な関与が相次いで報告され，ステロイドによる遺伝子発現制御は時に「landscape」とも称されるごとく多様であることが明らかになった。何と，個々の組織，細胞のみならず，同一遺伝子においても発現制御機構は多彩であり，組織特異的なステロイド作用に合理的に対応している。例えば，ステロイドの抗炎症作用機構としてNF-κBとの相互作用を介したCOX-2転写抑制が有名である。しかし，心筋細胞ではステロイドはCOX-2遺伝子発現を亢進させ，プロスタグランジンD合成を介して心筋保護に働くのである。「ステロイドの作用機構解明」というテーマがいかに困難であるかおわかりいただけるであろう。クロマチンのエピジェネティック修飾は組織ごとに異なり，ステロイドの組織特異的作用発現に関連している。すなわち，クロマチン構造によってもGRのDNAへのaccessibilityは左右され，ステロイドに対する感受性を規定する分子基盤の一つと言える。

　GRは核内，特にDNA上で多くの因子とアロステリックに相互作用を行うことでも遺伝子発現の多彩な調節を可能としている。GRの立体構造修飾は，リガンド以外にDNA結合サイト自体も関与する。相互作用する因子には，概日時計関連因子，NF-κBやAP-1, interferon regulatory factor 3 (IRF3), STAT5などがある。遺伝子発現制御様式も多彩であり，GRが直

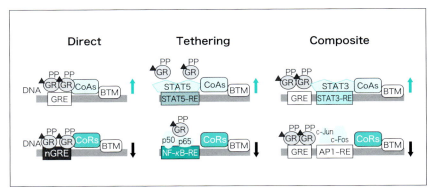

図3 グルココルチコイド受容体(GR)による転写制御機構

接DNAに結合せずにDNAに結合した他の転写因子に結合する(tethering)、あるいは他の転写因子とともにDNAに結合して転写を制御する(composite)などが知られる(図3)。ラットにおいて雌雄でステロイドによって制御される抗炎症遺伝子群が異なることが示されており、自己免疫性疾患などの性差を考えるうえで重要な知見である。このように、ステロイドの作用はGRという鍵分子の特性によって時間的・空間的に多彩な制御を受けている。その総和が臨床的に作用や副作用として認識されるのである。

ステロイド療法に新展開はある？

合成ステロイドに関して、半世紀前に電解質作用(ミネラルコルチコイド作用)を分離した薬剤が数多く登場し現在も臨床に用いられている。しかし、その後画期的な改良はみられていない。1990年代に入り、薬理学的にGRの立体構造変化を制御してGR機能を人為的に調節する、作用選択的なGRアゴニストが開発可能であることが理論的に示された(図4)。当初、GR単量体は転写抑制作用/抗炎症作用を発現し、GR二量体はDNAに結合して転写活性化作用/副作用を発現するという古典的作用選択的ステロイドの開発スキームが先行した。それらの化合物のうち、転写抑制作用が強く転写活性化作用が弱いものは作用選択的GRアゴニスト(selective glucocorticoid receptor agonists；SeGRAs)や選択的GR修飾薬(selective glucocorticoid

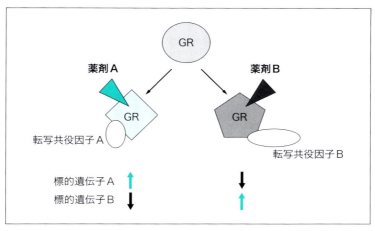

図4　SGRM/SeGRAの原理

receptor modulators；SGRMs）などとよばれ，この基準にあてはまる化合物として多くの化合物が同定された。Mapracorat（ZK-245186，Bayer Schering Pharma）はアトピー性皮膚炎（Phase 2），白内障術後性炎症（Phase 2），アレルギー性結膜炎（Phase 2）に対して臨床試験が進められている。GW870086（GSK）は気管支喘息，アトピー性皮膚炎に対する臨床試験が進められている。ナミビアに生息するオカヒジキ属に属する植物から抽出されて合成された化合物（Compound A）は，さまざまな細胞種，動物モデルにおいてSGRMsの基準を満たすことが示されたが，既存のステロイドに比して抗炎症作用の力価が弱い。

　一方で，ステロイドの抗炎症作用にはGRの転写活性化が重要であるとする報告も増加している。多くのGRの標的遺伝子のなかで，抗炎症活性や免疫抑制作用を媒介する可能性があるものとしてglucocorticoid-induced leucine zipper protein（GLIZ）が注目されている。GLIZはGRによって誘導され，Th17に作用してIL-17の産生を抑制したり，B細胞に作用して抗体産生を抑制したりするなどの報告が蓄積している。ステロイドの研究から，GRではなくその標的遺伝子やその産物を治療標的とした新たな治療法が生まれる可能性もあるだろう。また，筋萎縮などグルココルチコイドの副作用の原因遺伝子も新たに同定され，副作用対策の分子基盤も整備されつつ

ある．今後，次世代分子生物学的解析システムなどの発展により，ステロイド作用機構がより詳細に解き明かされるとともに，現行のステロイドに代わる新しい治療法が誕生する可能性も大である．

理解を深めるうえで重要な教科書と文献

　本項の理解の助けになるとともに，以下の知見を基盤に将来のステロイド療法を考えていただきたい．

参考文献

- 田中廣壽，他・編：一冊できわめるステロイド診療ガイド．文光堂，2015
- Harms MJ, et al：Historical contingency and its biophysical basis in glucocorticoid receptor evolution. Nature, 512：203-207, 2014
- Evans RM, et al：Nuclear Receptors, RXR, and the Big Bang. Cell, 157：255-266, 2014
- Chinenov Y, et al：Nuclear receptors in inflammation control：repression by GR and beyond. Mol Cell Endocrinol, 380：55-64, 2013
- Kadmiel M, et al：Glucocorticoid receptor signaling in health and disease. Trends Pharmacol Sci, 34：518-530, 2013
- Surjit M, et al：Widespread negative response elements mediate direct repression by agonist-liganded glucocorticoid receptor. Cell, 145：224-241, 2011
- Gathercole LL, et al：11β-Hydroxysteroid dehydrogenase 1：translational and therapeutic aspects. Endocr Rev, 34：525-555, 2013
- Burd CJ, et al：Chromatin architecture defines the glucocorticoid response. Mol Cell Endocrinol, 380：25-31, 2013
- Strehl C, et al：Optimized glucocorticoid therapy：teaching old drugs new tricks. Mol Cell Endocrinol, 380：32-40, 2013
- Baschant U, et al：The multiple facets of glucocorticoid action in rheumatoid arthritis. Nat Rev Rheumatol, 8：645-655, 2012
- Shimizu N, et al：Crosstalk between glucocorticoid receptor and nutritional sensor mTOR in skeletal muscle. Cell Metab, 13：170-182, 2011
- Shimizu N, et al：A muscle-liver-fat signalling axis is essential for central control of adaptive adipose remodelling. Nat Commun, 6：6693, 2015

〈田中廣壽〉

2 ステロイドの種類と特徴

Key Points

- コルチゾールはグルココルチコイド受容体とともにミネラルコルチコイド受容体にも結合する。パルス療法ではナトリウム貯留，カリウム排泄，高血圧を呈するため適さない。
- プレドニゾロンもミネラルコルチコイド作用が一定程度残っていることから，パルス療法は適さない。胎盤では不活性型のprednisoneに転換するため，胎児への移行は少ない。
- メチルプレドニゾロンとトリアムシノロンはプレドニゾロンよりミネラルコルチコイド作用が少ないことから，前者はステロイドパルス療法に利用される。
- デキサメタゾンとベタメタゾンはグルココルチコイド受容体への親和性が極めて強く，半減期も長い。胎児に移行しやすい。
- ステロイドは1日量が同じでも分割投与のほうが有効であるため，経口剤から注射剤への切り替え時などに用法が変わると薬効も変化することがあるので注意が必要である。

ステロイドの種類

　ステロイドとは，飽和四環炭化水素からなるステロイド核（シクロペンタノヒドロフェナントレン環）を有する一群の化合物を総称している[1]。図1には内因性ステロイドであるコルチゾール（ヒドロコルチゾン）の構造を示したが，ステロイド核は図の左から炭素6員環であるA環，B環，C環，および炭素5員環であるD環で構成されている。グルココルチコイド，ミネラルコルチコイド，性ホルモンなどのホルモン，ステロール，胆汁酸などがステロイド核を有する。これらはいずれも生体内でさまざまな生理作用・薬理

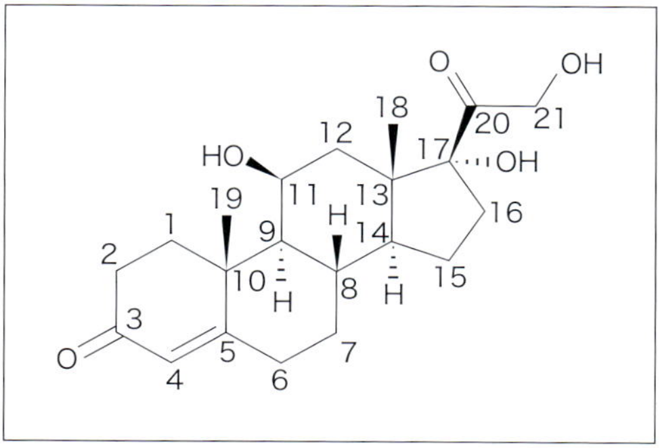

図1 コルチゾールの構造

作用をもっているが，以下ではグルココルチコイドをステロイドとよぶ。

　ステロイドは1948年に初めて臨床応用された当時から多様な副作用が大きな問題となっていた。そのため，有効性を増強し，副作用を減少させる目的で，化学構造を修飾した多くの合成ステロイドが開発された。表1には，代表的な合成ステロイドの血中半減期，作用時間，グルココルチコイド作用，ミネラルコルチコイド作用，概算同等量をまとめた[2]。ただし，これらの違いは本質的なものではないため，強さやバランスの違いと理解すべきである。

ステロイドの分類と特徴

　主な合成ステロイドの表1のような特徴から，以下では性質の類似した4群に分けて，それらの特徴について概説する。

① コルチゾールとコルチゾン

　コルチゾールはヒト副腎皮質から最も多く分泌されているステロイドであり，グルココルチコイド受容体のみならずミネラルコルチコイド受容体にも結合して両者の作用を発揮する。したがって，ステロイド超大量療法（パルス療法）を行うとナトリウム貯留，カリウム排泄，また高血圧を呈しやすくなるため適さない。一方，内因性ステロイドであることから，ステロイド補充療法に適している。

表1 主なステロイドの特徴

合成ステロイド	血中消失半減期（時間）	生物学的半減期（時間）	グルココルチコイド作用（力価比）	ミネラルコルチコイド作用（力価比）	概算同等用量（mg）
コルチゾール	1.2	8〜12	1	1	20
コルチゾン	1.2	8〜12	0.7	0.7	25
プレドニゾロン	2.5	12〜36	4	0.8	5
prednisone*	3.3	12〜36	4	0.8	5
メチルプレドニゾロン	2.8	12〜36	5	<0.01	4
トリアムシノロン	3〜5	12〜36	10	<0.01	4
デキサメタゾン	3.5	36〜72	25	<0.01	0.75
ベタメタゾン	3.3	36〜72	25	<0.01	0.75

＊：プレドニゾロンに転換して作用するプロドラッグ（米国と一部欧州では広く使用）

〔浦部晶夫，他・編：今日の治療薬2016. 南江堂, p248, 2016より引用改変〕

コルチゾンは図1の11位がケト基（＝O）となった構造を有する内因性ステロイドである。11位の水酸基（OH）はグルココルチコイド活性に必須であるためコルチゾン自身には活性はなく，生体内で11β-ヒドロキシステロイド脱水素酵素（11β-HSD）によってコルチゾールに還元されて作用する。11β-HSDには還元酵素の1型と，逆の酸化酵素である2型があり，血中ではこれらのステロイドは平衡関係にある。そのため，体外からコルチゾンを投与する場合は，原則としてコルチゾールと同等だが，濃度比などの体内動態の違いから力価が若干異なっている。なお，1型11β-HSDは脂肪組織・肝・中枢神経・筋など，2型11β-HSDは腎・大腸・胎盤などに多く発現している。また，コルチゾールは血中でコルチコステロイド結合グロブリン（CBG）と強く結合しているが，コルチゾンは結合親和性が弱い。

② プレドニゾロンとprednisone

プレドニゾロンは，図1のA環の1-2位が二重結合となった構造をもつ。グルココルチコイド活性はコルチゾールの4倍だが，ミネラルコルチコイド作用が相対的に弱い。生物学的半減期も臨床応用に適しており，世界的に臨

床で最も使われているステロイドである。ただ，ミネラルコルチコイド作用が一定程度残っていることもあって，コルチゾールと同様にパルス療法には適していない。妊婦に投与する場合，胎盤にある2型11β-HSDによって不活性型のprednisoneに転換するため，胎児への移行が少ない。

　prednisoneはプレドニゾロンの11位がケト基となった構造を有しており，コルチゾンと同様に体内で1型11β-HSDによってプレドニゾロンに還元されて作用するプロドラッグである。prednisoneは米国および欧州の一部では広く使われているステロイドだが，わが国では市販されていない。プレドニゾロンとは異なりCBGとの結合親和性は弱い。

③ メチルプレドニゾロンとトリアムシノロン

　メチルプレドニゾロンはプレドニゾロンの6位をメチル基（CH_3）に，トリアムシノロンは9位をフッ素（F）さらに16位を水酸基（OH）に置換した構造を有するため，ミネラルコルチコイド作用が大きく減弱した。プレドニゾロンよりもミネラルコルチコイド作用が少ないことを利用して，心不全を合併した患者などに対する中等量以上のステロイド投与などで利用されている。ともにCBGとはほとんど結合せず，11β-HSDによる代謝を受けにくい。

　メチルプレドニゾロンの水溶製剤（コハク酸エステル）は，パルス療法（1g/日の点滴静注を3日間連日投与）に初めて用いられたステロイドである。一方，トリアムシノロンには水溶製剤がなく，静注療法には使用できない。しかし，トリアムシノロンの懸濁剤（アセトニド）は水に不溶性である性質を利用して，徐放性の長時間作用型注射製剤が，筋肉・皮下注射剤や関節腔内注射剤として臨床応用されている。

④ デキサメタゾンとベタメタゾン

　デキサメタゾンとベタメタゾンはプレドニゾロンの9位をフッ素，16位（前者はα位，後者はβ位）をメチル基に置換した構造を有している異性体である。これらはともにグルココルチコイド受容体への親和性が極めて強く，生物学的半減期も長時間に及ぶ。いずれもミネラルコルチコイド作用は少ないため，用量を調整すればパルス療法に利用可能である。

　デキサメタゾンはクッシング症候群の診断に用いられている。高力価であ

るため，わずかな用量で健常人の副腎機能が抑制できることから，血中コルチゾール濃度測定に干渉することなく副腎機能を評価できる．ベタメタゾンは，歴史的にはプレドニゾロンと同様，種々の疾患におけるステロイド療法に使われてきたが，プレドニゾロンに比べて受容体親和性や副腎抑制が極めて強いことを意識して使用すべきである．

　これらのステロイドはCBGと結合しないことから，全身への拡散が早い．また，いずれも胎盤の11β-HSDによる代謝を受けにくいことから胎児移行性が高い．そのため，胎児への副作用が増す懸念はあるものの，逆に胎児への作用を期待して母体にステロイドを投与するような場合に適している．

◆ 代謝経路

　ステロイドの種類ごとの特徴を形成する大きな要因として，ステロイド受容体との結合親和性の違い，および代謝経路が相互に異なることがあげられる．結合親和性の違いについては前述したが，ここでは代謝経路について概説する．

　表2に一部の合成ステロイドの主要代謝経路を示した[3]．ステロイド代謝経路にはA環還元，11β位酸化，20位還元，6β位水酸化，側鎖切断の経路があり，それぞれ図2に示した代謝酵素が知られている．前述したように，11β-HSDはステロイドの効果に直結する代謝経路である．ステロイドのこれらの代謝経路は，11β位酸化を除けば，本来脂溶性であるステロイドが水溶性を増す方向に代謝して体外に排泄する役割がある．また，グルクロン酸抱合などによりさらに水溶性を増して尿に排泄される．これらの代謝経路のいずれを取るのかについては，表2のようにステロイドの種類によって大きく異なっている．

　ステロイドの6β位水酸化は，肝の薬物代謝酵素であるチトクロムP450（CYP）のCYP3A4で行われる．そのため，例えばリファンピシンのようなCYP3A4誘導薬を併用するとステロイドの代謝が亢進するが，6β位水酸化経路が主要な代謝経路であるデキサメタゾンやベタメタゾンの代謝は特に亢進し，効果が大きく減弱する．

表2　各種グルココルチコイドの主要代謝経路

	代謝経路					尿中代謝物			
						抱合型			非抱合型
	A環還元	11β位酸化	20位還元	6β位水酸化	側鎖切断	グルクロン酸抱合	硫酸抱合	その他	
コルチゾール	++++	+++	++	+	+	++++	+	+	+
プレドニゾロン	±	++	+++	++	+	++	+	+	+++
メチルプレドニゾロン	−	+	+++	++	?	+	+	+	+++
デキサメタゾン	−	+	+	+++	?	+	?	?	+++
ベタメタゾン	−	+	++	+++	+	+	+	+	+++

〔川合眞一,他:最新医学,39:1556-1563,1984より〕

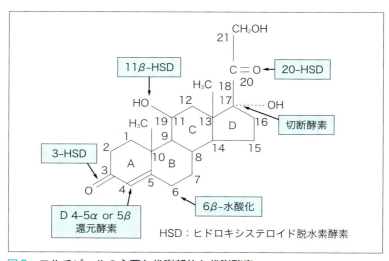

図2　コルチゾールの主要な代謝部位と代謝酵素

〔川合眞一,他:最新医学,39:1556-1563,1984より〕

表3 ステロイドの剤形（広義のDDS；drug delivery system）

剤　形		製剤例（商品名）	特　徴
経口剤	錠剤	各種錠剤	基本となる錠剤には成人副腎1日分泌量または約2倍量に相当する用量を含有＊
	散剤	各種散剤	微量の調節に便利
	シロップ	リンデロンシロップ	小児への適応あり
坐剤		リンデロン坐剤	潰瘍性大腸炎に適応
注射剤	水溶製剤	ソル・コーテフ	内因性ステロイドの水溶性注射剤
		ソル・メドロール	パルス療法など大量投与可能
		デカドロン注射液	パルス療法など大量投与可能
	懸濁剤	デポ・メドロール，ケナコルト-A	局注で持続効果
	ターゲット製剤	リメタゾン	炎症局所に集積
外用剤	皮膚外用剤	各種軟膏，クリーム，ローション	ステロイドの種類，剤形とも多種類あり
		パンデル，リドメックス	皮膚外用のアンテドラッグ
	噴霧剤（鼻）	フルナーゼ	アンテドラッグ（点鼻）
	噴霧剤（気管支）	フルタイド，キュバール	アンテドラッグ（エアゾール）
		フルタイド，パルミコート	アンテドラッグ（ドライパウダー）
	噴霧剤（口腔）	サルコート	アンテドラッグ（ドライパウダー）
	点眼剤	各種点眼剤	
	口腔用剤	ケナログ	軟膏
		アフタッチ	付着型の錠剤
	浸透性外用剤	ファルネゾンゲル	外用剤だが，関節に浸透して作用

＊：プレドニゾロンには1mg錠剤もあり，散剤同様微量の調節に便利

［浦部晶夫，他・編：今日の治療薬2017．南江堂，p252，2017より］

剤形・DDS

表3には合成ステロイドの剤形または広義のDDS（drug delivery system）

による分類を示した[2]。ステロイドは臨床では経口剤が最も使われるが，錠剤・散剤・シロップ剤のいずれも，その吸収率は70〜100％である．そのため，経口剤から注射剤に切り替える際に増量したり減量したりする必要はない．ただし，ステロイドの1日量が同じ用量でも分割投与したほうが有効性は増すことから，例えば1日3回経口投与していたステロイドを，同量の1日1回の点滴投与などに変更すると，結果として同量にもかかわらず薬効は低下することがある．剤形の変更の際には用法にも注意が必要である．

　ステロイドは脂溶性であるため，そのままでは静脈内投与ができない．そのため前述のような水溶製剤が開発され，点滴投与や超大量投与が可能となった．一方，懸濁剤は局所にとどまることを目的に開発され，皮下，筋肉，関節腔内などの局所注射に用いられる．

　多くの皮膚外用剤が開発されているが，皮膚科診療では欠かせないものである．また，関節リウマチに対しては，静脈投与ながら関節滑膜に集積する性質のあるターゲット製剤も一部に使われている．アンテドラッグはプロドラッグに対する概念だが，気管支喘息や花粉症治療における吸入ステロイドの有用性は極めて高い．

引用文献

1) Schimmer BP, et al：Adrenocorticotropic hormone；adrenocortical steroids and their synthetic analogs；inhibitors of the synthesis and action of adrenocortical hormones. Goodman & Gilman's The Pharmacological Basis of Therapeutics 11th Edtion（ed. by Brunton LL, et al），McGraw-Hill, pp1587-1612, 2006
2) 浦部晶夫，他・編：今日の治療薬2017．南江堂，2017
3) 川合眞一，他：合成ステロイド剤の代謝．最新医学，39：1556-1563, 1984

〈川合眞一〉

3 ステロイド処方時の原則

Key Points
- 経口投与と静脈投与間で投与方法を変更する場合，用法が同じであれば用量の変更は不要である。
- ステロイドパルス療法に関するエビデンスは乏しいが経験的に使われている。
- 維持量の必要性は専門医の間でも定まっていない。
- 低用量ステロイド療法では，減量・中止に関連した副腎不全の心配は少ない。

はじめに

　ステロイドを処方するときには前項の「ステロイドの種類と特徴」に示したそれぞれの特徴をうまく利用することが大切である。また，ステロイド療法は長い歴史をもっていることから，特殊な用法が開発された。以下，用法の問題を中心にステロイド処方時の原則をまとめた。

注射投与と経口投与間の変更

　基本的なステロイドはいずれも脂溶性であり，経口剤はほとんど100％近くが消化管から吸収される[1]。一方，静脈注射用製剤は水溶性にする必要があるため，リン酸，コハク酸などによりエステル化した製剤が使われている。これらは注射投与されると速やかにエステラーゼにより分解され，遊離のステロイドに転換する。そのため，生物学的利用能は100％近いことが想定されるが，経口投与から静脈投与に変更する際には1.5倍に増量することを勧める教科書もある。これは本当であろうか。

一般にステロイドは分割投与のほうが単回投与よりは薬効が高いため，経口投与から静脈投与に変更したときに用法が分3から1日1回の静脈投与などに変更になると，見かけ上の効果は減弱する。また，かつてステロイド硫酸塩エステル注射製剤が市販されていたが，この製剤は静脈投与後にエステラーゼで分解されにくく，ステロイドにならないうちにかなりの部分が尿中に排泄されることが明らかにされた[2]。そのこともあって販売は中止されたが，その時代に静脈投与は増量が必要という神話が生まれた可能性もある。いずれにしても，ステロイドの経口投与と静脈投与間で変更する必要が生じた場合，用法が同じであれば用量を変更する必要はない。逆に，投与経路変更の際に回数を減ずる場合には，同じ薬効を得るためには一定程度の増量が必要となる。

◆ ステロイドパルス療法

超高用量ステロイドによる治療法としてステロイドパルス療法がある。一般には，メチルプレドニゾロン1g/日の点滴静注を3日間継続し，その後は高用量ステロイド療法に引き継ぐ治療法である。ステロイドパルス療法は，果たして通常の大量ステロイド療法に優る効果があるのだろうか。

Badshaら[3]は，全身性エリテマトーデス（systemic lupus erythematosus；SLE）に対するステロイドパルス療法に関する14試験の報告をまとめている（表1）。そのうち9件はオープン試験または後ろ向き研究であり，多くがパルス療法の有用性を示していた。一方，5試験は二重盲検による比較試験であったが，ステロイドパルス療法には若干速やかな症状改善効果が認められるものの，重篤な感染症増加などの問題点が多いとされた。また，ステロイド総投与量の減量に貢献するという意見もあるが，これらは人為的に調節可能であり十分な科学的データとして証明されているわけではない。用量を半分にするなどの提案もなされているが，重要臓器障害の予後や生命予後などに及ぼす長期効果については標準法・半量法ともに明確になってはいない。

Illeiら[4]は，シクロホスファミドの月1回静注療法とステロイドパルス療法，およびこれらの併用群を比較する10年に及ぶ長期観察結果を報告した。この研究は，1996年に報告されたランダム化比較試験[5]の延長試験であり，

表1　SLEにおけるステロイドパルス療法の臨床試験などの報告

著者	年	研究デザイン	n	症状	治療反応性
Cathcart	1976	オープン試験	7	腎炎	改善
Dosa	1978	オープン試験	4	腎炎	改善
Eyanson	1980	オープン試験	2	昏睡,特発性血小板減少性紫斑病,貧血	改善
Leibling	1982	二重盲検試験,プラセボ対照試験	9	腎炎	メチルプレドニゾロン毎月1回静注療法 改善
Isenberg	1982	オープン試験	20	さまざま	改善
Ballou	1985	オープン試験	11	さまざま	持続的改善なし
Edwards	1987	二重盲検試験	21	さまざま	100 mgと1,000 mgで差なし
Mackworth-Young	1988	二重盲検試験,プラセボ対照試験	25	さまざま	改善するも持続せず
Howe	1990	後ろ向き研究	39	さまざま	感染症増加
Rose	1991	オープン試験	35	小児腎炎	30 mg/kg 不明
Homma	1994	二重盲検試験	91	腎炎	メチルプレドニゾロン400 mg/日が高用量プレドニゾロン経口投与と比較して良好な結果
Bertoni	1994	オープン試験	12	腎炎	改善
Gourley	1996	二重盲検試験,プラセボ対照試験	82	腎炎	シクロホスファミド静注＋メチルプレドニゾロンがメチルプレドニゾロンもしくはシクロホスファミド単独投与と比較しより有効
Badsha	2001	後ろ向き研究	55	さまざま	500 mg/日で有効,感染症減少

〔Badsha H, et al : Semin Arthritis Rheum, 32 : 370-377, 2003より〕

ここでのステロイドパルス療法は通常とは異なり，1 g/m^{2}のメチルプレドニゾロンを毎月投与するというプロトコールであった．また，いずれの群の患者も0.5 mg/kgの経口プレドニゾンを初期治療として4週間投与され，その後は隔日投与として0.25 mg/kgまで毎週5 mgずつ減量していた．その後は同量の隔日投与か，腎症以外の症状があれば，それを抑制するだけの一時的な増量や一定の維持量は容認されている．図1 [4)]にあるように，血清クレアチニン濃度が2倍になった時点をエンドポイントとすると，ステロイド

第1章 まずはここから ステロイドの基本を知る

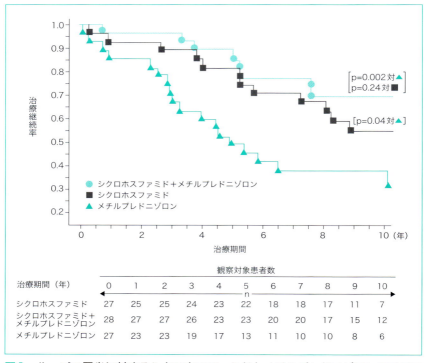

図1 ループス腎炎に対するシクロホスファミドとメチルプレドニゾロンのステロイドパルス療法と，両者の併用療法の腎機能維持に及ぼす効果の比較

[[Illei GG, et al : Ann Intern Med, 135 : 248-257, 2001 より]]

パルス療法単独群はシクロホスファミド単独群と両者の併用群に比べて明らかに劣っていた。

　この論文は両者併用の有用性を主張しているが，併用群とシクロホスファミド単独群とは大きな差はないことから，ステロイドパルス療法に否定的な論文とも解釈できる。私見ながら，免疫抑制薬を積極的に使用するようになった現在，ループス腎炎のような慢性病態に対してステロイドパルス療法をあえて行う意義は乏しいと考えている。なお，中枢神経症状などの急激な症状の変化に対してステロイドパルス療法を行うことの是非については，現在のところ否定も肯定もできるエビデンスはないが，経験的に使われている。

◆ 漸減法・維持療法

　ハリソン内科学[6]には，ステロイドは初期治療後，「臨床症状が許す限り速やかに維持量まで減量」と記載されているが，具体的に減量はどのように行われているのであろうか．臨床実態を想定させるアメリカリウマチ学会による調査研究がある[7]．本調査はSLEを対象とした新薬併用によるステロイド減量効果を観察する臨床試験を仮定したアンケートの集計（表2）だが，初期治療後の1週目から重症例では中央値で10mg，中等症患者では5mgの減量が始まるようだ．その後の漸減速度もおおむね1週ごとに約10～20％である．強力な免疫抑制薬併用を前提とすると，より早めのステロイドの減量という近年の治療実態を反映しているように思われる．

　同じくハリソン内科学[6]には，プレドニゾロン換算で5～10mg/日の連日投与または10～20mgの隔日投与をSLEにおける通常の維持量として紹介している．これに対し，表2では重症例でも11週以降，中等症例では6週以降にステロイドを中止すると回答した医師もみられている．ただし，一方では重症例で10mg/日，中等症例で5mg/日の維持量を継続すると回答した医師もいるという現実も示しており，維持量の是非については専門医の間でも必ずしも一致していない．なお，重症例では19週目に，中等症例では16週目に中央値がゼロ，すなわち半数以上の医師がステロイドを中止と回答している点は注目に値する．

　Walshら[8]は，ANCA（anti-neutrophil cytoplasmic antibody：抗好中球細胞質抗体）関連血管炎における再燃に関わる因子をメタ解析で検討したところ，ステロイド中止例の再燃率が43％であったのに対し，維持量継続例では14％と有意に再燃率が低かったとしている．すなわち本論文は，少なくともANCA関連血管炎患者においては，ステロイド維持量投与が長期管理に一定程度有用であることを示唆している．とはいえ，SLEなど他疾患での維持療法の意義は依然として不明である．

◆ ステロイドの安全な中止法

　ステロイドは視床下部－下垂体－副腎軸を抑制する．そのため，ステロイド療法に伴い内因性コルチゾールの分泌は明らかに低下する．Graberら[9]

表2　SLEのステロイド漸減スケジュール例

重症患者（初期用量：60mg/日を2週間）

週	Prednisone投与量（mg/日）*			
	平均	中央値	範囲	標準偏差
1	48	50	40〜55	4.87
2	43	45	30〜50	7.1
3	36	35	20〜45	6.7
4	32	30	15〜40	8.3
5	26	25	10〜40	7.8
6	23	25	7.5〜40	8.1
7	19	20	5〜35	7.2
8	18	18	4〜35	8.1
9	15	15	4〜35	7.62
10	13	12.5	2.5〜30	7.46
11	11	10	0〜30	7.2
12	10	10	0〜30	7.3
13	8	7.5	0〜25	6.4
14	7	7.5	0〜25	6.4
15	7	5	0〜25	5.9
16	6	5	0〜20	5.7
17	4	2.5	0〜20	5.4
18	4	2.5	0〜20	5.3
19	3	0	0〜15	4.2
20	3	0	0〜15	4.1
21	2	0	0〜15	3.9
22	2	0	0〜10	3.3
23	2	0	0〜10	3.2
24	2	0	0〜10	3.2
25	1	0	0〜10	2.6
26	1	0	0〜10	2.6
27	1	0	0〜7.5	2.2

中等症患者（初期用量：35mg/日を1週）

週	Prednisone投与量（mg/日）*			
	平均	中央値	範囲	標準偏差
1	28	30	25〜33	2.6
2	25	25	19〜30	3.3
3	20	20	11〜30	4.3
4	18	18	9〜30	5.3
5	14	15	5〜25	5
6	12	13	0〜25	6
7	9	10	0〜25	5.7
8	8	7.5	0〜25	5.8
9	6	5	0〜20	5.2
10	6	5	0〜20	5.3
11	5	4	0〜20	5
12	4	3	0〜20	5
13	4	3	0〜15	4.2
14	3	1	0〜15	4.2
15	3	1	0〜15	3.9
16	3	0	0〜15	3.9
17	2	0	0〜10	3.2
18	2	0	0〜10	3.1
19	2	0	0〜10	2.8
20	2	0	0〜10	2.7
21	1	0	0〜7.5	2.3
22	1	0	0〜7.5	2.4
23	1	0	0〜7.5	2.2
24	1	0	0〜7.5	2.2
25	1	0	0〜5	1.9
26	1	0	0〜5	1.9
27	1	0	0〜5	1.8
28	1	0	0〜5	1.8
29	1	0	0〜5	1.6
30	1	0	0〜5	1.6
31	1	0	0〜5	1.6
32	1	0	0〜5	1.4
33	1	0	0〜5	1.3
34	1	0	0〜5	1.3
35	0	0	0〜5	1
36	0	0	0〜5	1

＊体重70kgの女性に対するPrednisone換算

[Ad Hoc Working Group on Steroid-Sparing Criteria in Lupus：Arthritis Rheum, 50：3427-3431, 2004より]

の報告から，もし大量ステロイド療法などにより副腎が完全に萎縮していた場合には，その回復には9カ月以上を要することが知られている．そのため高用量ステロイド療法後には慎重な漸減が行われることが多い．一方，Fujioら[10]は，ステロイド治療開始後の下垂体-副腎軸の抑制過程について前向きに検討した．その結果，ステロイド治療では高用量投与でも低用量投与でも血清コルチゾール濃度の基礎値は抑制されていたが，副腎皮質刺激ホルモン放出ホルモン（corticotropin releasing hormone；CRH）負荷試験によるコルチゾール分泌能は低用量群では保たれていた．本論文では，この見かけの副腎抑制はインターロイキン-6の低下が原因であることを示唆している．いずれにせよ，関節リウマチに行われるような低用量ステロイド療法では，一般に減量・中止に関連した副腎不全を心配し過ぎる必要がないことを示している．なお，高用量投与後の副腎不全が心配な場合は，厳密にはCRH試験を行う必要があるが，減量速度を遅くすることが現実的な対応であろう．

引用文献

1) 川合眞一，他：合成ステロイド剤の代謝．最新医学，39：1556-1563, 1984
2) Miyachi Y, et al：Blood levels of synthetic glucocorticoids after administration by various routes. J Endocrinol, 82：149-157, 1979
3) Badsha H, et al：Intravenous pulses of methylprednisolone for systemic lupus erythematosus. Semin Arthritis Rheum, 32：370-377, 2003
4) Illei GG, et al：Combination therapy with pulse cyclophosphamide plus pulse methylprednisolone improves long-term renal outcome without adding toxicity in patients with lupus nephritis. Ann Intern Med, 135：248-257, 2001
5) Gourley MF, et al：Methylprednisolone and cyclophosphamide, alone or in combination, in patients with lupus nephritis. A randomized, controlled trial. Ann Intern Med, 125：549-557, 1996
6) 福井次矢，他・日本語版監修：ハリソン内科学 第5版．メディカル・サイエンス・インターナショナル，2017
7) Ad Hoc Working Group on Steroid-Sparing Criteria in Lupus：Criteria for steroid-sparing ability of interventions in systemic lupus erythematosus: report of a consensus meeting. Arthritis Rheum, 50：3427-3431, 2004
8) Walsh M, et al：Effects of duration of glucocorticoid therapy on relapse rate in antineutrophil cytoplasmic antibody-associated vasculitis: a meta-analysis. Arthritis Care Res (Hoboken), 62：1166-1173, 2010
9) Graber AL, et al：Natural history of pituitary-adrenal recovery following long-term suppression with corticosteroids. J Clin Endocrinol Metab, 25：11-16, 1965
10) Fujio N, et al：Apparent hypothalamic-pituitary-adrenal axis suppression via reduction of interleukin-6 by glucocorticoid therapy in systemic autoimmune

diseases. PLoS ONE, 11 : e0167854, 2016（doi:10.1371/journal.pone.0167854）

（川合眞一）

第 **2** 章

剤形別の特徴と
使用時に注意すべきこと

第2章 剤形別の特徴と使用時に注意すべきこと

経口剤

🔑 Key Points

- 副腎皮質ステロイドはその種類によってグルココルチコイド作用とミネラルコルチコイド作用が異なり，グルココルチコイド作用は血中濃度半減期が長いほど強い傾向がある。
- 経口剤は錠剤，散剤，シロップ剤が市販されており，対象や使用目的により選択可能である。
- 腸管からの吸収は良好であり，代謝・排泄経路は種類によって異なる。肝臓における代謝にはCYP3Aが関与しており，酵素誘導する薬剤との併用には注意が必要である。
- 副作用は服薬量や服薬期間によっても異なっており，満月様顔貌にみられる外見変化以外に，特に感染症，骨粗鬆症などの合併症に注意したうえでの服薬指導が大切である。

◆ 薬物動態[1]

　主なステロイドの特徴について表1に示す。一般的に成人健常人は，1日あたり20mgのコルチゾール（ヒドロコルチゾン）を副腎より分泌している。そこで，ステロイドの錠剤は，原則的に1または2錠中にグルココルチコイド作用としてそれとほぼ同力価のステロイドを含むように作られている。これらの経口剤はいずれも投与後の腸管からの吸収率は良好で70～100％と高い。一方，血中濃度半減期とコルチゾールを1とした場合の力価比は，一般的に血中濃度半減期が長いステロイドほどグルココルチコイド作用が強力となる傾向がある。

　ステロイドの構造式と主要代謝経路および尿中代謝物について図1と表2に示した。ステロイドの代謝はA環還元，11β位酸化，20位還元，6β位

表1 主なステロイドの特徴

ステロイド	血中濃度半減期($t_{1/2}$)(時間)	作用持続性（生物学的半減期）	グルココルチコイド作用	ミネラルコルチコイド作用	1錠中の量(mg)
コルチゾール（ヒドロコルチゾン）	1.2	短時間(8〜12時間)	1	1	10
コルチゾン	1.2		0.7	0.7	25
プレドニゾロン	2.5	中間(12〜36時間)	4	0.8	5または1
メチルプレドニゾロン	2.8		5	≒0	4または2
トリアムシノロン	3〜5		10	≒0	4
デキサメタゾン	3.5	長時間(36〜72時間)	25	≒0	0.5
ベタメタゾン	3.3		25	≒0	0.5

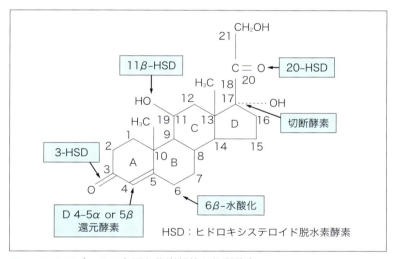

図1　コルチゾールの主要な代謝部位と代謝酵素

[川合眞一，他：最新医学，39：1556-1563, 1984より]

水酸化，側鎖切断の経路が知られている．また，一部はグルクロン酸抱合などにより水溶性を増して尿中に排泄される．これらの代謝経路の配分は種類によって互いに大きく異なっている．6β位水酸化は，肝の薬物代謝酵素で

表2 各種グルココルチコイドの主要代謝経路

	代謝経路					尿中代謝物			
						抱合型			非抱合型
	A環還元	11β位酸化	20位還元	6β位水酸化	側鎖切断	グルクロン酸抱合	硫酸抱合	その他	
コルチゾール	++++	+++	++	+	+	++++	+	+	+
プレドニゾロン	±	++	+++	++	+	++	+	+	+++
メチルプレドニゾロン	−	+	+++	++	?	+	+	+	+++
デキサメタゾン	−	+	+	+++	?	+	?	?	+++
ベタメタゾン	−	+	++	+++	+	+	+	+	+++

[川合眞一,他:最新医学,39:1556-1563, 1984より]

あるCYP3Aを介して行われる(後述)。また,胎盤には11β-ヒドロキシステロイド脱水素酵素が多く発現しており,プレドニゾロンは活性のないプレドニゾンに転換される。このためデキサメタゾンなどに比べて,プレドニゾロンは胎盤透過性が低くなり,胎児への影響が少ないとされている[2]。

種類・適応

わが国で承認を得ているステロイド経口剤を表3に示した。ステロイドの経口剤には通常の錠剤に加えて,散剤,シロップ剤がある。各製剤の特徴として,錠剤は1錠剤中に成人副腎1日分泌量に近い用量を含有している[1]。また,作用が中間型で広く使用されているプレドニゾロンは1mgと5mgの剤形を有しており,臨床での微量調節に役立っている。一方,散剤は微量調節や経管栄養時に適しており,エリキシル・シロップ剤は通常小児用として使用されている。

ステロイドは実臨床では抗炎症作用や免疫抑制作用を期待して投与される。このため膠原病をはじめ,慢性閉塞性肺疾患(COPD),ネフローゼ症

表3 ステロイド経口剤の種類

作用時間分類	一般名	主な商品名	剤形・規格
短時間型	コルチゾール	コートリル	錠:10mg
	コルチゾン酢酸エステル	コートン	錠:25mg
中間型	プレドニゾロン	プレドニゾロン	錠:1mg, 5mg 散:1%
	メチルプレドニゾロン	メドロール	錠:2mg, 4mg
	トリアムシノロン	レダコート	錠:4mg
長時間型	デキサメタゾン	デカドロン,レナデックス	錠:0.5mg, 4mg エリキシル:0.01% (0.1mg/mL)
	ベタメタゾン	リンデロン	錠:0.5mg 散:0.1% シロップ:0.01% (0.1mg/mL)
その他	フルドロコルチゾン酢酸エステル	フロリネフ	錠:0.1mg

候群,皮膚疾患,血液疾患など適応疾患の範囲は極めて広い。フルドロコルチゾンは最も強力なミネラルコルチコイド作用を有しており,稀少疾病である塩喪失型先天性副腎皮質過形成症,塩喪失型慢性副腎皮質機能不全(アジソン病)に適応をもつ唯一の薬剤である。

● 副作用

ステロイドの副作用は多種多様であり,服薬量や服薬期間によっても異なる。主な副作用を表4に示した[3]。外見上の変化としてよく知られる満月様顔貌は中等量以上の服用によりほぼ必発し,服用量,服薬期間に応じて高度になるが,この作用はステロイドが本来もっている生理作用でもあり,減量により改善する。

臨床上,特に問題となるのは感染症,骨粗鬆症,消化性潰瘍,動脈硬化などである。なかでも感染症は用量に依存して罹患率が増加する。特に大量ス

表4　ステロイドの副作用

1. 重度の有害反応
    副腎不全，退薬症候群
    感染症の誘発・増悪
    動脈硬化病変
    骨粗鬆症とそれに伴う骨折，低身長
    消化性潰瘍
    糖尿病の誘発・増悪
2. 軽度の有害反応
    異常脂肪沈着（中心性肥満，満月様顔貌，野牛肩）
    多毛，皮下出血，にきび，皮膚線条，皮膚萎縮，発汗異常
    後嚢白内障，緑内障，眼球突出
    浮腫，高血圧，うっ血性心不全，不整脈
    ステロイド筋症
    月経異常
    白血球増多

〔川合眞一：綜合臨牀，56：554-559, 2007より〕

テロイドによる免疫抑制状態では通常の細菌感染症から日和見感染症に至るあらゆる感染症を合併する。一般的にはプレドニゾロン換算で20mg/日以上になると用量依存的に感染症合併率が上昇するとされる。したがって早期発見と適切な抗菌薬の投与が大切となる。一方、骨粗鬆症はステロイドによる腸管からのカルシウム吸収抑制と尿中排泄増加により二次性副甲状腺機能亢進を来す結果として骨吸収の増加や骨芽細胞に直接作用して骨形成を阻害することにより起こる。この対策としてSuzukiら[4]による『ステロイド性骨粗鬆症の管理と治療ガイドライン』の薬物療法ではビスホスホネート製剤が第一選択とされている。一方，B型肝炎ウイルスキャリアの患者において、B型肝炎ウイルスの増殖による肝炎があらわれることがある。免疫抑制作用をもつステロイドの投与期間中および投与終了後は継続して肝機能検査値や肝炎ウイルスマーカーのモニタリングを行うなど、B型肝炎ウイルス増殖の徴候や症状の発現に注意が必要である。異常が認められた場合にはステロイドの減量を考慮し、抗ウイルス薬を投与するなど適切な処置を行う。

薬物相互作用

副作用も症状も含めてステロイドの効果が得られていないと判断できる場

合は併用薬による相互作用も考えられる。ステロイドの6β位水酸化は，肝の薬物代謝酵素であるCYP3Aを介して行われる。したがって同酵素の誘導によって効果が減弱する程度は6β位水酸化と関連しており，ベタメタゾン，プレドニゾロン，コルチゾールの順となる。CYP3A4を誘導する併用薬で代表的なものとして抗結核薬（リファンピシン），抗てんかん薬（フェニトイン，フェノバルビタール，カルバマゼピン），健康食品としてセイヨウオトギリソウ（セントジョーンズワート）が知られる[1]。また長期もしくは大量服用中あるいは中止後6カ月以内は免疫機能が低下していることがあり，生ワクチンの接種によりワクチン由来の感染を増強または持続させるおそれがあるので，生ワクチンの接種を控える必要がある。

服薬指導のポイント[5]

ステロイドは病状に応じて服用量が変化することや，副作用の軽減を目的として隔日投与や間欠投与が行われることがある。服薬の目的や方法が正しく理解できているか確認を行うとともに，万が一飲み忘れてしまった際に不安なく対処できるよう，対処法を伝えておくことも重要である（表5）。また副作用は多種多様であるため，各々の副作用の特徴を正しく理解するよう指導が必要となる。副作用と説明のポイントを表6にまとめた。

表5　飲み忘れ時の対処方法

毎日服用している場合	気がついた時点ですぐに服用してください。翌日まで気づかなかったときは，飲み忘れた分は服用せず，その日の分だけ服用します。2回分はまとめて服用しないでください。
隔日に朝服薬している場合	・午前中に気がついた場合 　気がついた時点ですぐに服用してください。 ・午後に気がついた場合 　次の日の朝に忘れた分を服用してください。その翌日は服用せず，3日目の朝から次の分を服用してください。

表6 副作用と説明のポイント

	副作用	説明のポイント
軽度なもの	満月様顔貌	・医学的には問題ない。 ・服用量，服用期間に応じて高度になる。 ・PSL 10 mg/日以下になるとほぼ元に戻る。 ・カロリーの高い間食を避ける。
	にきび様皮疹, 多毛	・若年者や大量投与時に起こりやすい。 ・重症にはならず，減量により回復する。 ・皮膚を清潔に保つよう心がける。
重度なもの	感染症	・少量（PSL 2～10 mg），大量でも2週間以内ではほとんど起こらないが，PSL 20 mg/日以上では発現率が上昇する。 ・早期発見・治療が重要。 ・手洗い・うがいをする，風邪のシーズンは人混みを避ける，マスクを着用するなど心がける。
	糖尿病	・すでに耐糖能低下のある場合に起こりやすい。 ・投与開始後すぐに認められる例もあるが，大部分は1～3カ月以内に起こる。 ・食事療法と糖尿病治療薬による対処が可能。
	消化性潰瘍	・ステロイド単独では起こりにくいが，NSAIDsと併用する場合，潰瘍のリスクが上昇する可能性があるため，胃粘膜保護薬などで予防する。 ・胃の不快感や痛み，黒色便などがあれば申し出る。
	骨粗鬆症	・高齢者，閉経後女性などに起こりやすい。 ・大量投与で起こりやすいが，少量でも長期投与で危険度が上昇する。 ・予防薬（ビスホスホネート製剤，ビタミンD製剤など）により骨折を予防する。 ・適度な運動や小魚などの高カルシウム食の摂取を心がける。
	緑内障・白内障	・高齢者や元来眼圧が高い患者では特に注意する。 ・自覚症状に乏しいため，定期的に眼科を受診し，必要であれば適切な治療を受ける。
	精神変調	・軽症が多く，必要であれば薬剤の投与も可能。 ・PSL 40 mg/日以上で多くみられる。 ・不眠は夜の服用量を減らすことで解消できることもある。
	無菌性骨頭壊死	・大量投与で数カ月以内に起こりやすい。 ・定期的に検査を行い，早期発見・治療が重要。 ・大腿骨骨頭に好発する。股関節の痛みや違和感があればすぐに申し出る。
	血圧上昇	・高齢者や元来血圧の高い患者では特に注意する。 ・PSL 20 mg/日以上で発現する。 ・服用開始後1～4週で徐々に上昇することが多く，減量により回復する。 ・必要に応じて降圧薬を投与する。 ・塩分摂取の制限を心がける。

PSL：プレドニゾロン

引用文献

1) 山本竜大,他:ステロイドの種類・使い分け・相互作用.臨床と研究,88:1-5, 2011
2) Albiston AL, et al:Cloning and tissue distribution of the human 11 beta-hydroxysteroid dehydrogenase type 2 enzyme. Mol Cell Endocrinol, 105:R11-R17, 1994
3) 川合眞一:治療薬の薬理と使い方:ステロイド.綜合臨牀,56:554-559, 2007
4) Suzuki Y, et al:Guidelines on the management and treatment of glucocorticoid-induced osteoporosis of the Japanese Society for Bone and Mineral Research:2014 update. J Bone Miner Metab, 32:337-350, 2014
5) 多田公揚,他:副腎皮質ステロイドの使用に対して不安を感じている患者とのコミュニケーション.薬局,66:1826-1829, 2015

(小杉隆祥)

2 注射剤

🔑 Key Points

- 副腎皮質ステロイドの注射剤は，内服困難な場合，大量投与を行う場合，局所に高濃度のステロイドを投与したい場合に用いられる。
- 全身作用を期待する場合は点滴静注，局所作用を期待する場合は懸濁注射液の局所投与を行うのが基本である。
- 注射剤の注意すべき副作用としては易感染性，血糖上昇，血圧上昇，電解質異常，精神症状，無菌性骨壊死などがある。
- 既往にアスピリン喘息がある患者にはコハク酸エステル型の薬剤，パラベン含有製剤は投与禁忌である。

● 薬物動態[1)-3)]

　ステロイドを用いた全身性疾患の治療では一般には経口剤が用いられるが，内服が困難になった際には注射剤で代替する必要がある。その他，ショックや喘息重積発作などの急速に血中濃度を上げたい場合，パルス療法など超大量のステロイドを投与したい場合，関節腔内，硬膜外，結膜下，副鼻腔内など特殊な部位に局所投与したい場合には，注射剤が適している。

　ステロイドの注射剤としては，コルチゾール（ヒドロコルチゾン），プレドニゾロンなどの水溶性の注射剤の他に，懸濁注射剤のように特殊な製剤も発売されている（表1）。

　ステロイドは元来水に難溶性の物質であるため，全身性作用を期待する静脈内投与の注射剤として用いる場合は，水溶性を高める目的でコハク酸エステルまたはリン酸エステルのように化学修飾が施されたプロドラッグの形で供される。これらは血中エステラーゼで加水分解されてから薬効を発揮する

表1 主なステロイド注射剤

性状	含有するステロイド	エステル修飾	主な商品名	備考
水溶性注射剤	コルチゾール（ヒドロコルチゾン）	コハク酸エステル	サクシゾン	内因性の副腎皮質ステロイドと同じ
			ソル・コーテフ	
		リン酸エステル	水溶性ハイドロコートン	
	メチルプレドニゾロン	コハク酸エステル	ソル・メドロール	ミネラルコルチコイド作用が少ない。パルス療法に用いられる
	プレドニゾロン	コハク酸エステル	水溶性プレドニン	プレドニゾロンが経口投与できない場合に使用される。中時間作用型
	デキサメタゾン	リン酸エステル	デカドロン	ミネラルコルチコイド作用が少ない。生物学的半減期が長く，長時間作用型
	ベタメタゾン	リン酸エステル	リンデロン	
懸濁注射剤	トリアムシノロン	アセトニド（16α, 17α環状ケタール）	ケナコルト-A	効果持続性あり。関節腔内投与などの局所投与に適する
	メチルプレドニゾロン	酢酸エステル	デポ・メドロール	
	ベタメタゾン	酢酸エステル・リン酸エステル	リンデロン懸濁注	速効性成分と持続性成分の配合剤
脂肪乳剤	デキサメタゾン	パルミチン酸エステル	リメタゾン	ターゲット療法に用いる

と考えられている。このエステル体が尿中にも検出されることから，一部が薬効を発揮せずに排泄されている可能性があるとの指摘があり，経口剤のバイオアベイラビリティが70〜100％と非常に高いことを考慮して，経口剤から注射剤に切り替える際は10％程度の増量が推奨されることがある[2]。しかし，投与回数などの用法が同じであれば原則として用量を変える必要はないとする見解もある[1]。基本的には同量で切り替え，臨床症状に応じて調節するのが現実的であると思われる。

　メチルプレドニゾロンの酢酸エステルやトリアムシノロンアセトニドは，もとのステロイドよりもさらに水に難溶性であり，水性懸濁注射剤として使

用される。懸濁剤は塞栓を起こすおそれがあるため静脈内には投与できない。筋注・皮下注した場合，局所から少量ずつ放出されるため，長時間にわたって血中濃度を保つという特徴を有している。体内からの消失が遅いので，投与間隔が適切であることに留意して投与しなくてはならない。なおベタメタゾンの懸濁注射剤は，水に難溶な酢酸エステルと水溶性のリン酸エステルとの配合剤で，他の懸濁注射剤と異なり，速効性と持効性の両面を有している。筋注の場合，症状に応じて3〜4時間間隔で投与することができる。

また，デキサメタゾンパルミチン酸エステルは，ダイズ油にステロイドを溶解した乳濁性注射剤で，静脈内に投与する。脂肪乳剤の粒子がマクロファージに貪食されやすいことを利用して炎症巣にデキサメタゾンを集積させる意図があり，関節リウマチのターゲット療法とよばれている。

● 種類・適応[1]-[4]

敗血症性ショック，急性呼吸促迫症候群などの重症疾患では，視床下部−下垂体−副腎系の一連のストレス応答機構が十分機能せず，ステロイドホルモンの分泌不全を呈していると考えられるため，このような場合には内因性ステロイドでミネラルコルチコイド作用も有するコルチゾールを用いることが多い。

また，ステロイドは循環血液中において血中タンパクと結合しているが，特にコルチゾール，プレドニゾロンはコルチコステロイド結合グロブリンと特異的に強く結合している。これに対し，タンパク結合率の低いメチルプレドニゾロン，デキサメタゾン，ベタメタゾンは髄液への移行性に優れることが期待され，中枢神経系の疾患に選択される傾向がある。

一方，ループス腎炎や腎移植後の拒絶反応をはじめ，さまざまな難治性疾患に治療効果を発揮するステロイドパルス療法では，メチルプレドニゾロンが使われることが多い。メチルプレドニゾロンが選択されるのは，初めてパルス療法の有効性が報告されて以来の歴史的な経緯もあるが，ミネラルコルチコイド作用が少なく，大量の副腎皮質ホルモンを投与する治療法に適しているからともいえる。メチルプレドニゾロンのパルス療法は，1日1回1,000 mgの点滴静注を3日間連続するのが標準的である。この量は理論上，生体内のグルココルチコイド受容体の99％以上を飽和できるとされている

が，その薬効はグルココルチコイド受容体を介したものだけでは説明できず，ステロイド受容体を介さない細胞膜や核膜への直接作用が関与しているものと推測されている[5]。

　注射剤は全身性の投与だけでなく，関節腔内，結膜下・硝子体内，硬膜外など，さまざまな投与経路に応用が可能である．関節リウマチ，痛風などの関節炎では，関節腔内にデキサメタゾン，トリアムシノロンを投与する場合がある．また，甲状腺眼症で上眼瞼挙筋に炎症がある場合，トリアムシノロンアセトニドの結膜下注射が行われることがある[6]．糖尿病黄斑浮腫に対してはトリアムシノロンアセトニドの硝子体内注射が有効である（保険適応を有するマキュエイド®は添加剤を含まないので硝子体内注射に適している）．これらはいずれも，炎症部位局所に高濃度のステロイドを投与する目的で行われる．ステロイドの硬膜外投与は椎間板ヘルニアや脊椎管狭窄症の除痛といったペインクリニックの領域で広く行われているが，効果の持続が短いのが難点といわれている[7]．

副作用[1),2),8)]

　ステロイド注射剤は一般に高用量のステロイドを用いることが多いので，用量依存的な副作用に注意が必要である．特にパルス療法は，一時的に循環血リンパ球のグルココルチコイド受容体をほぼ完全に飽和させるため，免疫不全に近い状態に陥ることから，日和見感染に対する注意が必要である．糖代謝異常も短期間に出現し，血糖上昇はパルス療法の点滴中にも観察される．既往に耐糖能異常がある症例では，血糖コントロール変化に留意すべきである．その他，血圧上昇，浮腫，電解質異常といったミネラルコルチコイド作用に基づく副作用，味覚異常，顔面紅潮，頭痛・頭重感，不安・いらいら感などの精神神経系の副作用も知られている．また，パルス療法を急速静注で行うと心室頻拍などの重篤な不整脈を来すおそれがあるが，これは点滴を30分〜1時間かけて行えば回避することができる．大腿骨頭壊死，無菌性骨壊死はステロイド投与開始から1〜3カ月程度で起こることが多いとされている副作用だが，パルス療法ではそのリスクが高いとされている．

　ステロイドを頻回に関節腔内投与すると，軟骨の変性や関節面の変形を伴うステロイド関節症を来すおそれがあるため，関節腔内投与は年に3〜4回

程度に制限する必要があるといわれている[1]。滑膜にステロイド分子が沈着して起こる結晶性滑膜炎も関節腔内投与に特有の問題である。また，関節腔は感染に対する防御機構が脆弱で，感染性関節炎を起こすと治療に難渋することから，穿刺前には十分な消毒を行う必要がある。

　アスピリン喘息の患者では，コハク酸エステル型のステロイドは過敏反応を惹起し，喘息発作をもたらすおそれがあることから，投与禁忌である[9]。この場合はリン酸エステル型のステロイドが代替薬として選択される。ただし一部のステロイド注射剤には保存剤としてパラオキシ安息香酸類（パラベン類）や亜硫酸塩が配合されており，これらもアスピリン喘息患者においては過敏反応を惹起することがあるので注意が必要である。アスピリン喘息の既往が不明である場合も考慮して，基本的にはステロイドの注射は急速静注でなく点滴静注が推奨されている。

　また，ソル・メドロール®静注用40mgと注射用ソル・メルコート®40は添加剤として乳糖水和物を含有しているので，乳製品にアレルギーの既往のある患者には投与禁忌である。添加剤は製造販売元によって異なり，先発医薬品と後発医薬品では投与禁忌が異なる場合もある。現在発売されているステロイド注射剤とその添加剤を表2にまとめた。詳細は各医薬品の添付文書，インタビューフォームを参照されたい。

薬物相互作用[1],[10]

　薬理学的な相互作用は基本的に経口剤と同様と考えてよい。点滴静注で用いる注射剤で注意すべき相互作用としては，輸液や併用薬剤との配合変化がある。プレドニゾロンコハク酸エステルはpHがわずかに酸性に移動しても混濁を起こすため，緩衝能の強い酸性薬剤との混合は避ける必要がある。メチルプレドニゾロンコハク酸エステルも酸性側で混濁を起こしやすい。コルチゾールのコハク酸エステルは酸性側でも塩基性側でも配合変化を起こしやすいが（図1），リン酸エステルは酸性で比較的安定である。デキサメタゾンリン酸エステル，ベタメタゾンリン酸エステルは酸性・塩基性いずれにおいても配合変化が少ない。以上から，ステロイド注射剤を点滴する際の希釈用輸液には，原則として生理食塩液か5％ブドウ糖を用いることが望ましい。

表2　各種ステロイド注射剤に配合されている添加剤

有効成分	商品名	添加剤
ヒドロコルチゾンコハク酸エステルナトリウム	サクシゾン	リン酸一水素ナトリウム，リン酸二水素ナトリウム，pH調節剤
	ソル・コーテフ	
ヒドロコルチゾンリン酸エステルナトリウム	水溶性ハイドロコートン	亜硫酸水素ナトリウム，クレアチニン，プロピルパラベン，メチルパラベン，クエン酸ナトリウム，水酸化ナトリウム
	ヒドロコルチゾンリン酸エステルNa「AFP」	キシリトール，ベンゼトニウム塩化物，クエン酸ナトリウム，pH調節剤
メチルプレドニゾロンコハク酸エステルナトリウム	ソル・メドロール	リン酸一水素ナトリウム，リン酸二水素ナトリウム，pH調節剤（40mg製剤にのみ乳糖）
	ソル・メルコート	リン酸一水素ナトリウム，リン酸二水素ナトリウム（40mg製剤にのみ乳糖）
	メチルプレドニゾロンコハク酸エステルNa「AFP」	リン酸一水素ナトリウム，リン酸二水素ナトリウム，pH調節剤
	メチルプレドニゾロンコハク酸エステルNa「サワイ」	pH調節剤（40mg，1,000mg製剤にのみリン酸一水素ナトリウム，リン酸二水素ナトリウム）
メチルプレドニゾロン酢酸エステル	デポ・メドロール	カアトレジン，マクロゴール4000，pH調節剤，等張化剤
プレドニゾロンコハク酸エステルナトリウム	水溶性プレドニン	リン酸一水素ナトリウム，リン酸二水素ナトリウム，炭酸ナトリウム
	プレドニゾロンコハク酸エステルNa注射用「F」	
デキサメタゾンリン酸エステルナトリウム	デカドロン	亜硫酸水素ナトリウム，クレアチニン，パラオキシ安息香酸プロピル，パラオキシ安息香酸メチル，クエン酸ナトリウム，水酸化ナトリウム
	デキサート	リン酸水素ナトリウム，クエン酸ナトリウム，亜硫酸水素ナトリウム，塩化ナトリウム，水酸化ナトリウム
	オルガドロン	ベンゼトニウム塩化物，キシリトール，pH調整剤
	ソルコート	ベンゼトニウム塩化物，クエン酸，pH調整剤
デキサメタゾンパルミチン酸エステル	リメタゾン	ダイズ油，卵黄レシチン，濃グリセリン，水酸化ナトリウム，塩酸
ベタメタゾンリン酸エステルナトリウム	リンデロン（0.4％製剤）	D-ソルビトール，亜硫酸ナトリウム，リン酸一水素ナトリウム，リン酸二水素ナトリウム，注射用水
	リンデロン（2％製剤）	塩化ナトリウム，クエン酸ナトリウム，クエン酸，水酸化ナトリウム，注射用水

（次頁へ続く）

第2章 剤形別の特徴と使用時に注意すべきこと

（前頁の続き）

ベタメタゾンリン酸エステルナトリウム	ハイコート	オキシメタンスルホン酸ナトリウム，リン酸一水素ナトリウム，リン酸二水素ナトリウム，塩化ナトリウム
	リノロサール	塩化ナトリウム，リン酸一水素ナトリウム，リン酸二水素ナトリウム，クエン酸ナトリウム，pH調節剤
ベタメタゾン酢酸エステル・ベタメタゾンリン酸エステルナトリウム	リンデロン懸濁注	ベンザルコニウム塩化物，ポリソルベート80，リン酸一水素ナトリウム，リン酸二水素ナトリウム，注射用水
トリアムシノロンアセトニド	ケナコルト-A	ベンジルアルコール，ポリソルベート80，カルメロースナトリウム，塩化ナトリウム，pH調節剤
	マキュエイド硝子体内注用	なし

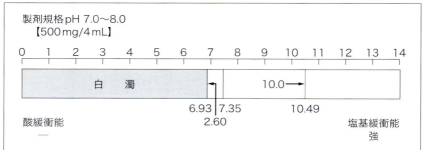

ソル・コーテフ®注射用のpH変動試験の結果。試験に用いた製剤は，試験開始時にpH 7.35を示していたが，その試験液に0.1 N塩酸を2.60 mL滴加すると，pH 6.93を示したところで白濁したことから，本剤はpH 6.93以下の酸性注射剤と混合した場合，配合変化を起こす可能性があるといえる。一方，この試験液に0.1 N水酸化ナトリウムを10 mL滴加するとpHは10.49を呈した。ソル・コーテフ®注射用は塩基緩衝能が強く，より緩衝能の弱い塩基性注射剤と混合した際は，本剤のpHに引き寄せられる傾向があると考えられる。

図1　ソル・コーテフ®注射用のpH変動スケール
〔石本敬三・監：注射薬調剤監査マニュアル 第4版．エルゼビア・ジャパン，p339, 2012より〕

服薬指導のポイント

　長期間服用することが想定される経口剤では服薬コンプライアンスに配慮した指導が必要になるが，注射剤の場合は短期間の投与で問題となる副作用についての適切な情報提供とともに，十分なインフォームドコンセントが重

要である．また，大量療法施行後に経口剤で漸減を行っていく場合，日和見感染予防，ステロイド誘発性骨折の予防，消化性潰瘍予防など，各種の予防薬が併用されることも多く，患者にはその必要性を十分理解させる必要がある．

　一方，アスピリン喘息や乳製品アレルギー，糖尿病など，ステロイド注射剤の選択や適応を左右する既往症がないかを事前に確認することも重要といえる．

引用文献

1) 田中廣壽，他・編：一冊できわめるステロイド診療ガイド．文光堂，2015
2) 山本一彦・編：改訂版 ステロイドの選び方・使い方ハンドブック．羊土社，2011
3) 大谷道輝：副腎皮質ステロイドの剤形・投与法の種類と体内動態特性．薬局，66：1712-1720, 2015
4) Czock D, et al：Pharmacokinetics and pharmacodynamics of systemically administered glucocorticoids. Clin Pharmacokinet, 44：61-98, 2005
5) 田中良哉：注射用ステロイド剤のパルス療法．薬局，54：1963-1969, 2003
6) 髙橋靖弘，他：甲状腺眼症．臨床眼科，67：172-180, 2013
7) 横山正尚：硬膜外ブロック；最近の考え方．日本ペインクリニック学会誌，22：10-16, 2015
8) 大島久二，他：ココに注目！副腎皮質ステロイドの全身投与による副作用とその対応．薬局，66：1763-1771, 2015
9) 吉川隆志，他：ハイドロコーチゾン・サクシネート塩剤の静注で発作が増強したアスピリン喘息の1例．日本胸部疾患学会雑誌，31：1024-1028, 1993
10) 石本敬三・監：注射薬調剤監査マニュアル 第4版．エルゼビア・ジャパン，2012

　　　　　　　　　　　　　　　　　　　　　　　　　　　　　　　（土井啓員）

3 外用剤

🔑 Key Points

- ステロイド外用剤は適用部位や年齢，炎症の程度，病変の状態などに応じて適切なランクや剤形を選択して用いる。
- ステロイド外用剤は適切に用いれば，全身的な副作用は生じにくい。局所的な副作用の多くは軽快するが，接触性皮膚炎は疾患の悪化との判別が難しく注意が必要である。
- ステロイド外用剤の正しい使用方法の理解と，副作用に対する不安・誤解の払拭が患者のアドヒアランスを良好に維持するために重要である。

● 薬物動態[1]

外用剤が経皮吸収される経路には，皮膚の付属器官である毛孔や汗腺などを経由する経付属器官経路と，表皮を経由する経表皮経路がある。付属器官からの吸収は角質層を介さないため，比較的速やかであるが，付属器官の皮膚に占める面積がわずかであるため，主な吸収経路は経表皮経路と考えられている。経表皮経路はさらに，角質細胞間隙を通過する細胞間経路と，角質細胞内を通過する細胞内経路に分けられる。いずれの経路においても，薬剤の分子量と物理化学的性質が皮膚の透過度に影響する。一般に，分子量が小さく（500以下），脂溶性が適度に高く，融点が低いものが吸収されやすいとされる。ステロイドは比較的この条件を満たしており，経皮吸収は良好と考えられる。実際には基剤の種類や塗布部位，年齢，皮膚の状態など，さまざまな要因が経皮吸収に影響する。ステロイド外用剤の経皮吸収後の薬物動態については十分に解明されていない。

種類・適応

　ステロイドの薬理作用は多彩であるが，ステロイド外用剤に期待される主な薬理作用は抗炎症作用であり，さまざまな炎症性皮膚疾患に適応を有する（表1）。

　ステロイド外用剤は主剤の強度（ランク）と剤形（基剤）の種類により分類され，適応症や適用部位，年齢，炎症の程度などに応じて，適切なランクや剤形が選択される。主剤のランクは，その抗炎症効果の強さによりⅠ群（ストロンゲスト）からⅤ群（ウィーク）の5段階に分類されている（表1）。表2[2)]に示すとおり，ステロイド外用剤の吸収率は部位によって大きく異なるため，顔面などの経皮吸収が盛んな部位への投与は慎重に行う必要がある。また，小児の経皮吸収は成人に比べて高いとされる。したがって，これらを考慮して，必要以上に高いランクの薬剤は使用しないのが一般的である。例として，アトピー性皮膚炎における皮疹の重症度や年齢に応じたステロイド外用剤の選択を図1[3)]，表3[4)]に示した。

　ステロイド外用剤の剤形には軟膏，クリーム，ローションなどがあり，塗布部位や病変の状態に応じて使い分ける。軟膏剤は刺激が少なく，乾燥・湿潤面ともに使用可能であるなど汎用性が高い。軟膏剤によるべたつきを避けたい場合などでは，べたつきが少ないクリーム剤が選択される。また，軟膏剤やクリーム剤が塗布しにくい頭髪などにはローション剤が適している。ただし，クリーム剤やローション剤は湿潤面には適しておらず，軟膏剤に比べ刺激性は高い。

副作用

　ステロイド外用剤を大量または長期間用いる（特に密封療法）などにより，副腎機能抑制などの全身的な副作用を生じる可能性があるが，適切な薬剤選択，用法・用量であれば全身的な副作用は生じにくく，比較的安全性は高い。局所的な副作用は少なからず認められ，その代表的なものを表4[5)]に示す。皮膚萎縮線条を除き，局所的な副作用の多くは，用いるステロイドのランクを徐々に下げ中止するなどの適切な対処により軽快する。ステロイド外用剤による接触性皮膚炎は，患部の増悪，皮疹の遷延化といった形で症状

第2章 剤形別の特徴と使用時に注意すべきこと

表1 ステロイド外用剤の分類と主な適応症

分類	一般名	商品名
I群 ストロンゲスト	クロベタゾールプロピオン酸エステル	デルモベート
	ジフロラゾン酢酸エステル	ジフラール、ダイアコート
II群 ベリーストロング	モメタゾンフランカルボン酸エステル	フルメタ
	ベタメタゾン酪酸エステルプロピオン酸エステル	アンテベート
	フルオシノニド	トプシム
	ベタメタゾンジプロピオン酸エステル	リンデロン-DP
	ジフルプレドナート	マイザー
	アムシノニド	ビスダーム
	ジフルコルトロン吉草酸エステル	テクスメテン、ネリゾナ
	酪酸プロピオン酸ヒドロコルチゾン	パンデル
III群 ストロング	デキサメタゾンプロピオン酸エステル	エクラー
	デキサメタゾン吉草酸エステル	ボアラ、ザルックス
	ベタメタゾンプロピオン酸エステル	メサデルム
	ベクロメタゾンプロピオン酸エステル	ベトネベート、リンデロン-V
	フルオシノロンアセトニド	フルコート
IV群 ミディアム	プレドニゾロン吉草酸エステル酢酸エステル	リドメックス
	トリアムシノロンアセトニド	レダコート
	アルクロメタゾンプロピオン酸エステル	アルメタ
	クロベタゾン酪酸エステル	キンダベート
	ヒドロコルチゾン酪酸エステル	ロコイド
	デキサメタゾン	グリメサゾン、オイラゾン
V群 ウィーク	プレドニゾロン	プレドニゾロン

表2 ヒトの各部位におけるコルチゾールの経皮吸収率（前腕内側を1とする）

頭皮	前額	頬部	腋窩	背中	前腕内側	前腕外側	手掌	陰嚢	足首	足底
3.5	6	13	3.6	1.7	1	1.1	0.83	42	0.42	0.14

[Feldmann RJ, et al：J Invest Dermatol, 48：181-183, 1967 より]

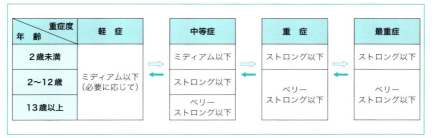

図1 アトピー性皮膚炎におけるステロイド外用剤選択の基本例
[厚生労働科学研究班：アトピー性皮膚炎治療ガイドライン2008 第5版. p7, 2008 より改変]

表3 皮疹の重症度とステロイド外用剤の選択

	皮疹の重症度	外用剤の選択
重症	高度の腫脹/浮腫/浸潤ないし苔癬化を伴う紅斑，丘疹の多発，高度の鱗屑，痂皮の付着，小水疱，びらん，多数の搔破痕，痒疹結節などを主体とする	必要かつ十分な効果を有するベリーストロングないしストロングクラスを第一選択とする。痒疹結節でベリーストロングクラスでも十分な効果が得られない場合は，その部位に限定してストロングクラスを選択して使用することもある。
中等症	中等度までの紅斑，鱗屑，少数の丘疹，搔破痕などを主体とする	ストロングないしミディアムクラスを第一選択とする。
軽症	乾燥および軽度の紅斑，鱗屑などを主体とする	ミディアムクラス以下を第一選択とする。
軽微	炎症症状に乏しく乾燥症状を主体とする	ステロイドを含まない外用剤を選択する。

• 乳幼児，小児：原則として，皮疹の重症度が重症あるいは中等症では，表に示したランクよりも1ランク低い薬剤を使用する。ただし，効果が見込めない場合や得られない場合など，十分な管理下で高いランクの薬剤が必要な場合がある。
• 顔面や頸部などは高い薬剤吸収率であるため，長期間連用しないように注意する。原則としてミディアムクラス以下を使用するが，重症の皮膚炎に対しては個人の重症度に応じた薬剤を用いる。

[日本皮膚科学会アトピー性皮膚炎診療ガイドライン作成委員会：アトピー性皮膚炎診療ガイドライン2016年版．日本皮膚科学会雑誌，126：121-155, 2016 より改変]

表4 ステロイド外用剤による局所的な副作用

- ざ瘡様皮疹，毛嚢炎と酒さを含む
- 眼瞼および口囲皮膚炎
- 表皮真皮の萎縮，皮膚の脆弱性（老人のあるいは日光で障害された皮膚，間擦部，顔面で最も起こりやすい）
- 創傷治癒遅延
- 臀部肉芽腫
- 紫斑
- 毛細血管拡張と紅斑
- 皮膚線条
- 色素脱失
- 多毛症
- 皮膚糸状菌感染の隠蔽あるいは増悪
- 二次感染あるいは存在する感染の増悪
- 接触性皮膚炎
  (1) 保湿剤あるいは基剤の他の成分によることがある
  (2) 副腎皮質ステロイド分子によることがある。この場合には類似構造をもった副腎皮質ステロイド分子と交叉反応することがある
- その他

〔日本アレルギー学会・編：アレルギー疾患診断・治療ガイドライン．協和企画，p273，2010より〕

が現れるので，判別が難しいことがある．適切なランクの薬剤を使用しているにもかかわらず，皮膚症状が軽快しないあるいは悪化する場合には，接触性皮膚炎を疑い，パッチテストなどにより確認する．接触性皮膚炎は主剤だけでなく基剤が原因となる場合もあるため，すべての成分について確認する必要がある．パッチテストで主剤が陽性であった場合には，交叉感作を起こしやすい薬剤についても注意が必要である[6]（表5）[7]。

薬物相互作用

　ステロイド外用剤の併用薬との薬物相互作用は特に注意すべき点はないが，他の外用剤との混合については注意を払う必要がある．ステロイド外用剤を混合する主な理由として，コンプライアンスの向上と希釈による副作用の軽減があげられる．しかしながら，ステロイド外用剤の多くは，基剤中に主剤が飽和しているため，数倍程度の希釈では期待どおりの効果減弱が得られない場合が多い[8]．また，混合後の安定性や効果に関する情報は不十分であるため，基本的には外用剤を混合して用いるべきではなく，患者のコンプ

表5 接触性皮膚炎を起こすと報告されているステロイド外用剤の分類

クラスA： ヒドロコルチゾンタイプ	ヒドロコルチゾン プレドニゾロン
クラスB： トリアムシノロンタイプ	トリアムシノロンアセトニド フルオシノニド，アムシノニド フルオシノロンアセトニド
クラスC： ベタメタゾンタイプ	デキサメタゾン
クラスD： ヒドロコルチゾン-17ブチレン タイプ	アルクロメタゾンプロピオン酸エステル クロベタゾールプロピオン酸エステル クロベタゾン酪酸エステル ジフルコルトロン吉草酸エステル ジフルプレドナート ジフロラゾン酢酸エステル デキサメタゾン吉草酸エステル デキサメタゾンプロピオン酸エステル デプロドンプロピオン酸エステル ヒドロコルチゾン酪酸エステル 酪酸プロピオン酸ヒドロコルチゾン プレドニゾロン吉草酸エステル酢酸エステル ベクロメタゾンプロピオン酸エステル ベタメタゾン吉草酸エステル ベタメタゾンジプロピオン酸エステル ベタメタゾン酪酸エステルプロピオン酸エステル モメタゾンフランカルボン酸エステル

同じグループ内では交叉感作を起こしやすい．グループ間でも特にBとDは交叉反応が多い．
〔日本皮膚科学会接触皮膚炎診療ガイドライン委員会：接触皮膚炎診療ガイドライン．日本皮膚科学会雑誌，19：1757-1793, 2009より改変〕

ライアンスなどを考慮して検討すべきである．

服薬指導のポイント

ステロイド外用剤の服薬指導を行う際，正しい塗布方法と副作用に対する理解を得ることが重要であり，以下にそのポイントを示す．

① 塗布量

塗布量の指標としてはFTU（finger-tip unit）がある．1FTUは口径5mm

表6 ステロイド外用量の目安（FTU）

小児	顔＆頸部	上肢	下肢	体幹（全面）	体幹（背面）
3〜6カ月	1（0.5g）	1（0.5g）	1.5（0.75g）	1（0.5g）	1.5（0.75g）
1〜2歳	1.5（0.75g）	1.5（0.75g）	2（1g）	2（1g）	3（1.5g）
3〜5歳	1.5（0.75g）	2（1g）	3（1.5g）	3（1.5g）	3.5（1.75g）
6〜10歳	2（1g）	2.5（1.25g）	4.5（2.25g）	3.5（1.75g）	5（2.5g）
成人	顔＆頸部	上肢（腕＆手）	下肢（大腿〜足）	体幹（全面）	体幹（背面）
	2.5（1.25g）	3+1（2g）	6+2（4g）	7（3.5g）	7（3.5g）

軟膏使用量FTU（1FTU＝0.5g：口径5mmチューブの場合）
〔日本アレルギー学会・編：アレルギー疾患診断・治療ガイドライン．協和企画，p274，2010より改変〕

のチューブから，ステロイド外用剤を人差し指の先端から第1関節まで押し出した量（約0.5g）であり，手掌2枚分の量に相当する。外用量の目安を表6[5]に示す。

② 塗布順序

ステロイド外用剤は病変部位にのみ塗布するのが原則である。ステロイド外用剤と保湿剤を併用する際には，塗布面積の広い保湿剤を先に塗布し，後から病変部位にステロイド外用剤を塗布するとよい。

③ 副作用に対する患者の不安への対処

全身投与によるステロイドの副作用との混同などから，ステロイド外用剤への必要以上の恐怖感，忌避が生じ，アドヒアランスの低下によって期待した治療効果が得られない例がしばしばみられる。また不適切な使用により，効果を実感できないことでステロイド外用剤に対する不信感を抱くこともあるため，そのような患者に対しては，誤解を解くために十分な時間をかけて指導を行う必要がある。

引用文献

1) 大谷道輝：ステロイド外用薬の経皮吸収と影響を与える因子．薬局，64：1896-1902，2013

2) Feldmann RJ, et al：Regional variation in percutaneous penetration of 14C cortisol in man. J Invest Dermatol, 48：181-183, 1967
3) 厚生労働科学研究班：アトピー性皮膚炎治療ガイドライン2008 第5版．p7，2008
4) 日本皮膚科学会アトピー性皮膚炎診療ガイドライン作成委員会：アトピー性皮膚炎診療ガイドライン2016年版．日本皮膚科学会雑誌，126：121-155, 2016
5) 日本アレルギー学会・編：アレルギー疾患診断・治療ガイドライン．協和企画，2010
6) 鈴木加余子，他：接触性皮膚炎．薬局，64：1913-1917, 2013
7) 日本皮膚科学会接触皮膚炎診療ガイドライン委員会：接触皮膚炎診療ガイドライン．日本皮膚科学会雑誌，119：1757-1793, 2009
8) 大谷道輝：スキルアップのための皮膚外用剤Q&A 改訂2版．南山堂，2011

(多田公揚)

4 吸入剤

🔑 Key Points

- 患者にあった吸入デバイスが必要なことを理解する。
- 吸入後は口腔カンジダ症の予防のため，うがいを行うことを理解する。
- 吸入手技を1回で理解し吸入することは困難であり，患者が正しく吸入できているか繰り返し確認し指導することが極めて重要である。

● 薬物動態

　吸入剤は全身投与（経口または注射）とは異なり，全身性副作用である副腎不全，骨粗鬆症，消化性潰瘍，糖尿病の誘発・増悪，満月様顔貌，精神変調，高血圧などを軽減・防止することができる。

● 薬理作用

　ステロイドの主な薬理作用としては，①β_2受容体の数を増加させβ_2刺激反応性を改善，②粘膜産生および過分泌を抑制，③気管支過敏性の低下，④気道浮腫および滲出液の改善がある[1]。よって肺機能を改善し，気道過敏性の低下，喘息症状の抑制，発作頻度・重症度の低下をもたらす。また，早期介入により気道リモデリングへの進展抑制と喘息難治化防止が期待できる。

● 適　応

　吸入ステロイド（inhaled corticosteroid；ICS）は気管支喘息，慢性閉塞性肺疾患が適応となる。

表1 主な吸入ステロイド一覧（配合剤は除く）

分類	商品名	メーカー名	成分名	デバイス名	至適吸入速度	粒子径
pMDI	フルタイドエアゾール	GSK	フルチカゾンプロピオン酸エステル	エアゾール	25～30L/分以下	3.1μm
pMDI	オルベスコ	帝人	シクレソニド	インヘラー	ゆっくり	1μm
DPI	フルタイドディスカス	GSK	フルチカゾンプロピオン酸エステル	ディスカス	30L/分以上	3.2μm
DPI	フルタイドロタディスク	GSK	フルチカゾンプロピオン酸エステル	ディスクヘラー	30L/分以上，できれば50L/分以上	3.3μm
DPI	アニュイティ	GSK	フルチカゾンフランカルボン酸エステル	エリプタ	30L/分以上	4μm
DPI	パルミコートタービュヘイラー	AZ	ブデソニド	タービュヘイラー	30L/分以上，60L/分くらいまで	2.0μm
DPI	アズマネックスツイストヘラー	MSD	モメタゾンフランカルボン酸エステル	ツイストヘラー	28.3～70L/分	2μm
吸入懸濁液	パルミコート吸入液	AZ	ブデソニド	—	ネブライザーにて自然呼吸	5～9μm

GSK：グラクソ・スミスクライン，AZ：アストラゼネカ

[田村 弦，他：日本呼吸器学会誌，4：223-226，2015／Hamilton M, et al：J Aerosol Med Pulm Drug Deliv，28：498-506，2015より]

吸入剤の種類

　加圧噴射式定量吸入器（pressurized metered-dose inhaler；pMDI），ドライパウダー吸入器（dry powder inhaler；DPI）のデバイスを用いる方法と，吸入懸濁液をネブライザーにて用いる方法に分けられる。主なICSを表1に示す。

　吸入剤の選択は薬剤粒子径，滞留性そして吸入デバイスの手技が適切に行えるかどうかなどがポイントとなる。

　薬剤粒子径は気道への到達率に関与し，適切な粒子径としては2～5μm

第2章 剤形別の特徴と使用時に注意すべきこと

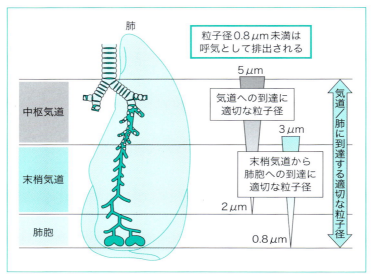

図1　吸入剤の粒子径と薬剤到達部位

[Chest, 100：1106-1109, 1991より]

とされている（図1）[2]。5μmより大きい場合は口腔や咽頭に付着し，0.8μmより小さい場合は呼気へと戻る。

　滞留性は吸入速度，息止め時間，1回吸気量，気道径に依存する。吸入速度は安静時において約30L/分であり，ネブライザーおよびpMDIでは問題とならないが，DPIではより多くの吸入速度が必要となる。

　息止め時間については，β_2刺激薬のpMDIにおいて4秒間より10秒間息止めを行ったほうが1秒率の改善が良かったとされる[3]が，ICSでの効果は明らかでない。しかしながら息止めにより吸入した薬剤の沈着が期待できるため，苦しくない範囲での息止めが望ましい。1回吸気量は安静呼気時から最大吸気くらいまでで十分とされる。腫瘍の合併や挿管時には気道径が狭くなり，作用部位への滞留性が減弱すると考えられる。

各種の特徴・指導のポイント

① pMDI

pMDIは噴霧されたエアゾールを吸入するため，吸気力による影響を受けないが，噴霧と吸入の同調が必要となる。噴霧と吸入の同調が困難な場合にはスペーサーの使用もしくは他のデバイスへの変更が推奨される。

(1) 吸入方法

①開封後は空打ちを行う（製品により回数が異なる）。
②キャップを外す。吸入器を5回程度，内部の薬剤が均一になるように振る。
③予備呼気。無理をしない程度に息を吐く。
④吸入
・オープンマウス法
　　口から3～4cm離す。吸い込みと同時にゆっくり深く吸い込む。
・クローズドマウス法
　　吸入口が下になるように歯でくわえる（もしくは軽くくわえる）。
　吸い込みと同時にボンベを押し込み，ゆっくり深く吸い込む。
⑤苦しくならない程度に5秒程度息を止める。
⑥うがいする。

(2) オープンマウス法とクローズドマウス法の違い

ICSにおいては効果は同等とされているものの，余分な薬剤が口腔内に付着することから，副作用が気になる場合にはオープンマウス法のほうが優れているといえる。どちらにおいてもうがいをすることが重要である（図2）。

スペーサーを使用し，粒子径の大きい薬剤は補助具に付着させることで口腔内への余分な付着が減少する。このことにより副作用を軽減させるだけでなく，吸入直後のむせこみ（コールドフレオン現象）の軽減も期待できる（図3）。

② DPI

DPIは吸入との同調が不要である一方，ドライパウダーであることから一定の吸気流速が必要となる。今回はエリプタおよびタービュヘイラーについて述べる（図4～5）。

第2章 剤形別の特徴と使用時に注意すべきこと

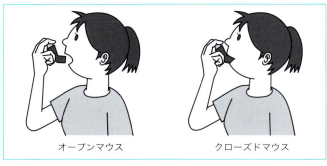

図2　オープンマウスとクローズドマウス

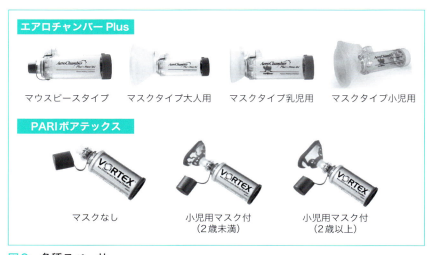

図3　各種スペーサー

〔各メーカーの製品写真より〕

（1）吸入方法
①充填
　・ドライパウダーがこぼれないように行う。
　・エリプタでは音が鳴るまでしっかりカバーを開ける。
　・タービュヘイラーでは回転グリップが下になるようにして，回転グリップを音が鳴るまで右，左の順で回し充填する。複数回充填した場合，1回分の充填量のみが升に充填される。いずれのデバイスでも正しい充

① 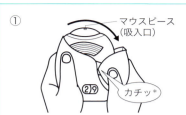 ②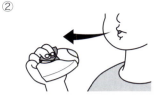

「カチッ*」と音がするまでカバーを開ける

吸入の準備完了。カウンターの数が1つ減ったことを確認する。
カバーを開け，吸入せずに閉じた場合，その1回分は吸入できない。

*カバーを開けるときに「カチッ」という音が聞こえにくい場合があるが，カウンターが1つ減っていれば薬はセットされている。

「フーッ」と息を吐き出す

無理をしない程度に息を吐き出す。
マウスピース（吸入口）に息を吹きかけないよう，注意する。

③ 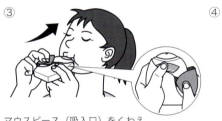 ④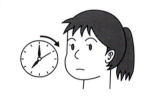

マウスピース（吸入口）をくわえ
思いっきり「スーーーッ」と深く吸い込む

肺の奥まで，空気を送り届けるイメージ。

吸入器から口を離し3〜4秒程度，息を止める

⑤ 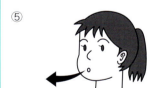 ⑥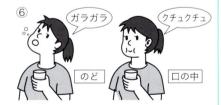

ゆっくりと息を吐き，いつも通りに呼吸する

吸入後は吸入器（エリプタ）のカバーを閉じる。

吸入後はうがいをする

のどや口の中に残っている薬を，洗い流す。
うがいは，副作用の予防になる。

図4　エリプタの使い方のポイント

〔グラクソ・スミスクライン株式会社：エリプタ患者用使用説明書より〕

第2章 剤形別の特徴と使用時に注意すべきこと

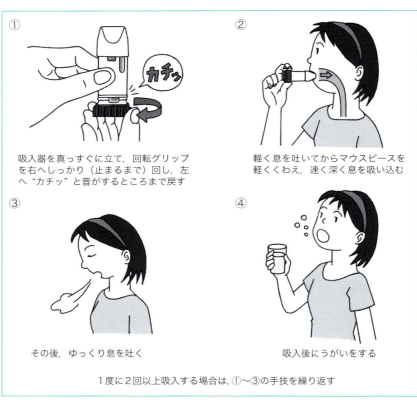

図5 タービュヘイラーの使い方のポイント
〔荒木博陽・編：イラストでよくわかる喘息・COPDの薬と患者指導・支援．じほう，p45，2013より〕

填が必要となるが，患者が正しく充填できてないと不安になった場合にはやり直すことができる．

②予備呼気
- 無理をしない程度に息を吐くこと．
- どちらのデバイスにおいても，マウスピースに息を吹きかけないように注意すること．

③吸入
- マウスピースをしっかりと口で覆う（口とマウスピースの隙間があると吸気流速が落ちる）。
- 強く深く吸い込む。タービュヘイラーでは空気取り入れ口を手で覆うことがないように，回転グリップを持つこと。
- 苦しくない範囲で息を止める（エリプタでは3～4秒程度，タービュヘイラーでは記載なし）。
- 息をゆっくり吐く。
- うがいする。

③ 吸入液

吸入液は懸濁液剤であることから使用前には懸濁させてから使用する。

(1) 吸入方法
①必要なアンプル数を切り離し，泡立てない強さで円を描くように懸濁させる。
②開封しネブライザーの薬液ボトルへ入れる。
③吸入後はうがいを行う。

利点としては乳幼児や高齢者などに対しても用いやすいことである。欠点としては購入時の経済的負担，携帯性，使用時の音が問題となる。

注目すべき副作用

　副作用は主に嗄声，咽頭痛，口腔カンジダであり，いずれも吸入後のうがいが重要となる。うがいは口腔内だけでなく喉頭まで行うことが望ましい。うがいが困難な場合には，代替案ではあるが水分摂取，食前投与，または唾液をティッシュなどに吐き出す（3回程度）ことが望ましい。ネブライザーやスペーサーでフェイスマスクタイプを使用して吸入する場合には洗顔を行う。洗顔が不可能な場合には湿ったガーゼなどで拭き取る。
　カンジダが発症した場合にも吸入手技を確認するとともに，使用後のうがいの確認はすべきである。pMDIの場合にはスペーサーの使用により粒子径の大きい余分な薬剤がスペーサーへ付着し，口腔カンジダを減少できる可能性がある。

服薬指導のポイント

・患者アドヒアランスの向上のため吸入療法の継続意義について説明する。
・患者自身が副作用を早期発見できるように嗄声,口腔・咽頭カンジダ症の症状について理解できるよう説明する。
・吸入手技の確認を随時行う。高齢者においては難聴や視力低下が問題となり手技が行えていない場合もあるため,留意が必要である。
・一時的に手技が問題ない場合においても,定期的に患者の手技を確認することが望ましい。

引用文献

1) Joseph T, et al:Pharmacotherapy a pathophysiologic approach 8th edition. McGraw-Hill Education, pp439-469, 2011
2) Aerosol consensus statement. Consensus Conference on Aerosol Delivery. Chest, 100:1106-1109, 1991
3) Newman SP, et al:How should a pressurized beta-adrenergic bronchodilator be inhaled? Eur J Respir Dis, 62:3-21, 1981

(増田信一)

第 **3** 章

疾患・病態別にみた
ステロイドの
選び方・使い方

1 膠原病（関節リウマチ, SLEなど）

🗝 Key Points

- 診断名ではなく臓器病変に応じて少量〜高用量のステロイドを投与する。
- ステロイド単独治療は例外的であり，免疫抑制（調節）薬などの疾患修飾薬との併用が原則である。
- 疾患活動性のコントロールが得られていれば，個々の患者における副作用リスクと再燃リスクを十分に勘案しながら，可及的速やかにステロイドの減量を行う。
- 1日投与量が同一でも，単回投与と分割投与ではリスク・ベネフィットが異なる。

● 膠原病治療に際しての留意点

　膠原病の特徴として，診断名が治療内容に直結しないことがあげられる。これは原因不明である疾患自体を治癒させることができず，疾患に起因する臓器の炎症を治療することとなるからである。したがって，診断の確定とともに，臓器病変の分布や個々の臓器病変の重症度，換言すれば個々の臓器病変の治療必要性の程度を評価することが不可欠である。

　膠原病領域で最も汎用されるステロイドであるプレドニゾロン（PSL）の用量として，5mg/日以下と40mg/日以上は誰もがそれぞれ低用量，高用量と呼称するが，低用量の上限は5〜20mg/日，高用量の下限は10〜40mg/日と各人各様に定義されている。欧州リウマチ学会（EULAR）では7.5mg/日以下を低用量，7.5mg/日超30mg/日以下を中等量，30mg/日超100mg/日以下を高用量，100mg/日超を超高用量，250mg/日以上の数日以内投与をパルス療法としている[1]。

関節リウマチにおけるステロイド療法

　関節リウマチ（rheumatoid arthritis；RA）の関節炎治療において，ステロイドはメトトレキサート（MTX）に代表される疾患修飾性抗リウマチ薬（disease-modifying antirheumatic drugs；DMARDs）との併用で投与され，単独治療として用いられるのは，合併症による多剤禁忌などの例外的な場合に限られる。PSL 5mg/日で開始した場合には，少なくとも1カ月は同量を継続し，その後1mg/日ずつの漸減・中止を試みる。RA治療に関するEULAR推奨では，必要に応じた半年以内の限定的使用は可としている[2]。1mg/日ずつの漸減以外に，休薬日を設ける方法もある。ステロイド大量投与を含めた多剤併用療法のRAにおける有用性を検討した，オランダのCOBRA（Combinatietherapie Bij Reumatoïde Artritis）試験で行われているのは，まず週1日水曜休薬，翌週は火曜と土曜の週2日休薬，翌々週から月曜，水曜，金曜の週3日休薬を4週間継続して，以後中止とするものである[3]。

　PSL 5mg/日以上を3カ月以上投与する場合には，日本骨代謝学会のガイドラインに沿って，可能な限りビスホスホネート製剤の投与を行う[4]。低用量でも生じやすい副作用として，骨粗鬆症の他に脂質異常症，満月様顔貌，動脈硬化による心血管障害などがあり，高齢者では白内障や感染症などのリスクもあげられる。ステロイド投与により関節痛が消失したとしても，脊椎圧迫骨折を生じて激痛のために入院生活を余儀なくされたり，糖尿病を発症してインスリン注射が開始されたりすることは，リスク・ベネフィットバランスの観点から決して容認されないであろう。こうした事情から米国リウマチ学会のガイドラインでは，ステロイドは他の治療でコントロール不良な場合のみPSL 10mg/日以下の投与を考慮してよいとしており，また再燃時においても可能な限り最少用量のステロイドを3カ月以内の最小限期間で投与することを推奨している[5]。

その他の関節炎や筋痛，皮膚病変に対するステロイド療法

　NSAIDsでコントロールできない結晶誘発性関節炎（痛風や偽痛風の発

作）に対してPSL 10〜20mg/日を開始することがある。急性関節炎である結晶誘発性関節炎では発作の鎮静後速やかな中止が原則である。

　他方，リウマチ性多発筋痛症（polymyalgia rheumatica；PMR）にPSL 15mg/日前後，内臓病変を伴わない軽症の全身性エリテマトーデス（systemic lupus erythematosus；SLE）や混合性結合組織病，びまん皮膚硬化型全身性強皮症の初期などにPSL 20mg/日前後を投与する場合には，初期投与量を2〜4週継続したうえで，10mg/日までは2.5mg/日ずつ漸減し，以後1mg/日ずつの漸減とする。PSL 5mg/日で半年程度維持し，再燃のないことを確認してから前述の方法でさらなる漸減や中止を試みる。

内臓病変を伴う膠原病におけるステロイド療法

　膠原病の活動性病変のために入院した患者に対しては，大量投与を開始する場合が多い。PSL 60mg/日で良好な反応が得られなかった場合には，パルス療法の追加，PSL 60mg/日をほぼ等価とされるベタメタゾン8mg/日に変更，免疫抑制薬や生物学的製剤，血漿交換療法などの追加といった選択肢がある。このうち，ベタメタゾンやデキサメタゾンへの変更は副作用があまりにも高度に発現するために，2000年以降筆者らはほとんど行っていない。

　代表的疾患としてSLEを例にあげると，漿膜炎による大量の漿液貯留，意識障害を伴う中枢神経症状，溶血性貧血や高度の血小板減少症，びまん性肺胞出血を含む急性びまん性間質性肺病変や心筋炎，血管炎に伴う臓器壊死，増殖性ループス腎炎などは，死亡や高度臓器障害のリスクが高いために，速効性と確実性の観点からステロイド大量投与を速やかに開始する（表1）。この場合に3分割投与（20mgを1日3回投与）で開始することが有効性の観点から重要である。しかし，分割投与は効果と副作用の双方を高めるため，活動性のコントロール後は1日1回投与にしながら漸減することが好ましい。

　初期治療の継続に関して，例えば『ANCA（anti-neutrophil cytoplasmic antibody；抗好中球細胞質抗体）関連血管炎の診療ガイドライン』においては，重症例ではPSL 40〜60mg/日の初期投与量を1カ月以上続けることが推奨されており[6]，EULAR推奨においても最初の1カ月はステロイド

表1 SLEの治療対象病変ごとのステロイド療法

治療対象病変	PSL（mg/日）
軽度の皮疹	外用のみ
関節炎	外用または10mg/日
発熱（38℃以上）	20〜60mg/日
胸膜炎，心膜炎	30〜60mg/日
中枢神経症状	40〜60mg/日，パルス
溶血性貧血	40〜60mg/日
血小板減少	20〜60mg/日
びまん性肺胞出血，心筋炎	60mg/日，パルス
壊死性血管炎	40〜60mg/日
ループス腎炎（WHO分類Ⅱ型）	30〜40mg/日
ループス腎炎（WHO分類Ⅲ，Ⅳ型）	40〜60mg/日，パルス
ループス腎炎（WHO分類Ⅴ型）	30〜50mg/日

の初期高用量を維持し，3カ月以内でPSL 15mg/日未満に減量すべきではないと記載されている[7]。しかしながら，近年では免疫抑制薬の進歩に伴いSLEなど多くの膠原病において初期投与量の継続期間の短縮（主に2週間），その後の漸減のペースアップが普及しつつある（表2）[8]。

膠原病に典型的にみられる多臓器障害の場合には，効果判定の時期が臓器・症状により異なることに十分留意すべきである。例えばSLEの場合，発熱が48時間以内に軽快しなければ直ちに治療薬または投与量の見直しが必要であるが，ループス腎炎におけるタンパク尿の改善は3カ月で判定することが多い（表3）。

免疫抑制薬や生物学的製剤の併用

ステロイド投与において何らかの副作用が，潜在的なものも含めれば必然であること，RA治療における免疫抑制薬の外来管理に関する習熟，また核酸代謝拮抗薬以外にカルシニューリン阻害薬やヤヌスキナーゼ（JAK）阻害

表2 SLEにおける免疫抑制薬併用下でのグルココルチコイド療法

重症					中等症				
週	PSL（mg/日）				週	PSL（mg/日）			
	中央値	平均値	範囲	標準偏差		中央値	平均値	範囲	標準偏差
1	60	66	40〜100	15.5	1	35	38.5	15〜75	13.4
2					2	30	28	25〜33	2.6
3	50	48	40〜55	4.87	3	25	25	19〜30	3.3
4	45	43	30〜50	7.1	4	20	20	11〜30	4.3
5	35	36	20〜45	6.7	5	18	18	9〜30	5.3
6	30	32	15〜40	8.3	6	15	14	5〜25	5
7	25	26	10〜40	7.8	7	13	12	0〜25	6
8	25	23	7.5〜40	8.1	8	10	9	0〜25	5.7
9	20	19	5〜36	7.2	9	7.5	8	0〜25	5.8
10	18	18	4〜35	8.1	10	5	6	0〜20	5.2
11	15	15	4〜35	7.62	11	5	6	0〜20	5.3
12	12.5	13	2.5〜30	7.46	12	4	5	0〜20	5
13	10	11	0〜30	7.2	13	3	4	0〜20	5
14	10	10	0〜30	7.3	14	3	4	0〜15	4.2
15	7.5	8	0〜25	6.4	15	1	3	0〜15	4.2
16	7.5	7	0〜25	6.4	16	1	3	0〜15	3.9
17	5	7	0〜25	5.9	17	0	3	0〜15	3.9
18	5	6	0〜20	5.7	18	0	2	0〜10	3.2
19	2.5	4	0〜20	5.4	19	0	2	0〜10	3.1
20	2.5	4	0〜20	5.3	20	0	2	0〜10	2.8
21	0	3	0〜15	4.2	21	0	2	0〜10	2.7

〔Ad Hoc Working Group on Steroid-Sparing Criteria in Lupus：Arthritis Rheum, 50：3427-3431, 2004 より〕

薬などの免疫シグナル阻害薬の開発などにより，ステロイド単独投与は多くの膠原病・リウマチ性疾患において例外的になりつつある．MTXとレフルノミドはRA，シクロホスファミド（特にパルス静注療法）はSLEや血管炎の寛解導入，アザチオプリンは筋炎や血管炎の維持療法，シクロスポリンはSLEのネフローゼ症候群，タクロリムスはRAやループス腎炎，筋炎の間質

表3 十分量のステロイドを投与した際にSLEの各臨床症状が軽快するまでの期間の目安

臨床症状	軽快までの期間
発　熱	1～2日
関節炎	1～7日
皮　疹	3～14日
漿膜炎	7～14日
間質性肺炎	3～14日
白血球減少	1～7日
血小板減少	7～14日
中枢神経症状	3日～数カ月
腎　炎	2週～3カ月

性肺炎などの軽症例や併用薬として，ミゾリビンはRAやループス腎炎の軽症例や併用薬として，そしてミコフェノール酸モフェチルはループス腎炎の主要な免疫抑制薬として，それぞれ用いられている。

　一方，2016年1月現在，わが国における生物学的製剤の使用は，RAにおける腫瘍壊死因子（TNF）阻害薬5つを含む7製剤（バイオシミラーを除く）と，ANCA関連血管炎におけるリツキシマブに限定されている。海外ではSLEに対してBAFF（B cell activating factor of the TNF family）に対するモノクローナル抗体製剤であるbelimumabが承認されている。

　しかしながら，これらの免疫抑制薬や生物学的製剤は作用が比較的限定的であるため，ステロイドと同等の速効性と確実性を発揮することが一部の病態を除いて困難であり，いまなお初期治療におけるステロイドの必要性は高い。そしてこの点に関するエビデンスの不足が，「中等量以上のステロイド治療が長期的に必要と予想されるなら，ステロイド減量のための治療薬併用を積極的に考慮する」という2013年EULAR推奨の第9項（表4）[9]が理念としては欧州でもコンセンサスとなりながら，推奨として最終的に却下されたことにもつながっている。そうしたなか，海外で行われたRITUXILUP試験の画期的成績が注目された[10]。50例のループス腎炎に対して，ステロイドはパルス療法のみとして，リツキシマブとミコフェノール酸モフェチル

表4 中等量以上グルココルチコイド療法に関するEULAR推奨（2013年）

	提　言	推奨度/100	エビデンスレベル
	患者教育と予防措置		
1	患者（およびその家族や医療従事者を含めた介護者）に中等量以上のステロイド治療を行う目的，およびその治療に伴う潜在的リスクについて説明する。	91	Ⅲ
2	食事，定期的な運動，適切な外傷ケアなど，リスク軽減の方策を議論する。	75	Ⅲ/Ⅳ
3	ステロイド誘発骨粗鬆症またはそのリスクを有する患者は，適切な予防・治療措置を受けるべきである。	91	ⅠA
4	患者とその医療チームは，ステロイド誘発視床下部ー下垂体ー副腎系の抑制について，適切で実践的な助言を受けるべきである。	84	Ⅳ
5	一般開業医に対して，中等量以上のステロイドを投与されている患者の管理に関する最良の医療を促進するような，利用可能な資材を提供すべきである。	80	Ⅳ
	用量とリスク・ベネフィット		
6	中等量以上のステロイド治療を開始する前に，有害事象につながる合併症を検討する。それらは糖尿病，耐糖能異常，心血管病変，消化性潰瘍，感染症の反復，免疫能低下，緑内障（のリスク因子），骨粗鬆症である。これらの合併症を有する患者はリスク・ベネフィットバランスを良好に維持するための厳格な管理を要する。	85	Ⅳ
7	過小治療のリスクまで考慮したうえで，治療反応性が得られる適切な初期量を選択する。	85	ⅠA/Ⅳ
8	ステロイド治療を継続する必要性を常に確認し，治療反応性，過小治療や有害事象発生のリスクを勘案して用量を調節する。	82	Ⅳ
9	中等量以上のステロイド治療が長期的に必要と予想されるなら，グルココルチコイド減量のための治療薬併用を積極的に考慮する。	却下	
	モニタリング		
10	すべての患者において臨床的に問題となる有害事象を適切に監視すべきである。治療者は糖尿病，高血圧，体重増加，感染症，脆弱骨折，骨壊死，ステロイド筋症，眼や皮膚の障害，精神神経系の有害事象が発生する可能性に留意すべきである。	85	Ⅳ

〔Duru N, et al：Ann Rheum Dis, 72：1905-1913, 2013より〕

によって良好な寛解率を得たというものである．ステロイドのリスク・ベネフィットバランスを最適化した投与法であり，現在行われている標準治療との比較試験の結果に期待したい．

引用文献

1) Buttgereit F, et al：Standardised nomenclature for glucocorticoid dosages and glucocorticoid treatment regimens：current questions and tentative answers in rheumatology. Ann Rheum Dis, 61：718-722, 2002
2) Smolen JS, et al：EULAR recommendations for the management of rheumatoid arthritis with synthetic and biological-disease-modifying antirheumatic drugs：2013 update. Ann Rheum Dis, 73：492-509, 2014
3) Boers M, et al：Randomised comparison of combined step-down prednisolone, methotrexate and sulphasalazine with sulphasalazine alone in early rheumatoid arthritis. Lancet, 350：309-318, 1997
4) Suzuki Y, et al：Guidelines on the management and treatment of glucocorticoid-induced osteoporosis of the Japanese Society for Bone and Mineral Research：2014 update. J Bone Miner Metab, 32：337-350, 2014
5) Singh JA, et al：2015 American College of Rheumatology Guideline for the Treatment of Rheumatoid Arthritis. Arthritis Care Res (Hoboken), 68：1-25, 2016
6) 尾崎承一, 他・編：ANCA関連血管炎の診療ガイドライン．厚生労働省難治性疾患克服研究事業, 2011
7) Mukhtyar C, et al：EULAR recommendations for the management of primary small and medium vessel vasculitis. Ann Rheum Dis, 68：310-317, 2009
8) Ad Hoc Working Group on Steroid-Sparing Criteria in Lupus：Criteria for steroid-sparing ability of interventions in systemic lupus erythematosus：report of a consensus meeting. Arthritis Rheum, 50：3427-3431, 2004
9) Duru N, et al：EULAR evidence-based and consensus-based recommendations on the management of medium to high-dose glucocorticoid therapy in rheumatic diseases. Ann Rheum Dis, 72：1905-1913, 2013
10) Condon MB, et al：Prospective observational single-centre cohort study to evaluate the effectiveness of treating lupus nephritis with rituximab and mycophenolate mofetil but no oral steroids. Ann Rheum Dis, 72：1280-1286, 2013

〔亀田秀人〕

第3章 疾患・病態別にみたステロイドの選び方・使い方

2 呼吸器疾患

🔑 Key Points

- 呼吸器疾患では，その病態によってステロイドの投与経路，投与量および投与期間が異なる。
- 呼吸器疾患は生命予後の決定因子となることが多いため，ステロイドが必要な場合には治療初期に十分量を投与する。
- ステロイドを長期間にわたり投与せざるをえないことも多いので，副作用についてあらかじめ患者に十分に説明し，その予防に努める。

● はじめに

呼吸器疾患の多くは，ステロイド療法の適応となりうる。ステロイドの投与法として，吸入，内服および注射がある。ステロイドは強い抗炎症作用と免疫抑制作用をあわせもつ諸刃の剣であり，投与に際しては適応の是非，投与経路，投与量，投与期間などを十分に検討することが重要である。本項では，気管支喘息，慢性閉塞性肺疾患，特発性間質性肺炎，急性呼吸促迫症候群，重症肺炎におけるステロイド療法について述べる。

● 気管支喘息

① 安定期

安定期の長期管理薬（コントローラー）として，吸入ステロイド（inhaled corticosteroid；ICS）が第一選択薬となる[1]。ICSは，気道の慢性炎症を抑えて，気道過敏性，喘息症状，呼吸機能，生活の質（QOL）を改善する。喘息と診断されたならば，早期にICS療法を開始し，喘息発作回数の減少，

表1 臨床所見による喘息重症度の分類（成人）

重症度[*1]		ステップ1 軽症間欠型	ステップ2 軽症持続型	ステップ3 中等症持続型	ステップ4 重症持続型
喘息症状の特徴	頻度	週1回未満	週1回以上だが毎日ではない	毎日	毎日
	強度	症状は軽度で短い	月1回以上日常生活や睡眠が妨げられる	週1回以上日常生活や睡眠が妨げられる	日常生活に制限
				しばしば増悪	しばしば増悪
	夜間症状	月に2回未満	月に2回以上	週1回以上	しばしば
PEF FEV$_1$[*2]	%FEV$_1$, %PEF	80%以上	80%以上	60%以上 80%未満	60%未満
	変動	20%未満	20〜30%	30%を超える	30%を超える

*1：いずれか1つが認められればそのステップと判断する。
*2：症状からの判断は重症例や長期罹患例で重症度を過小評価する場合がある。
呼吸機能は気道閉塞の程度を客観的に示し，その変動は気道過敏性と関連する。
%FEV$_1$＝（FEV$_1$測定値/FEV$_1$予測値）×100，%PEF＝（PEF測定値/PEF予測値
または自己最良値）×100

〔日本アレルギー学会喘息ガイドライン専門部会・監：喘息予防・管理ガイドライン2015．協和企画，p6，2015より〕

気道壁のリモデリングの回避，そして喘息死を未然に防ぐことを目指す。ただし，吸入薬は上手に吸入できないと十分な効果が得られないため，正しい吸入法の指導や正しく吸入できているかの確認が重要である。

　症状や臨床所見から重症度を決定し（表1）[1)]，その重症度に応じて治療ステップを決定して，ICSの投与量を調節する（表2）[1)]。常にコントロール状態を評価し，現行の治療でコントロール不良であれば，正しく吸入できていることを再確認したうえで速やかにステップアップする。コントロール良好状態が少なくとも3カ月以上安定していることを確認した後にステップダウンしてもよい。コントロール維持に必要な治療を継続することを原則とする。

　ICSには，フルチカゾン（FP；フルタイド®），ブデソニド（BUD；パルミコート®），ベクロメタゾン（BDP；キュバール®），シクレソニド（CIC；オ

表2 喘息治療ステップ

		治療ステップ1	治療ステップ2	治療ステップ3	治療ステップ4
長期管理薬	基本治療	吸入ステロイド（低用量）	吸入ステロイド（低～中用量）	吸入ステロイド（中～高用量）	吸入ステロイド（高用量）
		上記が使用できない場合は以下のいずれかを用いる	上記で不十分な場合に以下のいずれか1剤を併用	上記に下記のいずれか1剤，あるいは複数を併用	上記に下記の複数を併用
			LABA（配合剤使用可*5）	LABA（配合剤使用可*5）	LABA（配合剤使用可）
		LTRA	LTRA	LTRA	LTRA
		テオフィリン徐放製剤	テオフィリン徐放製剤	テオフィリン徐放製剤	テオフィリン徐放製剤
		※症状がまれなら必要なし		LAMA*6	LAMA*6
					抗IgE抗体*2, *7 経口ステロイド*3, *7
	追加治療	LTRA以外の抗アレルギー薬*1	LTRA以外の抗アレルギー薬*1	LTRA以外の抗アレルギー薬*1	LTRA以外の抗アレルギー薬*1
発作治療*4		吸入SABA	吸入SABA*5	吸入SABA*5	吸入SABA

ICS：吸入ステロイド，LABA：長時間作用性β_2刺激薬，LAMA：長時間作用性抗コリン薬，LTRA：ロイコトリエン受容体拮抗薬，SABA：短時間作用性β_2刺激薬
*1：抗アレルギー薬は，メディエーター遊離抑制薬，ヒスタミンH_1拮抗薬，トロンボキサンA_2阻害薬，Th2サイトカイン阻害薬を指す。
*2：通年性吸入アレルゲンに対して陽性かつ血清総IgE値が30～1,500 IU/mLの場合に適用となる。
*3：経口ステロイドは短期間の間欠的投与を原則とする。短期間の間欠投与でもコントロールが得られない場合は，必要最小量を維持量とする。
*4：軽度の発作までの対応を示し，それ以上の発作についてはガイドラインの「急性増悪（発作）への対応（成人）」の項を参照。
*5：ブデソニド/ホルモテロール配合剤で長期管理を行っている場合には，同剤を発作治療にも用いることができる。長期管理と発作治療をあわせて1日8吸入までとするが，一時的に1日合計12吸入まで増量可能である。ただし，1日8吸入を超える場合は速やかに医療機関を受診するよう患者に説明する。
*6：チオトロピウム臭化物水和物のソフトミスト製剤。
*7：LABA，LTRAなどをICSに加えてもコントロール不良の場合に用いる。
〔日本アレルギー学会喘息ガイドライン専門部会・監：喘息予防・管理ガイドライン2015．協和企画，p140, 2015より〕

表3 吸入ステロイドの種類

	pMDI	DPI
BDP（ベクロメタゾンプロピオン酸エステル）	BDP-HFA（キュバール®エアゾール）	なし
FP（フルチカゾンプロピオン酸エステル）	FP-HFA（フルタイド®エアゾール）	FP-DPI（フルタイド®ディスカス®、フルタイド®ロタディスク）
FP/SM（サルメテロールキシナホ酸塩）との配合剤	FP/SM HFA（アドエア®エアゾール）	FP/SM DPI（アドエア®ディスカス®）
FP/FM（ホルモテロールフマル酸塩水和物）との配合剤	FP/FM-HFA（フルティフォーム®エアゾール）	なし
BUD（ブデソニド）＊	なし	BUD-DPI（パルミコート®タービュヘイラー®）
BUD/FM（ホルモテロールフマル酸塩水和物）との配合剤	なし	BUD/FM（シムビコート®タービュヘイラー®）
CIC（シクレソニド）	CIC-HFA（オルベスコ®インヘラー）	なし
MF（モメタゾンフランカルボン酸エステル）	なし	MF-DPI（アズマネックス®ツイストヘラー®）
FF/VI（ビランテロールトリフェニル酢酸塩）との配合剤	なし	FF/VI（レルベア®エリプタ®）

FF：フルチカゾンフランカルボン酸エステル
＊：BUDには吸入懸濁液（BIS）がある。
〔日本アレルギー学会喘息ガイドライン専門部会・監：喘息予防・管理ガイドライン2015．協和企画，p120，2015より〕

ルベスコ®），モメタゾン（MF；アズマネックス®）の5種類がある（表3）。FPは抗炎症効果が強い。BUDは妊婦への安全性が確立されている。BDPは粒子径が小さいため末梢気管に到達しやすい。CICは肺内到達率が高く，かつ1日1回の吸入で済む。なお，平均粒子径は6μm＞FP＞BUD＞MF＞

CIC＝BDP＞1μmになっており，粒子径の小さいものはより末梢気道に達することができる。

　吸入器（デバイス）には，加圧した代替フロンガス（hydrofluoroalkane；HFA）とともにステロイドを噴射して吸入する加圧噴射式定量吸入器（pressurized metered-dose inhaler；pMDI）と，乾燥パウダー化したステロイドを吸入するドライパウダー吸入器（dry powder inhaler；DPI）の2種類がある。pMDI製剤は，噴霧と吸入の同期，および薬剤の気道への沈着のための息止めが必要であるが，嗄声など局所の副作用が比較的少なく，高齢者や呼吸筋力の低下している神経筋疾患を有する患者に適している。一方，DPI製剤は，吸入する際に一定の吸気力が必要であるが，呼吸の同期やスペーサーの使用が不要である。デバイスや薬剤の特徴を考慮して症例ごとに選択する。

　ICS単独でコントロール不十分な場合には，ICSと長時間作用性β_2刺激薬（long-acting β_2 agonist；LABA）との配合剤を使用する。ICSとLABAには互いに相乗効果があり，ICSはβ_2受容体合成を促進し，β_2刺激薬はステロイド受容体の核内移行を促進してICSの抗炎症作用を増強する。このため，ICS/LABA配合剤はICSとLABAを個々に吸入するよりも有効性が高い。さらに患者にとって薬剤数および吸入回数が減るためにアドヒアランスが良くなることや，増悪時のLABA過剰吸入を防ぐことができる。現在，①フルチカゾン/サルメテロール（FP/SM；アドエア®），②ブデソニド/ホルモテロール（BUD/FM；シムビコート®），③フルチカゾン/ビランテロール（FF/VI；レルベア®），④フルチカゾン/ホルモテロール（FP/FM；フルティフォーム®）の4種類がある（表3）。このうち，BUD/FMでは，急性増悪時に追加吸入することにより増悪頻度が減少することが報告されている（single inhaler maintenance and reliever therapy；SMART療法）。

　ICSは経口剤や注射剤に比べて全身性の副作用は極めて少ないが，ごくまれに，高用量で視床下部-下垂体-副腎系の抑制，骨粗鬆症，白内障・緑内障，皮膚の菲薄化などが報告されている。局所的な副作用は口腔内カンジダ症や嗄声，咽頭刺激，咳の誘発などであり，副作用の発現を抑えるために，吸入後には必ずコップ1杯の水で3回以上しっかりとうがいするように具体的に指導するとよい。

② 急性増悪期

急性増悪時の発作治療薬（レリーバー）として，短時間作用性β_2刺激薬（short-acting β_2 agonist；SABA），ステロイド（経口剤，注射剤），テオフィリン製剤がある。ステロイドの全身投与は，中等度以上の発作，重症喘息発作の既往や入院の既往を有するハイリスクグループに属する場合に適応となる。例えば気管支喘息の増悪時に，中〜高用量（プレドニゾロン0.5 mg/kg/日）の経口ステロイドを短期間投与すると，救急外来への受診回数や入院回数を減少させて日常生活の制限が軽減される。

注射用ステロイドとして，ヒドロコルチゾン（ソル・コーテフ®）200〜500 mgまたはメチルプレドニゾロン（ソル・メドロール®）40〜125 mgを静脈内投与し，以後，ヒドロコルチゾン100〜200 mgまたはメチルプレドニゾロン40〜80 mgを4〜6時間ごとに投与する。ステロイドの効果発現までの時間（約4時間）と安全性を考慮して，初回は30分〜1時間で点滴投与する[1]。ただし，ヒドロコルチゾンあるいはメチルプレドニゾロンなどのコハク酸エステル型ステロイドの投与により症状が増悪する場合は，そのステロイドによる発作誘発の可能性を疑って，デキサメタゾン（デカドロン®）あるいはベタメタゾン（リンデロン®）などのリン酸エステル型ステロイドに変更する。

● 慢性閉塞性肺疾患

① 安定期

長時間作用性抗コリン薬（long-acting muscarinic antagonist；LAMA）またはLABAが第一選択薬となるが，効果が不十分な場合にはICSもしくはICS/LABA配合剤の併用が推奨されている（図1）[2]。ICSの定期吸入は，自覚症状，呼吸機能，QOLを改善し，急性増悪の頻度を減らすものの，1秒量（FEV$_1$）の経年的低下は抑制されず，死亡率も有意な低下がないとされる。このようにICSの慢性閉塞性肺疾患（chronic obstructive pulmonary disease；COPD）に対する効果は限定的であるため，ICS単独の治療は推奨されておらず，LAMAまたはLABAとの併用が原則である。特に，喘息症状とCOPD症状をあわせもつ喘息COPDオーバーラップ症候群（asthma-COPD overlap syndrome；ACOS）では，非合併例よりも予後が不良で

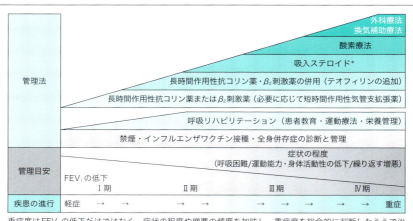

図1 安定期COPDの管理
〔日本呼吸器学会COPDガイドライン第4版作成委員会・編:COPD(慢性閉塞性疾患)診断と治療のためのガイドライン 第4版.メディカルレビュー社,p64,2013より〕

あるため,COPDの重症度にかかわらず,ICSを基本としてLAMAやLABAを併用する[1]。

 ICS/LABA配合剤のなかで,FP/SM(アドエア®250ディスカス®,アドエア®エアゾール)とBUD/FM(シムビコート®)の2剤がCOPDに対して保険適応がある[2]。ICS/LABA配合剤はCOPD患者にとって利便性が高く,コンプライアンスやアドヒアランスを高めて,それぞれ単剤で使用するよりも自覚症状,呼吸機能,運動耐容能を改善させる。また,COPDの急性増悪の頻度を減少させ,死亡率の低下も報告されている。COPDに対してLAMA,LABA,ICSの3剤を併用する(triple therapy)ことにより,呼吸機能やQOLがさらに改善し,増悪頻度が減少することが期待されている。一方,安定期のCOPDに対する経口ステロイドの投与は,喘息ほど効果が期待できず,また,その副作用のために推奨されていない。

② 急性増悪期

 急性増悪時の薬物療法の基本は,ABCアプローチ(antibiotics;抗菌薬,

bronchodilators；気管支拡張薬，corticosteroids；ステロイド）である。増悪時の第一選択薬はSABAであるが，中等症〜重症では，気管支拡張薬に加えて全身性ステロイドの投与が勧められている。短期間のステロイドの全身投与は，呼吸機能や低酸素血症を早期に改善させ，再発リスクを軽減させ，入院期間を短縮させることも期待できる。プレドニゾロン30〜40mg/日（10〜14日間）が推奨されており，長期間投与は副作用の点から可能な限り避けるように努める。

◆ 特発性間質性肺炎

特発性間質性肺炎（idiopathic interstitial pneumonias；IIPs）は，原因不明の間質性肺炎の総称である[3]。その病理組織パターンから，表4の7つに分類される。

一般にステロイドの投与に関しては，IPF慢性期では推奨されず，IPF急性増悪期やAIPでは投与されるも予後不良である。NSIPやCOPでは効果が期待され，RB-ILDやDIPでは禁煙無効例で投与されることがある[3]。2011年の米国胸部学会（ATS）/欧州呼吸器学会（ERS）/日本呼吸器学会（JRS）/ラテンアメリカ胸部学会（ALAT）によるガイドラインでは，IPFに対するステロイド単独療法およびステロイドと免疫抑制薬の併用治療は推奨しないと記載された[4]。2015年の同ガイドラインでは，炎症が主体であるIPF急性増悪期やNSIP，COP，DIP，RB-ILDでは抗炎症薬（ステロイドや免疫抑制薬）を，線維化が主体であるIPF慢性期では抗線維化薬（ピルフェニドン，ニンテダニブ）を用いることが推奨されている[5]。なお，IIPs

表4 特発性間質性肺炎の分類

①特発性肺線維症（idiopathic pulmonary fibrosis；IPF）
②非特異性間質性肺炎（nonspecific interstitial pneumonia；NSIP）
③特発性器質化肺炎（cryptogenic organizing pneumonia；COP）
④剥離性間質性肺炎（desquamative interstitial pneumonia；DIP）
⑤呼吸細気管支炎関連性間質性肺疾患（respiratory bronchiolitis-associated interstitial lung disease；RB-ILD）
⑥リンパ球性間質性肺炎（lymphocytic interstitial pneumonia；LIP）
⑦急性間質性肺炎（acute interstitial pneumonia；AIP）

のステロイド治療は長期間投与となり，実際には中止困難であるため，患者には効果に加えて副作用についても十分に説明し，副作用対策を並行して行うことが重要である。

① 特発性肺線維症（IPF）

　IPFはIIPsのなかで最も頻度が高く（55～60％），ステロイド抵抗性であるため治療導入に際しては十分な検討を要する。IPFで治療適応が乏しい場合として，①高齢者，②副作用（糖尿病，易感染性，骨粗鬆症など）のリスクが高い，③心疾患などの重篤な合併症の存在，④HRCT（高解像度CT）上で広範な蜂巣肺所見，⑤重篤かつ慢性の呼吸機能障害などが知られており，無治療も選択しうる。

　他方，IPFで薬物治療を検討すべき場合として，①数カ月の経過で自覚症状や画像所見の悪化を認める，②HRCTで明らかな蜂巣肺を認めない，③気管支肺胞洗浄液（BALF）中リンパ球増加を認める，④生検所見にてNSIPやCOPなど他のIIPsの病理所見と診断が紛らわしい——があげられている。

　ステロイド単独療法はIPFに対して有効性が乏しいことが明らかになっており，早期から免疫抑制薬の併用が勧められている[3)]。ステロイドと免疫抑制薬の併用療法は少なくとも6カ月間継続して効果判定を行うが，悪化あるいは副作用が認められなければ治療継続を原則とする。例えばステロイド漸減法では，プレドニゾロン0.5mg/kg/日を4週間投与，次いで急性増悪に注意しながら2～4週ごとに5mg減量し，5～10mg/日で維持する。免疫抑制薬として，①アザチオプリン（イムラン®，2～3mg/kg/日），②シクロホスファミド（エンドキサン®，1～2mg/kg/日），または③シクロスポリン（ネオーラル®，3mg/kg/日，トラフ値100～150ng/mL）のいずれかを併用する。ただし，これらの免疫抑制薬はIIPsでは保険適用外である。

　IPF急性増悪期およびAIPでは，明らかに有効といえる薬物治療は確立されていないが，救命のためステロイド大量療法（パルス療法；メチルプレドニゾロン1,000mg/日を3日間点滴静注し，症状の安定化が得られるまで1週間隔で1～4回）を行い，その後，プレドニゾロン1mg/kg/日投与を開始し，症状の改善をみるまで継続することが多い。このとき免疫抑制薬（シクロスポリン2～3mg/kg/日，アザチオプリン2～3mg/kg/日，シクロ

ホスファミド1～2mg/kg/日）を併用してもよい。反応性に乏しい場合には，シクロホスファミドパルス療法（500mg/日，1～2週ごとに静注）を試みることもある。

② その他の間質性肺炎（NSIP，COP，DIP，RB-ILD，LIP）

IPFやAIPに比べてステロイド療法に反応することが多く，診断当初から必要に応じて，ステロイドや免疫抑制薬を用いた薬物治療を行う。プレドニゾロン0.5～1.0mg/kg/日を初期投与量とし，治療反応を確認しながら2～4週ごとに漸減する。

急性呼吸促迫症候群

現在のところ，急性呼吸促迫症候群（acute respiratory distress syndrome；ARDS）の生存率を改善する薬物療法はステロイドを含めて確立されていない[6]。そのためARDSの治療方針は，急性呼吸不全に対し酸素療法や呼吸管理を適切に行い，原因疾患や合併症の治療を行い，肺病変の改善を待つことである。ステロイドの大量投与（パルス療法）の有効性は否定されたが，発症2週間以内に少量のステロイドを一定期間投与して漸減する方法（メチルプレドニゾロン1mg/kg/日を2週間点滴静注，以後減量）は，lung injury scoreの減少，人工換気日数の減少，ICU在室期間の減少，ICU死亡率の減少など一定の有用性を示しており，投与を考慮してもよい。なお，発症後1週間以上経過した後期ARDSに対してのステロイドの投与開始は，死亡率増加が報告されており，推奨されていない。

重症肺炎

病原微生物に対する抗菌薬投与が肺炎治療の基本であるが，肺炎による炎症反応を抑制することが生体に有利に働くこともある。このような病態として，敗血症合併肺炎，重症の肺炎，ニューモシスチス肺炎などがあげられ，ステロイドを併用することがある。肺炎治療におけるステロイドの役割として，①解熱および全身状態の改善，②ガス交換機能の改善，③線維化抑制，④抗ショック作用，⑤過剰なサイトカイン反応の抑制，⑥副腎不全の改善な

どが考えられている．ただし，ステロイドの種類，使用量，使用期間などに関して確立された見解はない．

細菌性肺炎にステロイドを使用する前提条件として，①推定原因菌に有効な抗菌薬が使用されていること，②肺炎発症4日以内に使用開始のこと，③PaO_2 60Torr以下の場合，④7日間以内の使用に限ること――がある．すなわち，ステロイドの使用は重症例に限って，短期間の投与にとどめるべきであり，安易な使用は慎むべきである[7]．なお，後天性免疫不全症候群（AIDS）に伴うニューモシスチス肺炎でのステロイド投与は，呼吸不全の改善や死亡率の低下などの有効性が立証されており，プレドニゾロン1mg/kg/日（day1〜5），0.5mg/kg/日（day6〜10），0.25mg/kg/日（day11〜21）の投与が推奨されている．非AIDS症例の場合，有効性は証明されていないが，AIDS症例と同様に投与されることが多い．

引用文献

1) 日本アレルギー学会喘息ガイドライン専門部会・監：喘息予防・管理ガイドライン2015．協和企画，2015
2) 日本呼吸器学会COPDガイドライン第4版作成委員会・編：COPD（慢性閉塞性疾患）診断と治療のためのガイドライン 第4版．メディカルレビュー社，2013
3) 日本呼吸器学会びまん性肺疾患診断・治療ガイドライン作成委員会・編：特発性間質性肺炎；診断と治療の手引き 改訂第2版．南江堂，2011
4) Raghu G, et al：An official ATS/ERS/JRS/ALAT statement：idiopathic pulmonary fibrosis：evidence-based guidelines for diagnosis and management. Am J Respir Crit Care Med, 183：788-824, 2011
5) Raghu G, et al：An Official ATS/ERS/JRS/ALAT Clinical Practice Guideline：Treatment of Idiopathic Pulmonary Fibrosis. An Update of the 2011 Clinical Practice Guideline. Am J Respir Crit Care Med, 192：e3-e19, 2015
6) 日本呼吸器学会ARDSガイドライン作成委員会・編：ALI/ARDS診療のためのガイドライン 第2版．学研メディカル秀潤社，2010
7) 日本呼吸器学会 呼吸器感染症に関するガイドライン作成委員会・編：成人市中肺炎診療ガイドライン．日本呼吸器学会，2007

（鈴木幸男）

第3章 疾患・病態別にみたステロイドの選び方・使い方

3 消化器疾患

🔑 Key Points

- 消化器系は感染症も多い領域であるため，ステロイド治療開始前の感染症のスクリーニングは重要である。
- 炎症性腸疾患ではステロイドは寛解導入薬として使用され，その有効性も示されているが，維持効果がないことも同時に示されている。
- 炎症性腸疾患ではステロイドの長期使用が感染症などの合併症を誘発し，難治化の原因となることが多く，長期使用は行ってはいけない。
- 自己免疫性肝炎，自己免疫性膵炎では寛解導入後，低用量のステロイド治療が長期化する場合が多い。

● はじめに

　消化器疾患においてもステロイド療法の適応となる疾患が多数ある。本項ではそのなかでも代表的な疾患である，炎症性腸疾患（inflammatory bowel disease；IBD）〔潰瘍性大腸炎（ulcerative colitis；UC），クローン病（Crohn's disease；CD）〕，自己免疫性肝炎（autoimmune hepatitis；AIH），自己免疫性膵炎（autoimmune pancreatitis；AIP）について記載する。

　どの疾患で使用する際にも共通することだが，ステロイドには免疫抑制作用があり，中等量以上の使用では易感染性が予測される。このため使用前に，ニューモシスチス肺炎の原因となる真菌症，結核，B型肝炎，単純ヘルペス角膜炎などの感染症スクリーニングが必要である。特に炎症性腸疾患では若年者も多いため，水痘，麻疹などの感染症や生ワクチン接種歴，潰瘍性大腸炎に合併することの多い膿瘍の有無，CDの増悪に関与が示唆されるサイトメガロウイルスやクロストリジウム・ディフィシルなどの感染症も確認

が必要である。

炎症性腸疾患（IBD）

　IBDとは，若年発症で再燃と寛解を繰り返す原因不明の消化管における慢性炎症を来す疾患である。わが国の患者数はUC約18万人，CD約4万人（2014年度）であり，年々増加している。いまだ原因が不明であり根本治療がないため，発症後は基本的にずっと治療を継続する。活動期と寛解期に分けられ，活動期には炎症・症状のない寛解状態へ戻すための寛解導入療法を行う。寛解期には寛解を維持するための寛解維持療法を行う。
　ステロイドはその抗炎症作用により効果発現が比較的早いため，IBDの寛解導入薬の一つとされている[1),2)]。「難治性炎症性腸管障害に関する調査研究」（鈴木班）ではUC，CDの診断基準と治療指針（図1，図2）が毎年改訂されており，そのなかでステロイドの使用法も示されている[3)]。IBD領域では主に以下の薬剤が使用されている。
・プレドニゾロン（PSL）：プレドニン®，水溶性プレドニン®，プレドネマ®注腸
・ベタメタゾン：リンデロン®坐剤，ステロネマ®注腸
・ブデソニド：ゼンタコート®，ブデソニド注腸フォーム製剤（近日承認予定）

ステロイド製剤の種類・剤形による違い

① 静注製剤

　重症UC患者におけるPSL 40mgの経口単回投与後の血漿濃度のピークが健常人と比して明らかに低いとの報告があり，重症例においては吸収に問題があることが示唆されているため[4)]，通常は静脈投与を行う。

② 経口製剤

　通常，内因性ステロイド分泌に合わせ日中にピークがくるように朝，昼の2回で内服する場合が多い（使用法は各論参照）。2016年11月にCDに対して保険収載されたブデソニド腸溶性徐放剤（ゼンタコート®カプセル）は腸溶性と徐放性の2重カプセルであり，回腸末端から上行結腸付近に選択的に薬剤が放出され，腸粘膜・粘膜下層へ取り込まれ同部位に貯留して効果を

寛解導入療法		軽症	中等症	重症	劇症
左側大腸炎型・全大腸炎型		経口剤：5-ASA製剤 注腸剤：5-ASA注腸，ステロイド注腸 ※中等症で炎症反応が強い場合や上記で改善ない場合はプレドニゾロン経口投与 ※さらに改善なければ重症またステロイド抵抗例への治療を行う ※直腸部に炎症を有する場合はペンタサ®坐剤が有用		・プレドニゾロン点滴静注 ※状態に応じ以下の薬剤を併用 　経口剤：5-ASA製剤 　注腸剤：5-ASA注腸，ステロイド注腸 ※改善なければ劇症またはステロイド抵抗例の治療を行う ※状態により手術適応の検討	・緊急手術の適応を検討 ※外科医と連携のもと，状況が許せば以下の治療を試みてもよい． ・ステロイド大量静注療法 ・タクロリムス経口 ・シクロスポリン持続静注療法*1 ※上記で改善なければ手術
直腸炎		経口剤：5-ASA製剤 坐　剤：5-ASA坐剤，ステロイド坐剤 注腸剤：5-ASA注腸，ステロイド注腸		※安易なステロイド全身投与は避ける	
難治例		ステロイド依存例		ステロイド抵抗例	
		免疫調節薬：アザチオプリン，6-MP*1 ※上記で改善しない場合は，血球成分除去療法，タクロリムス経口，インフリキシマブ点滴静注，アダリムマブ皮下注射を考慮してもよい		中等症：血球成分除去療法，タクロリムス経口，インフリキシマブ点滴静注，アダリムマブ皮下注射 重　症：血球成分除去療法，タクロリムス経口，インフリキシマブ点滴静注，アダリムマブ皮下注射，シクロスポリン持続静注療法*1 ※アザチオプリン，6-MP*1の併用を考慮する ※改善がなければ手術を考慮	
寛解維持療法					
		非難治例		難治例	
		5-ASA製剤（経口剤，注腸剤，坐剤）		5-ASA製剤（経口剤，注腸剤，坐剤） 免疫調節薬（アザチオプリン，6-MP*1），インフリキシマブ点滴静注*2，アダリムマブ皮下注射*2	

*1：現在保険適用には含まれていない．*2：インフリキシマブ，アダリムマブで寛解導入した場合
5-ASA経口剤（ペンタサ®顆粒/錠，アサコール®錠，サラゾピリン®錠，リアルダ®錠），
5-ASA注腸剤（ペンタサ®注腸），5-ASA坐剤（ペンタサ®坐剤，サラゾピリン®坐剤），ステロイド注腸剤（プレドネマ®注腸，ステロネマ®注腸），ステロイド坐剤（リンデロン®坐剤）
※治療原則：内科治療への反応性や薬物による副作用あるいは合併症などに注意し，必要に応じて専門家の意見を聞き，外科治療のタイミングなどを誤らないようにする．薬用量や治療の使い分け，小児や外科治療など詳細は治療指針本文を参照のこと．

図1　平成28年度潰瘍性大腸炎治療指針（内科）

［厚生労働科学研究費補助金難治性疾患等政策研究事業「難治性炎症性腸管障害に関する調査研究」（鈴木班）：潰瘍性大腸炎・クローン病治療指針（平成28年度改訂），p84, 2017より］

発揮する．ブデソニドは局所で抗炎症作用を示す一方で肝初回通過効果が大きく，体循環系に入る前に多くは肝臓でグルココルチコイド活性の低い代謝物に代謝されることから，全身への曝露は約10〜20％と全身副作用が軽減されている[5]．

活動期の治療（病状や受容性により，栄養療法，薬物療法あるいは両者の組み合わせを行う）		
軽症～中等症	中等症～重症	重症（病勢が重篤，高度な合併症を有する場合）
薬物療法 ・ブデソニド ・5-ASA製剤〔ペンタサ®顆粒/錠，サラゾピリン®錠（大腸病変）〕 **栄養療法（経腸栄養療法）** 受容性があれば栄養療法 経腸栄養剤としては， ・成分栄養剤（エレンタール®） ・消化態栄養剤（ツインラインなど） を第一選択として用いる． ※受容性が低い場合は半消化態栄養剤を用いてもよい ※効果不十分の場合は中等症～重症に準じる	**薬物療法** ・経口ステロイド（プレドニゾロン） ・抗菌薬（メトロニダゾール*，シプロフロキサシン*など） ※ステロイド減量・離脱が困難な場合：アザチオプリン，6-MP* ※ステロイド・栄養法が無効/不耐の場合：インフリキシマブ，アダリムマブ **栄養療法（経腸栄養療法）** ・成分栄養剤（エレンタール®） ・消化態栄養剤（ツインラインなど） を第一選択として用いる． ※受容性が低い場合は半消化態栄養剤を用いてもよい **血球成分除去療法の併用** ・顆粒球吸着療法（アダカラム®） ※通常治療で効果不十分，不耐で大腸病変に起因する症状が残る症例に適応	外科治療の適応を検討したうえで以下の内科治療を行う **薬物療法** ・ステロイド経口または静注 ・インフリキシマブ，アダリムマブ（通常治療抵抗例） **栄養療法** ・経腸栄養療法 ・絶食のうえ，完全静脈栄養療法（合併症や重症度が特に高い場合） ※合併症が改善すれば経腸栄養療法へ ※通過障害や膿瘍がない場合はインフリキシマブ，アダリムマブを併用してもよい

寛解維持療法	肛門病変の治療	狭窄/瘻孔の治療	術後の再発予防
薬物療法 ・5-ASA製剤〔ペンタサ®錠，サラゾピリン®錠（大腸病変）〕 ・アザチオプリン ・6-MP* ・インフリキシマブ，アダリムマブ（インフリキシマブ，アダリムマブにより寛解導入例では選択可） **在宅経腸栄養療法** ・エレンタール®，ツインライン®などを第一選択として用いる． ※受容性が低い場合は半消化態栄養剤を用いてもよい． ※短腸症候群など，栄養管理困難例では在宅中心静脈栄養法を考慮する	まず外科治療の適応を検討する ドレナージやシートン法など **内科的治療を行う場合** ・痔瘻，肛門周囲膿瘍：メトロニダゾール*，抗菌剤・抗生物質，インフリキシマブ，アダリムマブ ・裂肛，肛門潰瘍：腸管病変に準じた内科的治療 ・肛門狭窄：経肛門的拡張術	【狭窄】 ・まず外科治療の適応を検討する ・内科的治療により炎症を沈静化し，潰瘍が消失・縮小した時点で，内視鏡的バルーン拡張術 【瘻孔】 ・まず外科治療の適応を検討する ・内科的治療（外瘻）：インフリキシマブ，アダリムマブ，アザチオプリン	寛解維持療法に準ずる **薬物療法** ・5-ASA製剤〔ペンタサ®顆粒/錠，サラゾピリン®錠（大腸病変）〕 ・アザチオプリン ・6-MP* **栄養療法** ・経腸栄養療法 ※薬物療法との併用も可

＊：現在保険適用には含まれていない
※治療原則：内科治療への反応性や薬物による副作用あるいは合併症などに注意し，必要に応じて専門家の意見を聞き，外科治療のタイミングなどを誤らないようにする．薬用量や治療の使い分け，小児や外科治療など詳細は治療指針本文を参照のこと．

図2 平成28年度クローン病治療指針（内科）
〔厚生労働科学研究費補助金難治性疾患等政策研究事業「難治性炎症性腸管障害に関する調査研究」（鈴木班）：潰瘍性大腸炎・クローン病治療指針（平成28年度改訂），p95, 2017より〕

③ 注腸製剤

UC左側大腸の炎症に対して使用する。経口投与と比較し吸収率の問題から全身副作用が少ないが、一部ステロイドが吸収されており（PSL換算でプレドネマ®注腸20mgは約7.5mg，ステロネマ®注腸3mgは約20mg），継続使用で全身性の副作用発現の可能性も考慮する必要がある。

④ フォーム（泡状）製剤

ブデソニドのフォーム製剤が近日UCに承認予定である。プラセボと比較し有意に寛解導入率が高く[6]，5-アミノサリチル酸（5-aminoslicylate；5-ASA）注腸剤やブデソニド注腸剤に対し非劣勢が確認されている[7]。また注腸と比べサイズが小さく、液体成分が少ないことで腹部の不快な症状が少なく、立位などの姿勢でも使用が可能との利点がある[7]。

潰瘍性大腸炎（UC）[3]

UCの治療指針は、診断時や再燃時の治療を開始する際の臨床重症度と病変範囲によって示されている。ステロイド治療は、5-ASA製剤が効果不十分もしくは不耐（副作用で使用できないこと）の際に2nd lineの寛解導入薬として使用する。中等症以上で炎症が強い場合は最初から使用してもよいとされている。

直腸炎型の場合は通常、局所製剤（坐剤、注腸、今後フォーム剤も）を使用する。

左側大腸炎型、全大腸炎型では、炎症が遠位（S状結腸、直腸）に限局している場合は注腸製剤が選択されることが多いが、効果が認められない場合は中等量のPSL（30～40mg/日）を経口で使用する。効果判定は1～2週で行い、効果が不十分な場合は重症、劇症例に準じてPSL 1～1.5mg/kgの点滴静注へ変更する。有効である場合は、20mg/日までは7～14日ごとに10mgずつ漸減、その後は1～2週ごとに5mgずつ漸減し中止する。

重症、劇症例では入院のうえ、常に手術治療の適応に注意し、必要に応じて外科医師と連携し上記投与法にて治療を行う。効果判定は全身状態に応じて3日～1週間で行い、有効な場合は10日～2週ごとにPSLを漸減中止していく。PSLには寛解維持効果がないことが明らかであるため、寛解導入が

得られたら速やかに漸減中止し，維持療法は基本的に5-ASA製剤を使用する。

　ステロイド漸減中の再燃もしくは中止早期に再燃する場合をステロイド依存，PSL 1～1.5mg/kgの点滴静注を1～2週間行っても無効もしくは効果不十分な場合をステロイド抵抗として，難治例と定義している。ステロイド依存の場合は，ステロイド漸減時に維持薬として5-ASA製剤に加え，免疫調節薬（immunomodulator；IM）チオプリン製剤を追加する。ステロイド抵抗の場合は，全身状態に余裕があればsalvage療法として，抗TNF-α抗体製剤，カルシニューリン阻害薬，血球成分除去療法を検討する。全身状態に余裕がない場合は速やかに手術療法を行う。

◆ クローン病（CD）[3]

　CDは炎症を繰り返すことで腸管の変形や機能低下を起こし，手術療法を繰り返したり，経口からの栄養吸収が困難となり生活の質が落ちてしまう疾患である。活動性のタイプによっては，段階的に治療を強化する方法では腸管の変形や機能低下を予防できないため，治療開始時の重症度とともに腸管ダメージのリスク評価を行い，その結果によって治療方針を決定する。このため，top-down療法（初期より抗TNF-α抗体製剤＋IMを併用），step-up療法（5-ASA製剤や栄養療法から徐々に治療を強化），accelerated step-up療法（治療開始後に随時効果判定を行い効果不十分例では早めに治療を強化する）の3つの療法がある（図3）。リスク因子としては広範な小腸病変，内視鏡的に重症な潰瘍，診断時の肛門病変，狭窄型もしくは穿孔型，若年発症，複数回の手術，喫煙などが知られている。リスク評価のためにも診断時に病変範囲（小腸型，小腸大腸型，大腸型）を正確に把握する必要があり，随時治療効果判定のための検査を行う必要がある。

　ステロイド治療の適応は，膿瘍や瘻孔のない中等症の症例で通常30～40mg/日の経口投与を行い，症状改善後は漸減中止する。離脱困難例ではIMの併用もしくはリスクによっては抗TNF-α抗体製剤の使用を検討する。また，軽症から中等症の回盲部付近を中心とした活動期のCDではブデソニド3mg 1回3cp 1日1回 朝食後も使用される。8週をめどに効果判定を行い，中止時は他のステロイドと同様徐々に減量する。

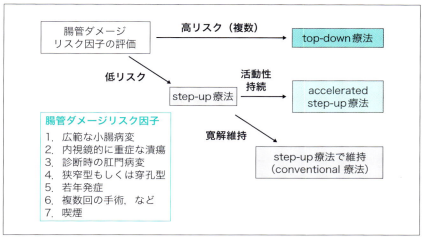

図3 CDの治療ストラテジー

自己免疫性肝炎（AIH）[8]

　AIHは，中年以降の女性に好発し，通常は慢性，進行性に肝障害を来す。原因は不明であるが，自己免疫機序による肝細胞障害が想定されている。最近では急性肝炎様に発症することもまれではなく，それらには急性肝炎期とは急性増悪期であることが提唱されている。「難治性の肝・胆道疾患に関する調査研究」班による「自己免疫性肝炎（AIH）診療ガイドライン（2013年）」[8]では，重症度により治療方針が示されている。

　診断が確定した場合，原則としてPSLによる治療を行う。血清トランスアミナーゼが異常値（ALT＞30　IU/L）を示す症例では薬物療法が必要となる。開始量はPSL換算で0.6 mg/kg/日以上が必要とされており，中等症以上では0.8 mg/kg/日以上とすることが必要である。効果判定は血清トランスアミナーゼとIgG値を指標とし，可能であれば肝組織における炎症所見の消失を確認することが望ましい。

　血清トランスアミナーゼ改善後の再燃を避けるために，PSLの投与量の漸減法が重要である。初期投与量を2週間続けて血清トランスアミナーゼの改善が確認できたら，1～2週ごとにPSL換算で5 mgを漸減する。改善が不

十分である場合は2〜4週ごとにゆっくり減量する。0.4mg/kg/日以下では2〜4週ごとに2.5mgずつ維持量まで漸減する。血清トランスアミナーゼ正常化までは0.2mg/kg/日以上の投与を続ける。維持療法としては5mg/日を投与されている症例が多く，ほとんどは10mg/日以下である。原則として治療中止は困難であるが，維持療法により血清トランスアミナーゼとIgG値の持続正常化が24カ月以上維持されている症例ではステロイド治療の中止を検討することができる。ステロイド漸減時にウルソデオキシコール酸600mg/日を併用することにより再燃予防やステロイド維持投与量を少なくする効果が報告されている。

　肝硬変症例においても，非肝硬変例と同等の長期予後が期待できるため，ステロイド治療が推奨されている。急性発症例においても有効であるが，急性肝不全を呈する患者では内科救命率は50％であるため，治療初期より肝移植を視野に入れ治療を進めることが重要である。①副腎皮質ステロイド治療で効果が不十分な患者，②再燃した患者，③副腎皮質ステロイド治療に関連した副作用が懸念される患者では，アザチオプリンの投与を検討する。アザチオプリンは併用での導入および維持効果が認められており，単剤での維持効果も報告されている。肝硬変症例では血球減少の副作用頻度が多いため慎重投与が必要である。

自己免疫性膵炎（AIP）[9]

　AIPは，しばしば閉塞性黄疸で発症し，時に膵腫瘤を形成する特有の膵炎で，リンパ球と形質細胞の高度な浸潤と線維化を組織学的特徴とし，ステロイドに劇的に反応することを治療上の特徴とする。2亜型に分類されるが，わが国では主として1型であり，単なる「自己免疫性膵炎」とは1型を意味する。血清IgG4値の上昇とIgG4陽性形質細胞の著しい浸潤を伴う膵外病変が特徴であり，いまではIgG4関連疾患（IgG4-related disease；IgG4-RD）の膵病変と考えられている。一部のAIPでは自然軽快する例が報告されている。

　限局性腫大や腫瘤形成の場合は，内視鏡的逆行性膵管造影（endoscopic retrograde pancreatography；ERP）による膵液細胞診や擦過細胞診，あるいは超音波内視鏡下穿刺吸引法（endoscopic ultrasound-guided fine needle aspiration；EUS-FNA）により悪性疾患除外後にステロイド治療を検討する。胆管狭窄による閉塞性黄疸例，腹痛，背部痛を有する例，膵外病変合併例などがステロイド治療の適応となる。黄疸例では胆道ドレナージを考慮し，糖尿病合併例ではまず血糖のコントロールを行う。

　導入量としては経口PSLを0.6mg/kg/日から開始し，2～4週の継続投与後漸減する。1～2週ごとに血液生化学検査，血清γグロブリン・IgG・IgG4値，画像所見（US，CT，MRCP，ERCPなど），臨床症状などを参考にしつつ5mgずつ減量し，2～3カ月を目安に維持量まで漸減する。5～10mg/日を維持量とする例が多い。通常，ステロイド投与後1～2週で画像上の改善が得られるため，治療経過から膵や胆道の悪性腫瘍が否定されない場合はステロイドを早期に減量，中止し，悪性腫瘍の再評価を行う。

　AIPは基本的に予後良好な疾患であることに加え，高齢者が多く，ステロイド長期投与の副作用を考慮した場合，一定の維持療法後にはステロイドの中止が望まれる。画像診断および血液検査で完全な改善が得られた症例では，ステロイド治療の期間として3年が一つの目安とされている。

● ステロイドの副作用対策

　冒頭でも述べたように，最も注意すべき副作用は感染症である。中高年以上で中等症以上のステロイド投与が4週以上となる場合は，抗真菌薬であるST合剤（バクタ®配合錠 1回1錠 1日1回 朝食後）の予防内服も検討する。B型肝炎ウイルスキャリアおよび既往感染者は『免疫抑制・化学療法により発症するB型肝炎対策ガイドライン』[10]に従い抗ウイルス薬の併用治療を検討する。また，特にIBD患者では骨粗鬆症や骨量減少の割合が高いとされており，18歳以上の成人では『骨粗鬆症の予防と治療のガイドライン2015年版』[11]のステロイド性骨粗鬆症の管理と治療のアルゴリズムに従って，ビスホスホネート製剤を併用する[12]。ただし，ビスホスホネート製剤はヒトでの妊娠中，授乳中の安全性は確認されておらず，中止後も一部骨に蓄積され長期に放出されるとの報告や内服中の抜歯で顎骨壊死が誘発されるとの報告もあり，近い時期に妊娠，授乳の可能性がある女性や抜歯予定の患者では使用できない。

おわりに

　AIHやAIPは一定期間ステロイドによる維持治療が必要となるが，IBD領域においては，長期にステロイドを使用することはありえない．長期に使用することで合併症が起き，創傷治癒遅延が誘発され，より難治で不幸な転帰をとることになることを十分認識し，適切な使用法（寛解導入期のみ）を心がけるべきである．

引用文献

1) Faubion WA Jr, et al : The natural history of corticosteroid therapy for inflammatory bowel disease: a population-based study. Gastroenterology, 121 : 255-260, 2001
2) Ford AC, et al : Glucocorticosteroid therapy in inflammatory bowel disease: systematic review and meta-analysis. Am J Gastroenterol, 106 : 590-599, 2011
3) 厚生労働科学研究費補助金難治性疾患等政策研究事業「難治性炎症性腸管障害に関する調査研究」（鈴木班）：平成28年度分担研究報告書別冊　潰瘍性大腸炎・クローン病診断基準・治療指針（平成28年度改訂版）．2017
4) Elliot PR, et al : Prednisolone absorption in acute colitis. Gut, 21 : 49-51, 1980
5) Edsbacker S, et al : A pharmacoscintigraphic evaluation of oral budesonide given as controlled-release (Entocort) capsules. Aliment Pharmacol Ther, 17 : 525-536, 2003
6) Naganuma M, et al : Twice-daily Budesonide 2-mg Foam Induces Complete Mucosal Healing in Patients with Distal Ulcerative Colitis. J Crohns Colitis, 10 : 828-836, 2016
7) Gross V, et al : Budesonide foam versus budesonide enema in active ulcerative proctitis and proctosigmoiditis. Aliment Pharmacol Ther, 23 : 303-312, 2006
8) 厚生労働省難治性疾患克服研究事業「難治性の肝・胆道疾患に関する調査研究」班：自己免疫性肝炎（AIH）診療ガイドライン（2013年）．2014
9) 厚生労働省難治性膵疾患調査研究班，日本膵臓学会：自己免疫性膵炎診療ガイドライン2013．膵臓，28：717-783, 2013
10) 日本肝臓学会肝炎診療ガイドライン作成委員会・編：免疫抑制・化学療法により発症するB型肝炎対策ガイドライン．B型肝炎治療ガイドライン（第3版），pp127-128, 2017
11) 骨粗鬆症の予防と治療ガイドライン作成委員会・編：ステロイド性骨粗鬆症．骨粗鬆症の予防と治療のガイドライン2015年版，ライフサイエンス出版，pp138-139, 2015
12) Suzuki Y, et al : Guidelines on the management and treatment of glucocorticoid induced osteoporosis of the Japanese Society for Bone and Mineral Research: 2014 update. J Bone Miner Metab, 32 : 337-350, 2014

〈齊藤詠子，渡辺　守〉

第3章 疾患・病態別にみたステロイドの選び方・使い方

腎疾患

🔑 Key Points

- 腎疾患におけるステロイド療法では，患者の臨床所見と腎生検診断，腎予後予測に基づいて投与方法，投与量の選択を行う．
- ネフローゼ症候群や高齢者など，すでに免疫能が低下しさまざまな合併症が起こりやすい症例が対象であることを念頭に置く．
- ステロイドにより悪化しうる高血圧や脂質異常に対する治療，血栓症の予防なども，腎疾患に対する補助療法として重要である．

● はじめに

　腎疾患においては，グルココルチコイドの抗炎症作用および免疫抑制作用を期待して，さまざまな疾患に対してステロイド投与を行う．ステロイド投与の必要性と投与量の決定には，臨床症候，腎生検所見，腎予後などが考慮される．

　本項においては，成人腎疾患に対するステロイド投与について，2017年現在示されているガイドラインをもとに概説する．小児腎疾患については各ガイドラインを参照いただきたい．

● 腎疾患におけるステロイド投与量と投与の考え方

① ネフローゼ症候群

　ネフローゼ症候群は大量の尿タンパクとそれによる低タンパク血症を特徴とする症候群であり，ステロイド投与は主に一次性ネフローゼ症候群において尿タンパクの減少を目標に考慮される．平成22年度厚生労働省進行性腎

障害に関する調査研究班による「成人ネフローゼ症候群の診断基準」,「治療効果判定基準」,「ステロイド治療に対する反応性による分類」を表1～3に示す[1]｡

ネフローゼ症候群で全身浮腫が強い場合は，腸管浮腫による薬剤吸収低下の可能性を考慮してプレドニゾロン（PSL）経口投与から水溶性PSL経静脈投与への変更（ただし経口投与量の1.5～2倍へ増量）を検討する｡浮腫増強が懸念される場合は，ミネラルコルチコイド作用の少ないメチルプレドニゾロン（メドロール®）への変更も考慮される｡

表1　成人ネフローゼ症候群の診断基準

1. タンパク尿：3.5g/日以上が持続する｡
（随時尿において尿タンパク/尿クレアチニン比が3.5g/gCr以上の場合もこれに準ずる）｡
2. 低アルブミン血症：血清アルブミン値3.0g/dL以下｡血清総タンパク量6.0g/dL以下も参考になる｡
3. 浮腫
4. 脂質異常症（高LDLコレステロール血症）

- 上記の尿タンパク量，低アルブミン血症（低タンパク血症）の両所見を認めることが本症候群の診断の必須条件である｡
- 浮腫は本症候群の必須条件ではないが，重要な所見である｡
- 脂質異常症は本症候群の必須条件ではない｡
- 卵円形脂肪体は本症候群の診断の参考となる｡

〔丸山彰一・監：エビデンスに基づくネフローゼ症候群診療ガイドライン2017．東京医学社，p1，2017より〕

表2　成人ネフローゼ症候群の治療効果判定基準

治療効果の判定は治療開始後1カ月，6カ月の尿タンパク量定量で行う｡
・完全寛解：尿タンパク＜0.3g/日
・不完全寛解Ⅰ型：0.3g/日≦尿タンパク＜1.0g/日
・不完全寛解Ⅱ型：1.0g/日≦尿タンパク＜3.5g/日
・無効：尿タンパク≧3.5g/日

- ネフローゼ症候群の診断・治療効果判定は24時間蓄尿により判断すべきであるが，蓄尿ができない場合には，随時尿の尿タンパク/尿クレアチニン比（g/gCr）を使用してもよい｡
- 6カ月の時点で完全寛解，不完全寛解Ⅰ型の判定には，原則として臨床症状および血清タンパクの改善を含める｡
- 再発は完全寛解から，尿タンパク1g/日（1g/gCr）以上，または（2＋）以上の尿タンパクが2～3回持続する場合とする｡
- 欧米においては，部分寛解（partial remission）として尿タンパクの50％以上の減少と定義することもあるが，日本の判定基準には含めない｡

〔丸山彰一・監：エビデンスに基づくネフローゼ症候群診療ガイドライン2017．東京医学社，p2，2017より〕

表3　成人ネフローゼ症候群の治療反応による分類

- ステロイド抵抗性ネフローゼ症候群：十分量のステロイドのみで治療して1カ月後の判定で完全寛解または不完全寛解Ⅰ型に至らない場合とする。
- 難治性ネフローゼ症候群：ステロイドと免疫抑制薬を含む種々の治療を6カ月行っても，完全寛解または不完全寛解Ⅰ型に至らない場合とする。
- ステロイド依存性ネフローゼ症候群：ステロイドを減量または中止後再発を2回以上繰り返すため，ステロイドを中止できない場合とする。
- 頻回再発型ネフローゼ症候群：6カ月間に2回以上再発する場合とする。
- 長期治療依存型ネフローゼ症候群：2年間以上継続してステロイド，免疫抑制薬などで治療されている場合とする。

〔丸山彰一・監：エビデンスに基づくネフローゼ症候群診療ガイドライン2017．東京医学社，p2，2017より〕

　また補助療法として，高血圧に対するACE阻害薬やARBの投与，水・Na貯留に対する利尿薬の投与，脂質異常症に対するHMG-CoA還元酵素阻害薬やエゼミチブの投与，血栓予防としての抗凝固薬の投与も重要である。

(1) 微小変化型ネフローゼ症候群

　微小変化型ネフローゼ症候群（minimal change nephrotic syndrome；MCNS）は大量タンパク尿と高度の浮腫で急性発症し，腎生検の光学顕微鏡所見上は正常で，蛍光抗体法で免疫グロブリン・補体の沈着を認めないことにより診断される。わが国の成人一次性ネフローゼ症候群の約40％を占める。ステロイドに対する反応は良好で90％以上は寛解に至るが，ステロイド減量に伴う再発が30～70％程度に認められる。

　初期治療は，PSL 0.8～1mg/kg/日（最大60mg）を2～4週間投与する。尿タンパク陰性化（完全寛解）して1～2週間持続の後，2～4週ごとに5～10mg/日ずつ漸減する。PSL 5～10mgに達したら再発を来さない最少量で1～2年維持し，漸減・中止する。尿タンパクの再発時には，PSL 20～30mg/日もしくは初期量へ戻し，再度完全寛解した後に漸減・中止を目指す。頻回再発型，ステロイド依存性，ステロイド抵抗性に対しては免疫抑制薬を併用して，ステロイド大量投与が長期化しないように留意する（図1）。

(2) 巣状分節性糸球体硬化症

　巣状分節性糸球体硬化症（focal segmental glomerulosclerosis；FSGS）は，MCNSと同様に大量タンパク尿と高度浮腫で発症するが，MCNSと異なりステロイド抵抗性を示す場合が多い。病初期の腎生検では，大部分の糸球体が正常でごく一部の糸球体（巣状）に分節性硬化を認めるのみのため，

第3章 疾患・病態別にみたステロイドの選び方・使い方

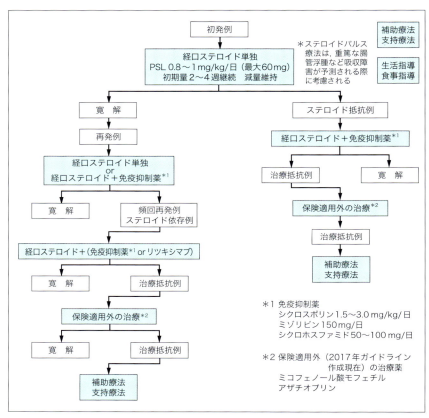

図1 微小変化型ネフローゼ症候群の治療
〔丸山彰一・監:エビデンスに基づくネフローゼ症候群診療ガイドライン2017. 東京医学社, p99, 2017 より改変〕

腎生検上もMCNSとの鑑別が困難である場合が多い。また,一次性FSGSの他に,同様の組織像を呈する二次性FSGS(肥満関連腎症,逆流性腎症,HIV関連腎症など)が存在することにも注意を要する。

一次性FSGSの初期治療としては,PSL 1 mg/kg/日(最大60 mg/日)を2～4週間投与するが,タンパク尿の重症例,全身浮腫が著明な例ではステロイドパルス療法も考慮される。寛解導入後はMCNSに準じて減量する。ステロイド抵抗性または頻回再発を示す症例では,シクロスポリン1.5～3.0 mg/kg/日を併用する(図2)。また,高LDLコレステロール血症を伴う

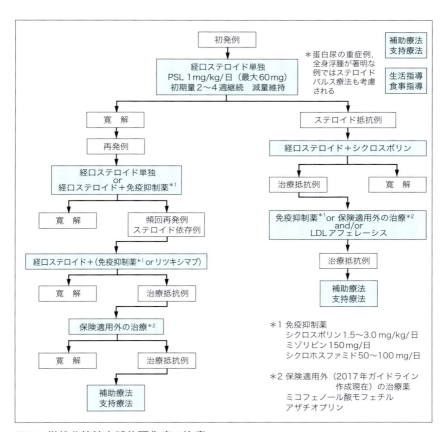

図2　巣状分節性糸球体硬化症の治療
〔丸山彰一・監：エビデンスに基づくネフローゼ症候群診療ガイドライン2017．東京医学社，p101，2017より改変〕

　難治性ネフローゼ症候群に対しては，LDLアフェレーシス（3カ月間で12回以内）を考慮する。
　ネフローゼ症候群から脱しきれないFSGSの腎予後は極めて不良であり，末期腎不全へ至る症例も少なくない。しかしFSGSにおいても不完全寛解Ⅰ型（1日尿タンパク1g未満）以上へ改善した場合の腎予後は比較的良好であり，積極的に治療を行う必要がある。

(3) 膜性腎症

　膜性腎症（membranous nephropathy）は，腎糸球体係蹄基底膜上皮

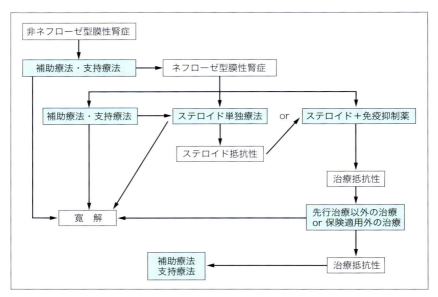

図3 膜性腎症の治療
〔丸山彰一・監：エビデンスに基づくネフローゼ症候群診療ガイドライン2017．東京医学社，p103，2017より改変〕

下への免疫複合体沈着を認め，病理学的には糸球体基底膜の肥厚，スパイク形成，点刻像を特徴とする．中高年に多く，発症は比較的緩徐であり，約20％に二次性（悪性腫瘍，薬物，膠原病，感染症など）が含まれる．自然寛解する症例が存在することも報告されており，必ずしも免疫抑制療法を必要としない場合もある．しかしネフローゼ症候群が持続する場合は腎予後不良のため，寛解を目指しステロイドや免疫抑制薬を主体とした治療を行う．

初期治療としては，PSL 0.6～0.8 mg/kg/日相当を4週間投与する．ステロイド抵抗性を示す場合は免疫抑制薬の併用を考慮する．また，高齢者や糖尿病などステロイドの副作用が危惧される症例では，初期治療から少量ステロイド経口剤とシクロスポリンあるいはシクロホスファミドの併用が考慮される場合もあるが，2017年現在わが国で保険診療上は免疫抑制薬をネフローゼ症候群の初期治療に使用することは認められておらず（ステロイド抵抗性は，ステロイド治療4週以上で蛋白尿がネフローゼ域から改善しないもの），注意が必要である（図3）．

(4) 膜性増殖性糸球体腎炎

膜性増殖性糸球体腎炎（membranoproliferative glomerulonephritis；MPGN）は腎生検所見として糸球体係蹄壁の肥厚と分葉状（lobular appearance）の細胞増殖病変を認め，低補体血症を特徴とする．比較的まれな疾患であり，腎生検の約6％を占める．さまざまな疾患の二次性病変としてみられることが多く，MPGNと診断された場合には必ず原因疾患の検索が必要である．ネフローゼ症候群を呈する場合にはステロイド投与が考慮されるが，投与方法や投与量として確立しておらず，また難治性である場合が多い．

② IgA腎症

IgA腎症は，約20年の経過観察のなかで30～40％が末期腎不全へ進行する比較的予後不良の疾患である．腎生検によって光学顕微鏡所見上，メサンギウム増殖性変化を認め，蛍光抗体法にてメサンギウム領域にIgAおよび補体（C3）が顆粒状沈着を示すことにより診断される．IgA腎症の臨床像は多種多様であり，個々の症例にあわせた治療選択が必要である．

一般的に，腎生検において急性病変を呈し疾患活動性が高いと判断される場合にステロイド療法が選択され，慢性病変が主体である場合はステロイド・免疫抑制薬以外の治療が選択される．『IgA腎症診療指針 第3版』[2]では，腎予後と関連する組織病変を有する糸球体割合による「組織学的重症度」と，尿タンパクとeGFRによる「臨床的重症度」から，透析導入リスクが示されている（表4）．治療選択については『エビデンスに基づくIgA腎症診療ガイドライン2014』[3]において，成人IgA腎症の腎機能障害の進行抑制を目的とした治療介入の適応が示され，2017年改訂版[4]でも同様の適応が示されている（図4）．

ステロイドの投与方法は，Pozziらによるメチルプレドニゾロン1g 3日間を隔月で3回＋PSL 0.5mg/kg隔日で6カ月間投与する方法[5]や，Hottaらによるメチルプレドニゾロン0.5g 3日間を1カ月以内に3回投与し以後PSL 30mg隔日より5mg/2カ月ごと漸減する方法[6]が参考とされることが多い．またHottaらの報告では，扁桃摘出術とステロイドパルス療法がIgA腎症の尿所見寛解と腎予後改善に寄与したことが示され[6]，わが国では扁桃摘出術＋ステロイドパルス療法が広く普及している．ただし，厚生労働省研

表4 IgA腎症の組織学的重症度，臨床重症度，透析導入リスクの層別化

組織学的重症度分類

組織学的重症度	腎予後と関連する病変*を有する糸球体/総糸球体数	急性病変のみ	急性病変＋慢性病変	慢性病変のみ
H-Grade Ⅰ	0〜24.9%	A	A/C	C
H-Grade Ⅱ	25〜49.9%	A	A/C	C
H-Grade Ⅲ	50〜74.9%	A	A/C	C
H-Grade Ⅳ	75%以上	A	A/C	C

臨床的重症度分類

臨床的重症度	尿タンパク (g/日)	eGFR (mL/分/1.73m^2)
C-Grade Ⅰ	<0.5	—
C-Grade Ⅱ	0.5≦	60≦
C-Grade Ⅲ	0.5≦	<60

IgA腎症患者の透析導入リスクの層別化

臨床的重症度＼組織学的重症度	H-Grade Ⅰ	H-Grade Ⅱ	H-Grade Ⅲ+Ⅳ
C-Grade Ⅰ	低リスク	中等リスク	高リスク
C-Grade Ⅱ	中等リスク	中等リスク	高リスク
C-Grade Ⅲ	高リスク	高リスク	超高リスク

低リスク群：透析療法に至るリスクが少ないもの*1
中等リスク群：透析療法に至るリスクが中程度あるもの*2
高リスク群：透析療法に至るリスクが高いもの*3
超高リスク群：5年以内に透析療法に至るリスクが高いもの*4
（ただし，経過中に他のリスク群に移行することがある）

後ろ向き多施設共同研究からみた参考データ：
*1：72例中1例（1.4%）のみが生検後18.6年で透析に移行
*2：115例中13例（11.3%）が生検後3.7〜19.3（平均11.5）年で透析に移行
*3：49例中12例（24.5%）が生検後2.8〜19.6（平均8.9）年で透析に移行
*4：34例中22例（64.7%）が生検後0.7〜13.1（平均5.1）年で，また14例（41.2%）が5年以内に透析に移行

[厚生労働科学研究費補助金難治性疾患克服研究事業 進行性腎障害に関する調査研究班報告 IgA腎症分科会：IgA腎症診療指針 第3版. 日本腎臓学会誌，53：123-135, 2011より]

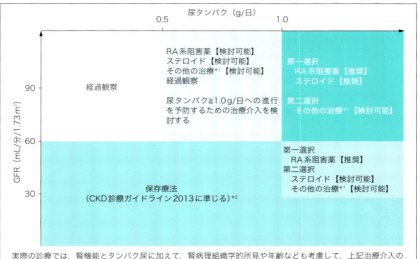

図4 成人IgA腎症の腎機能障害の進行抑制を目的とした治療介入の適応(主に無作為化並行群間比較試験の結果に基づいた検討)

[松尾清一・監:エビデンスに基づくIgA腎症診療ガイドライン2014,東京医学社,p76,2015より改変]

究班による無作為化比較試験(2005~2011年)において,治療介入1年の時点で,扁桃摘出術+ステロイドパルスはステロイドパルス単独に比し尿タンパク減少率に優位性はあるものの,尿所見の正常化率には統計的有意差は認められなかったことから[7],今後のさらなる検討が望まれる。

③ 急速進行性糸球体腎炎

急速進行性糸球体腎炎(rapidly progressive glomerulonephritis;RPGN)はWHOにより「急性あるいは潜在性に発症する血尿,タンパク尿,貧血,急速に進行する腎不全を来す症候群」と定義され,腎生検上は多数の糸球体に半月体形成を認める壊死性半月体形成性糸球体腎炎(necrotizing crescentic glomerulonephritis)が典型像である。腎生検蛍光抗体法所見と血清学的所見により,pauci-immune(免疫グロブリン沈着がないかご

表5 急速進行性糸球体腎炎（RPGN）の臨床所見スコア化による重症度分類

スコア	血清クレアチニン （mg/dL）＊	年齢（歳）	肺病変の有無	血清CRP（mg/dL）＊
0	[Cr]＜3	＜60	なし	＜2.6
1	3≦[Cr]＜6	60〜69		2.6〜10
2	6≦[Cr]	≧70	あり	＞10
3	透析療法			

＊：初期治療時の測定値

臨床重症度	総スコア
Grade Ⅰ	0〜2
Grade Ⅱ	3〜5
Grade Ⅲ	6〜7
Grade Ⅳ	8〜9

〔丸山彰一・監：エビデンスに基づく急速進行性腎炎症候群（RPGN）診療ガイドライン2017．東京医学社，p25，2017より〕

く軽度である微量免疫）型，抗GBM抗体型，免疫複合体型の3つに分類される。また血清クレアチニン，年齢，肺病変の有無，血清CRPによる臨床所見のスコア化により臨床重症度分類GradeⅠ〜Ⅳが設定され（表5），治療指針が示されている[8]。

（1）pauci-immune型（ANCA関連）RPGN

臨床重症度と，70歳以上あるいは透析施行中かどうかにより治療選択が異なる（図5）。

臨床重症度ⅠまたはⅡの患者では，70歳以上または透析施行中の場合はステロイド経口剤単独で開始する。70歳未満の場合はステロイドパルス療法＋ステロイド経口剤で治療開始し，さらに若年者ではシクロホスファミド併用も考慮される。臨床重症度ⅢまたはⅣの患者では，70歳以上または透析施行中の場合はステロイドパルス療法＋ステロイド経口剤を考慮するが，患者の状態によってはさらに1ランク弱めたステロイド経口剤単独も考慮される。70歳未満では，ステロイドパルス療法＋ステロイド経口剤＋シクロホスファミドを基本とするが，腎機能，合併症を勘案し治療法を選択する。また，初期治療後は可能な限り8週間以内にPSL 20mg/日未満まで減量し，それ以降は0.8mg/月以下のペースで漸減してステロイドの維持療法を行うことが推奨される。

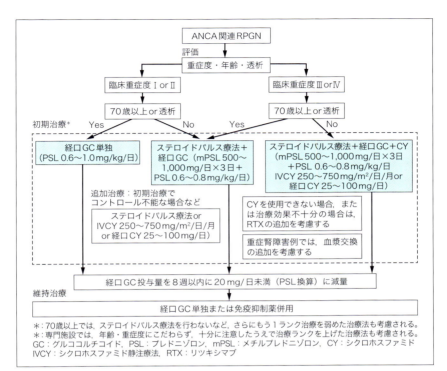

図5 抗好中球細胞質抗体（ANCA）関連急速進行性糸球体腎炎（RPGN）の治療アルゴリズム

〔丸山彰一・監：エビデンスに基づく急速進行性腎炎症候群（RPGN）診療ガイドライン2017. 東京医学社, p25, 2017より改変〕

(2) 抗GBM型RPGN

抗GBM型RPGNはまれだが最も重篤な病型であり、肺胞出血を伴う場合はGoodpasture症候群と診断される。早期発見・早期治療がより重要であり、治療としては血漿交換療法とステロイドの併用療法を原則とする。重症例ではステロイドパルス療法またはシクロホスファミド投与を考慮するが、緩徐な進行を示すなど症例によっては保存的治療を選択する。

(3) 免疫複合体型RPGN

免疫複合体の沈着を認めるRPGNにおいて、IgA腎症あるいはループス腎炎などに半月体形成を伴う場合には、それぞれ腎炎の病態に応じた治療を行う。原疾患が明らかでない場合はANCA関連RPGNに準じた治療を行う。

④ 尿細管間質性腎炎

糸球体に変化がなく尿細管間質の炎症を主体とする腎病変で，浮腫や細胞浸潤などの急性病変を主体とする急性尿細管間質性腎炎と，間質線維化，尿細管の萎縮などの慢性変化を主体とする慢性尿細管間質性腎炎に分類される。原因としては薬剤性が多く70～75％以上であり，その他の原因としては，感染症，間質性腎炎ぶどう膜炎（tubulointerstitial nephritis and uveitis；TINU）症候群，サルコイドーシス，シェーグレン症候群，IgG4関連腎症などがある[9),10)]。

治療は薬剤中止など原因の除去が原則であるが，原因薬剤を中止しても腎機能障害が進行する場合や，TINU症候群，サルコイドーシス，シェーグレン症候群，IgG4関連腎症などに伴う間質性腎炎の場合はステロイド投与を必要とすることが多い。組織所見，血清クレアチニン値の上昇スピード，発熱やCRPなどの全身性炎症所見などによりPSL 0.4～1mg/kg/日投与が考慮されるが，投与量と期間について一定の見解はない。ステロイドに対する反応性は一般的に良好であり，比較的早期に減量・中止が可能な症例もみられるが，TINU症候群や全身性疾患に伴う間質性腎炎では長期のステロイド投与を必要とする場合も少なくない。

腎疾患におけるステロイド療法の注意点

① ネフローゼ症候群や高齢者はステロイド副作用のリスク状態にある

ネフローゼ症候群や高齢者はステロイド投与以前に免疫能低下状態にある。さらに高齢者は耐糖能障害，不眠，骨粗鬆症，動脈硬化，白内障などのリスク状態にあるため，ステロイド副作用が必発と考えるべきである。副作用出現時期を考慮して，適切に対処することが重要である。

② 血栓症への注意，高血圧・脂質異常の管理

ネフローゼ症候群では凝固能が亢進しており，ステロイド投与はさらに血栓形成リスクを増強させる。血栓性静脈炎や肺動脈塞栓症への注意が必要である。また，血栓症，高血圧，脂質異常はネフローゼや腎障害を進展させる要因にもなるため，ステロイド投与下での抗血小板薬・抗凝固薬の投与，血

圧コントロール，脂質コントロールは腎疾患の補助療法としても重要である。

引用文献

1) 丸山彰一・監：エビデンスに基づくネフローゼ症候群診療ガイドライン2017．東京医学社，2017
2) 厚生労働科学研究費補助金難治性疾患克服研究事業 進行性腎障害に関する調査研究班報告 IgA腎症分科会：IgA腎症診療指針 第3版．日本腎臓学会誌，53：123-135，2011
3) 松尾清一・監：エビデンスに基づくIgA腎症診療ガイドライン2014．東京医学社，2015
4) 丸山彰一・監：エビデンスに基づくIgA腎症診療ガイドライン2017．東京医学社，2017
5) Pozzi C, et al：Corticosteroid effectiveness in IgA nephropathy：long-term results of a randomized, controlled trial. J Am Soc Nephrol, 15：157-163, 2004
6) Hotta O, et al：Tonsillectomy and steroid pulse therapy significantly impact on clinical remission in patients with IgA nephropathy. Am J Kidney Dis, 38：736-743, 2001
7) Kawamura T, et al：A multicenter randomized controlled trial of tonsillectomy combined with steroid pulse therapy in patients with immunoglobulin A nephropathy. Nephrol Dial Transplant, 29：1546-1553, 2014
8) 丸山彰一・監：エビデンスに基づく急速進行性腎炎症候群（RPGN）診療ガイドライン2017．東京医学社，2017
9) 永路正明，他：尿細管間質性腎炎（急性・慢性）．専門医のための腎臓病学 第2版（下条文武・監），医学書院，pp531-537，2009
10) 武曾惠理：急性間質性腎炎．臨床腎臓内科学（安田　隆，他・編），南山堂，pp477-481，2013

（縄田智子）

5 神経疾患

Key Points

- 免疫性・炎症性神経疾患を中心に，副腎皮質ステロイドが有効な神経疾患は極めて多い。劇的な効果がみられる場合も少なくないが，副作用についても十分に理解しておく必要がある。
- 多発性硬化症と視神経脊髄炎は，どちらも急性増悪期にはパルス療法が中心となるが，ステロイドの慢性投与による再発予防は視神経脊髄炎では有効である一方，多発性硬化症では効果はない。
- ギラン・バレー症候群と多巣性運動ニューロパチーではステロイド投与を行うべきでない。
- 重症筋無力症におけるステロイド治療では，治療開始後に初期増悪とよばれる悪化がみられることがあり，なかにはクリーゼに陥ることもあるので，細心の注意が必要である。
- ステロイドミオパチーは重要な合併症であるが，特異的な検査はなく，神経疾患と同様の症状（両下肢近位筋の筋力低下）を来すため，その診断は困難である。

神経疾患におけるステロイド療法

　神経内科領域では，炎症性・免疫性神経疾患をはじめとして，副腎皮質ステロイド（以下，ステロイド）が有効である疾患は極めて多い（表1)[1]。同時に，難治性の疾患が多いこの領域においては，ステロイドは極めて有用な薬剤といえる。ステロイド治療の作用機序としてはいまだ不明な点も多いが，抗炎症作用，抗浮腫作用，免疫抑制作用などが考えられている。特に自己免疫疾患や炎症性疾患では，その劇的な効果に驚くことも少なくない。一方で，あまり効果がみられない場合もあり，投与が長期にわたると副作用に

表1　ステロイド治療の適応となる神経疾患

1．脱髄性疾患	5．その他の免疫性・炎症性疾患
多発性硬化症 視神経脊髄炎スペクトラム疾患 急性散在性脳脊髄炎	抗NMDA受容体脳炎 眼窩筋炎 急性小脳炎 脊髄炎 肥厚性硬膜炎 巨細胞性動脈炎 トロサ-ハント症候群 橋本脳症 傍腫瘍性神経症候群
2．末梢神経疾患	
慢性炎症性脱髄性多発根ニューロパチー ベル麻痺 POEMS症候群	
3．筋および神経筋接合部疾患	6．血管炎・膠原病および類縁疾患に伴う神経症状
多発筋炎/皮膚筋炎 デュシェンヌ型筋ジストロフィー 重症筋無力症 封入体筋炎 ランバート-イートン筋無力症候群	神経ベーチェット病 神経スウィート病 神経サルコイドーシス 全身性エリテマトーデス 結節性多発動脈炎 関節リウマチ シェーグレン症候群 強皮症 混合性結合織病 多発血管炎性肉芽腫症 好酸球性多発血管炎性肉芽腫症
4．感染性疾患	
細菌性髄膜炎 結核性髄膜炎 HTLV-1関連脊髄症	
	7．その他
	群発頭痛

[山脇健盛：ステロイドを神経筋疾患に投与するときの注意点．一冊できわめるステロイド診療ガイド（田中廣壽，他・編），文光堂，p84，2015より改変]

悩まされることも多い。ステロイド治療のメリット，デメリットを理解したうえで，患者にも十分な説明が必要である。本項では，ステロイド治療が行われる主な神経疾患（炎症性，免疫性疾患を中心に）の治療法の実際について述べる。

● 脱髄性疾患

① 多発性硬化症と視神経脊髄炎

　多発性硬化症（multiple sclerosis：MS）は，脳，脊髄，視神経などが侵

され(空間的),寛解と再発を繰り返す(時間的),中枢神経系の脱髄疾患である。わが国のMSは欧米と比較して視神経脊髄型MS(opticospinal-MS;OS-MS)が多いとされていた。しかしその大部分が,視神経脊髄炎(neuromyelitis optica;NMO)というまったく別の疾患であることがわかってきた[2]。MSの病態はオリゴデンドロサイトが侵される脱髄であるが,NMOではアストロサイトが障害され壊死に陥る。また,NMOでは90％以上の症例で血清抗アクアポリン4(AQP4)抗体が陽性となる。抗AQP4抗体陽性例において視神経・脊髄以外に大脳や脳幹に病変を認めることもあり,視神経脊髄炎スペクトラム(neuromyelitis optica spectrum disorder;NMOSD)とよばれる。2015年に,NMOSDの新しい診断基準が公表された[3]。

MS,NMOいずれにおいても,急性増悪時に対する急性期治療と,再発予防や障害の進行抑制を目的とした予防治療があるが,それぞれ両者で異なる。

(1) 多発性硬化症(MS)[4]

①急性増悪時

ステロイドは,MSの急性増悪に対して,短期的な機能改善として確立した治療薬であり,『多発性硬化症・視神経脊髄炎診療ガイドライン2017』でもグレード1A＋に位置づけられている。メチルプレドニゾロン(mPSL)500mg/日以上静脈内投与を3～5日間投与(ステロイドパルス療法)することが推奨されている。実際にはmPSLを1,000mg/日で3日間行われることが多い。1クールで無効な場合,2クール,3クールが行われるが,その有効性についてのエビデンスは乏しい。ステロイドパルス療法の後療法として経口プレドニゾロン(PSL)を漸減投与することもあるが,効果に差はないとされ行われないことが多い。なお,経口大量ステロイドでも静脈内投与と同等の効果があるとされるが,実際に行われることは少ない。

ステロイドが無効な場合は血液浄化療法が推奨される。経静脈的γグロブリン療法(intravenous immunoglobulin;IVIg)が行われることもあるが,その効果は一定していない。

②再発・進行の予防

再発予防や障害の進行抑制に有効とされ,わが国で使用できるのは,インターフェロンβ-1bの隔日皮下注,インターフェロンβ-1aの週1回筋注,フィンゴリモド塩酸塩の連日内服,ナタリズマブの4週1回点滴静注,グラ

チラマー酢酸塩の連日皮下注，フマル酸ジメチルの連日内服である。これらが無効や副作用で使用できない場合は，各種免疫抑制薬が考慮される。経口ステロイド長期投与には再発や進行予防効果はないとされ，一般には行われない。挙児希望がある場合にやむをえず経口ステロイドを投与することがあったが，妊婦にも使用できるグラチラマーがわが国でも2015年9月に承認されたため，ステロイドが使われる機会はほとんどないと言ってよい。

　なお，定期的な経口または経静脈的ステロイド大量療法は単独療法として，あるいはインターフェロンβとの併用療法としてMSの再発予防や進行障害抑制に有効であるとするエビデンスがあるが，実際に行われることはほとんどない。また，インターフェロン療法を長期に行うと中和抗体が産生され効果が減弱することがあるが，月1回のステロイド静注療法を併用した場合，中和抗体の出現は減少する。

(2) 視神経脊髄炎（NMO）[4),5)]
①急性増悪時
　MSと同様にステロイドパルス療法が行われるが，MSと比べ視神経炎や脊髄炎の症状が重症のことが多く，できるだけ早い時期に行うことが望ましい。1クールのみで効果がない，あるいは少ない場合は2クール以上行うこともあるが，失明や歩行障害など後遺症が重篤な場合も多く，早い段階で血液浄化療法の導入を考慮すべきである。

②再発予防
　MSと異なり，再発予防にステロイドは有効である。急性期のパルス療法後，PSL 0.5～1mg/kg/日から開始し，1カ月に5mg/日程度を減量し，15mg/日まで減量した後はさらにゆっくりと減量し，最終的には0.1mg/kg/日程度を維持量とすることが推奨されている。ステロイド単独では再発が抑制できない場合は免疫抑制薬を使用するが，その場合も少量ステロイドを併用することが多い。ステロイド投与が長期にわたるため，最近では比較的早い段階から免疫抑制薬を使用し，ステロイドは中止することもある。

② 急性散在性脳脊髄炎[6)]
　急性散在性脳脊髄炎（acute disseminated encephalomyelitis；ADEM）は，ワクチン接種後やウイルス感染後などに生じるアレルギー性の中枢神経脱髄疾患である。ADEMに標準化された治療はないが，病態からステロイ

ドパルス療法が行われる。なかに重症化や予後不良の場合があり、できるだけ早期に行うことが望ましい。一般的には単相性の経過であり、パルス療法後はPSL 1mg/kg/日から漸減し、1～2カ月で中止する。1クールで無効な場合、2クール、3クールが行われるが、IVIg、血液浄化療法、免疫抑制薬投与などが行われることもある。

● 末梢神経疾患

① ギラン・バレー症候群[7]

　ギラン・バレー症候群（Guillain-Barré syndrome；GBS）は、急性に発症する多発ニューロパチーで、四肢筋力低下が急速に進行するため早期からの治療介入が必要である。半数以上の例で発症の1～3週間前に、上気道や下痢などの先行感染を有する。GBSの治療としてはIVIgまたは血液浄化療法が行われる。ステロイドの有効性は経口、経静脈投与ともに認められていない[8]。特に経口投与では、副作用として糖尿病が有意に多いことが報告されている。『ギラン・バレー症候群、フィッシャー症候群診療ガイドライン2013』でもグレードDとして施行すべきでないとされている。

　IVIgにパルス療法を組み合わせるとIVIg単独よりも有効という報告があったが、その後の多数例の検討では有意差は認められなかった。ただ、有効である傾向があることから重症例では行われることもあり、上述のガイドラインでは、重症例に対する選択肢の一つとして考慮しうると記載されている。

　一方、血液浄化療法とステロイドの併用は、血液浄化療法の効果を減弱させる可能性があり推奨できないとされる。

② 慢性炎症性脱髄性多発根ニューロパチー[9]

　慢性炎症性脱髄性多発根ニューロパチー（chronic inflammatory demyelinating polyneuropathy；CIDP）は、緩徐に進行する四肢筋力低下と感覚障害を呈する脱髄性の多発ニューロパチーである。CIDPに対する治療の第一選択としては、ステロイド、IVIg、血液浄化療法のいずれも有効であり優劣はない。これら3つのうちどれかが無効であった場合、別の第一選択治療を施行する。

CIDPにおける経口ステロイドの有効性は確立しており，IVIgとも同等とされる[10]。一般にはPSL 60 mg/日（または1 mg/kg/日）を1カ月以上継続し，漸減，低用量（5〜20 mg/日）で維持し，症状をみながら中止を考慮する。デキサメタゾンの経口パルス療法（40 mg/日 連続4日間を1カ月ごとに6回繰り返す）は，PSL 60 mg/日からの漸減投与と有意差がなく，デキサメタゾン群では不眠やクッシング徴候が多かったものの，再発までの期間は長いことが報告されている。純粋運動型CIDPに対するステロイド治療は無効とされており，なかには悪化例の報告もあり注意を要する。

　mPSLによるパルス療法は経口ステロイドと同等に効果があるとされ，経口ステロイドに先立ち行われることが多い。

③ 多巣性運動ニューロパチー[9]

　多巣性運動ニューロパチー（multifocal motor neuropathy；MMN）は，後天性の脱髄性末梢神経疾患で，主として上肢遠位筋に非対称性の筋力低下と筋萎縮を来し，感覚障害を伴わない。電気生理学的検査で，多巣性の伝導ブロックを認めることが特徴である。

　治療の第一選択はIVIgであり，ステロイド投与はかえって増悪させることがあるので行うべきでない。

④ ベル麻痺[11]

　ベル麻痺とは，特発性末梢性顔面神経麻痺のことをいう。ベル麻痺の病因として，単純ヘルペスウイルス-1や水痘・帯状疱疹ウイルスとの関連が報告されている。

　急性期治療としてステロイドと抗ウイルス薬が推奨されているが，これらの有効性や至適投与量は十分に明らかでない。ステロイドの投与は発症後3日以内が望ましいが，遅くとも10日以内に開始する。PSL 1 mg/kg/日または60 mg/日を5〜7日間投与し，その後1週間で漸減・中止する。中等症以下の症例および高齢者ではPSL 0.5 mg/kg/日または30 mg/日を5〜7日間投与し，その後1週間で漸減・中止する。ステロイド投与とともにバラシクロビル1回500 mg 1日2回で5〜7日間投与を行うが，抗ウイルス薬の単独療法は推奨されない。

筋および神経筋接合部疾患

① 多発筋炎/皮膚筋炎[12]

多発筋炎/皮膚筋炎（polymyositis/dermatomyositis；PM/DM）は，自己免疫性の炎症性筋疾患であり，主に四肢の近位筋を侵し筋力低下と筋痛，クレアチンキナーゼ（CK）上昇などを来す。定型的な皮膚症状を伴うものは皮膚筋炎とよばれる。

治療は経口ステロイドが第一選択となる。PSL 0.75～1mg/kg/日を2～4週続け，症状，CK値をみながら，週に5～10mgの減量を行っていく。CK値が正常化してから減量を開始するのが望ましいが，CK値がなかなか下がらない場合もあり，その場合は間にパルス療法を行うこともあるが，免疫抑制薬やIVIgが必要なこともある。

② デュシェンヌ型筋ジストロフィー[13]

3～5歳で発症し，徐々に四肢筋力低下，関節拘縮が進行する。生命予後は以前は20歳前後であったが，人工呼吸器管理やケアの進歩により30歳を超すようになっている。

ステロイド治療の有効性が示されており，少なくとも6カ月～2年間は改善効果が持続することが確立されている。このことから，ステロイド服用の機会を保証するため適切な時期にメリット・デメリットの説明を行うべきであると『デュシェンヌ型筋ジストロフィー診療ガイドライン2014』には記載されている。

③ 重症筋無力症[14]

重症筋無力症（myasthenia gravis；MG）は，神経筋接合部シナプス後膜上の抗原に対する自己免疫疾患である。標的抗原としてはほとんどがアセチルコリン受容体であるが，筋特異的受容体型チロシンキナーゼやLDL受容体関連タンパク質4のこともある。MGの治療には，コリンエステラーゼ阻害薬，ステロイド，免疫抑制薬（カルシニューリン阻害薬），IVIg，血液浄化療法の他に，外科的治療として胸腺摘除術がある。年齢，病型，重症度に応じて治療を選択する必要があるが，胸腺腫がある場合はまず胸腺摘除術が適応となる。

コリンエステラーゼ阻害薬のみでは効果が不十分な場合も多く，ステロイドが投与されることが多い。これまでMGにおける経口ステロイドの臨床試験は行われていないが，有効であることは間違いなく，免疫療法の中心となる。

全身型の場合，初期増悪を避けるために少量から漸増して用いられる。PSL 5mg連日（または10mg隔日）より開始し，3〜7日ごとに5mgずつ増量し，1mg/kg/連日または2mg/kg/隔日で1〜2カ月維持する。その後は，臨床症状，抗アセチルコリン受容体抗体（AChR）価などを指標として5〜10mg/2〜4週の割合で減量し，5mg連日または10mg隔日程度で維持する。ただ，この方法だと効果発現までに時間がかかり，またPSL投与期間が長くなり副作用が問題となる。

最近では初期からmPSL静脈内投与によるパルス療法が行われることが多く，無作為化比較試験（RCT）において有効性が証明されている。ただし，初期増悪を避けるために，パルス療法に先立って少量経口ステロイド，カルシニューリン阻害薬の内服，血液浄化療法などが行われる。それでもパルス療法開始2〜7日後に初期増悪が出現することが多く，細心の注意が必要である。

最近は特に高齢者の眼筋型の症例が増えている。コリンエステラーゼ阻害薬のみでは寛解維持が難しいことが多く，やはりステロイドが治療の中心となる。ただ，全身型同様にステロイドの長期経口投与よりも，初期にパルス療法を行い，維持療法にはカルシニューリン阻害薬を用いることが多い。眼筋型でのパルス療法による初期増悪は比較的少ないとされている。

◆ 感染性疾患

① 細菌性髄膜炎[15]

細菌性髄膜炎は，細菌が脳脊髄液に侵入し炎症を起こす疾患である。感染経路としては直接浸潤と血行性播種がある。直接浸潤には，脳に隣接した組織（中耳，副鼻腔，口腔など）の感染巣や，頭部・顔面の外傷・手術創からのものがある。血行性播種は，肺・腹部臓器や心内膜などからのものが多い。原因菌としては肺炎球菌が圧倒的に多い。

細菌性髄膜炎は神経救急疾患であり，初期対応が大きく予後を左右する。

抗菌薬の進歩にもかかわらず，10〜20％と高い死亡率を呈し，難聴などの後遺症が残ることも少なくない。

抗菌薬とステロイドの併用は，肺炎球菌性髄膜炎の後遺症を有意に減少させ，死亡率も減少させる。その他の原因菌については効果は明らかでない。ステロイドは抗菌薬による菌破壊に伴うサイトカインストームを抑制するとされ，必ず抗菌薬よりも10〜20分前に投与される必要がある。具体的には，デキサメタゾン0.15mg/kgを6時間ごとに4日間という比較的大量投与が推奨されている。頭部外傷や外科的侵襲に併発した細菌性髄膜炎では，ステロイドの併用は推奨されない。

② 結核性髄膜炎[16]

肺結核，脊椎カリエスなど，他の結核菌感染巣からの血行性播種により発症するが，半数以上で感染巣が不明である。脳底髄膜炎の形をとり，脳神経（動眼神経，外転神経，顔面神経など）麻痺を来す。そのために髄液循環障害となり水頭症を来すこともある。しばしば血管炎による脳梗塞を併発する。

結核性髄膜炎が疑われた場合は，可能な限り早期から抗結核薬を開始しなければならない。髄液検査の結果を待たずに治療を開始することもある。抗結核薬治療（イソニアジド，リファンピシン，エタンブトール，ピラジナミドの4剤）が中心となるが，ステロイドを併用する。ステロイドの併用は死亡率と後遺障害を減少させることが証明されている。また，ステロイドは血管炎による脳梗塞の発生も減少させる。具体的には，デキサメタゾン0.3〜0.4mg/kg/日を静脈内投与し，以降1週ごとに0.1mg/kg/日の減量，3〜4mg/日からは内服とし，3週間以上かけて1mgずつ減量する。

③ HTLV-1関連脊髄症[17]

HTLV-1関連脊髄症（HTLV-1 associated myelopathy；HAM）は，HTLV-1（ヒトTリンパ球指向性ウイルス1型）に感染したキャリアに発症する慢性炎症性の脊髄疾患で，痙性対麻痺，排尿障害，両下肢感覚障害などを来す。症状は数年かけて徐々に進行することが多いが，なかに急速に進行する場合もある。

症状が急速進行する場合は，mPSLによるパルス療法後，0.5〜1mg/kg/日

を2～4週続け，目的とする効果が得られたら，数日ごとに0.1 mg/kg/日ずつ15 mg/日まで減量し，その後はゆっくりと減量する．

疾患活動性が軽度～中等度の場合は，PSL 3～10 mg/日の投与でも治療効果を示す．

● ステロイドミオパチー[18]

長期間のステロイド投与中に，筋力低下（特に両下肢近位筋）を来した場合には，ステロイドミオパチーを疑わなければならない．ただ，神経疾患では，四肢筋力低下を来し，かつステロイド治療の適応となる疾患（CIDP，MG，PM/DM，MS/NMO，HAMなど）も多くあり，原疾患の悪化なのか，ステロイドミオパチーを起こしているのかの判断は極めて困難であることも少なくない．廃用性変化が加わることも多く，さらに診断は混沌とする場合が多い．

ステロイドミオパチーは，ステロイド治療開始後，数カ月以内に発症することが多く，下肢近位筋優位の筋力低下を呈し，CKは正常である．%クレアチン尿上昇が特徴とする報告があるが，あまり根拠にならないとされる．筋電図や画像検査も非特異的変化であり，その診断は困難を極める．したがって，診断には原疾患の筋力低下以外の疾患活動性（臨床症候および検査所見）をあわせて評価する必要がある．最終診断には，ステロイド減量または中止による症状の改善が最も重要である．デキサメタゾン，ベタメタゾン，トリアムシノロンなどのフッ素化ステロイドで起こりやすいとされているが，PSLなど非フッ素化ステロイドでも起こりうる．

治療として有効な薬物はなく，ステロイド減量・中止が唯一の治療である．ただ，実際には原疾患のため減量は難しいことが多く，必要最少量にとどめることが肝要である．

■ 引用文献

1) 山脇健盛：ステロイドを神経筋疾患に投与するときの注意点．一冊できわめるステロイド診療ガイド（田中廣壽，他・編），文光堂，pp83-90，2015
2) 吉良潤一，他・編：多発性硬化症と視神経脊髄炎．中山書店，2012
3) Wingerchuk DM, et al：International consensus diagnostic criteria for neuromyelitis optica spectrum disorders. Neurology, 85：177-189, 2015

4) 多発性硬化症・視神経脊髄炎診療ガイドライン作成委員会・編：多発性硬化症・視神経脊髄炎診療ガイドライン2017（日本神経学会・監）．医学書院，2017
5) 日本神経治療学会治療指針作成委員会：標準的神経治療；視神経脊髄炎（NMO）．神経治療学，30：775-794, 2013
6) Wender M：Acute disseminated encephalomyelitis（ADEM）. J Neuroimmunol, 231：92-99, 2011
7) ギラン・バレー症候群，フィッシャー症候群診療ガイドライン作成委員会・編：ギラン・バレー症候群，フィッシャー症候群診療ガイドライン2013（日本神経学会，他・監）．南江堂，2013
8) Hughes RA, et al：Corticosteroids for Guillain-Barré syndrome. Cochrane Database Syst Rev, 8：CD001446, 2012
9) 慢性炎症性脱髄性多発根ニューロパチー，多巣性運動ニューロパチー診療ガイドライン作成委員会：慢性炎症性脱髄性多発根ニューロパチー，多巣性運動ニューロパチー診療ガイドライン2013．南江堂，2013
10) Hughes RA, et al：Corticosteroids for chronic inflammatory demyelinating polyradiculoneuropathy. Cochrane Database Syst Rev, 8：CD002062, 2012
11) 日本神経治療学会治療指針作成委員会：標準的神経治療；Bell麻痺．神経治療学，25：169-185, 2008
12) 厚生労働省科学研究費補助金 難治性疾患政策研究事業 自己免疫疾患に関する調査研究班 多発性筋炎皮膚筋炎分科会・編：多発性筋炎・皮膚筋炎治療ガイドライン．診断と治療社，2015
13) デュシェンヌ型筋ジストロフィー診療ガイドライン作成委員会・編：デュシェンヌ型筋ジストロフィー診療ガイドライン2014（日本神経学会，他・監）．南江堂，2014
14) 重症筋無力症ガイドライン作成委員会・編：重症筋無力症診療ガイドライン2014（日本神経学会，他・監）．南江堂，2014
15) 細菌性髄膜炎の診療ガイドライン作成委員会・編：細菌性髄膜炎の診療ガイドライン2014（日本神経学会，他・監）．南江堂，2014
16) 日本神経治療学会治療指針作成委員会：標準的神経治療；結核性髄膜炎．神経治療学，32：511-532, 2015
17) HAM診療マニュアル策定委員会（厚生労働科学研究費補助金 難治性疾患等克服研究事業 重症度別治療指針作成に資するHAMの新規バイオマーカー同定と病因細胞を標的とする新規治療法の開発に関する研究班）：HAM診療マニュアル，2013
18) 松宮 遼：ミオパチーとその対策．一冊できわめるステロイド診療ガイド（田中廣壽，他・編），文光堂，pp200-203, 2015

（山脇健盛）

第3章 疾患・病態別にみたステロイドの選び方・使い方

6 眼科疾患

🔑 Key Points

- 眼科疾患では，病態（炎症の部位や程度）にあわせて局所投与と全身投与を使い分ける。
- 眼科におけるステロイドの局所投与には点眼，眼軟膏，結膜下注射，テノン囊下注射，硝子体内注射などがある。
- 点眼などの局所投与の場合は，点眼量や点眼方法の指導，適正使用ができているかの確認が必要である。
- 網膜浮腫治療においてはステロイド局所投与を上手に用い，患者負担，経済的負担を考慮する必要がある。
- 局所投与でも，白内障，緑内障などの副作用が起こる場合があることに留意する。

◆ はじめに

　眼科疾患におけるステロイド投与法には大きく分けて，局所投与と全身投与がある。局所投与としては点眼，眼軟膏，結膜下注射，テノン囊下注射，硝子体内注射などが行われる（図1）。全身投与は点滴や内服である。局所投与のほうが全身的な副作用が少ないと考えられるが，ステロイド緑内障，白内障などを起こすことがある。眼症状や病態にあわせてステロイドの使用法を選択する必要がある。

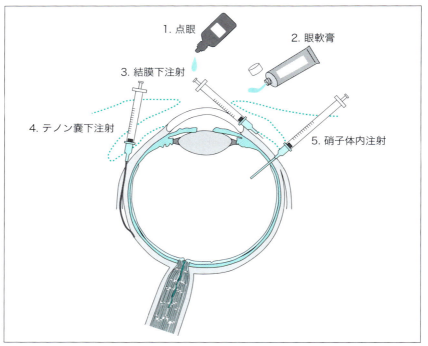

図1　局所投与

局所投与

① 点　眼

　眼表面の疾患に対して効果が期待できる．点眼剤は一般的に3種類の強さに分類（表1）して使い分け，炎症の重症度により1日の点眼数を数回から頻回まで調整する．結膜嚢には1滴以上は入らないので，点眼は1滴で十分効果がある．点眼後，涙嚢部（目頭）を圧迫するようにすると，全身への吸収が少なくなり副作用の軽減が望まれる．

② 眼軟膏

　眼軟膏はデキサメタゾン，プレドニゾロン，抗菌薬との合剤にベタメタゾン，メチルプレドニゾロンがあり（表1），眼瞼炎などに用いられる．1日

表1 点眼，眼軟膏

	強度	薬剤，濃度	対象疾患
点眼	強	ベタメタゾン 0.1%	ぶどう膜炎，虹彩炎
		デキサメタゾン 0.1%	
	中	デキサメタゾン 0.02%	結膜炎
		ベタメタゾン 0.01%	
		フルオロメトロン 0.1%	
	弱	フルオロメトロン 0.02%	小児
眼軟膏		プレドニゾロン 0.25%	眼瞼炎
		デキサメタゾン 0.05%	
		ベタメタゾン 0.1% ＋ フラジオマイシン	
		メチルプレドニゾロン 0.1% ＋ フラジオマイシン	

表2 局所治療（注射）

薬剤	投与量	用途
ベタメタゾン	2 mg	結膜下注射
デキサメタゾン	1.2 mg	結膜下注射
トリアムシノロンアセトニド	4 mg	眼瞼結膜下注射
	20 mg	テノン囊下注射
	4 mg	硝子体内注射

1回〜数回の塗布を行う[1]。外用剤としては弱い部類に分類される。

③ 結膜下注射

　点眼のみでは改善が難しい，強い前眼部炎症，頻回点眼が困難な場合に球結膜（白目），瞼結膜（瞼の裏）に注射する。点眼麻酔下に，ベタメタゾン 2 mg やデキサメタゾン 1.2 mg（表2）を結膜下に注射する。眼球結膜下に注射する場合は，眼球穿孔に注意する。春季カタルなどでは眼瞼結膜下に注射する。

④ テノン嚢下注射

　活動性のぶどう膜炎の後眼部炎症（網膜血管炎，滲出性網膜剝離，黄斑浮腫，視神経乳頭炎など）や，糖尿病網膜症，加齢黄斑変性，静脈閉塞症などの網膜疾患に伴う黄斑浮腫に対して行う．点眼麻酔後に角膜輪部より5～6mm後方で結膜，テノン嚢を1mm幅で切開し，テノン嚢下注射用の鈍針を先端が球後（後部眼球の外側の軟部組織）に達するまで挿入，トリアムシノロンアセトニド20mgを注入する（表2）[2),3)]．

⑤ 硝子体内注射

　テノン嚢下注射では炎症の改善が得られない重症のぶどう膜炎，再燃を繰り返す症例，網膜疾患に合併する重症の黄斑浮腫において適応となる．点眼麻酔後，角膜輪部から4mmの部位より，27Gもしくは30G針にて硝子体腔（眼球内部）にトリアムシノロンアセトニド4mg（表2）を注入する[4)]．
　副作用としては眼圧上昇（緑内障），白内障のリスクが高く，また非感染性，感染性眼内炎の発症も認めることがあるため注意が必要である．

アレルギー性結膜炎

　アレルギー性結膜炎は，「I型アレルギーが関与する結膜の炎症性疾患で，何らかの自他覚症状を伴うもの」と定義される[5)]．原因としては季節性のアレルゲンによるものや，アトピー性皮膚炎に伴うもの，コンタクトレンズなどの刺激によるものなどがある．軽症では痒みを訴えるものが多いが，結膜に増殖性の変化を伴うと激しい痛みを伴う．
　アレルギー性結膜炎の治療は薬物治療が中心となり，痒みが主体の軽度の結膜炎に対しては，ヒスタミン遊離抑制，ヒスタミンH_2受容体ブロッカーなどの抗アレルギー点眼剤が第一選択となる．しかし，重症度の高い結膜炎に対しては，消炎目的にフルオロメトロン0.1％などの点眼を併用する．1日4回程度点眼し，炎症が治まってきたのを確認して中止する．また，季節性の結膜炎に増殖性の変化を伴う春季カタルや，巨大乳頭性結膜炎，およびアトピー性皮膚炎に伴い慢性化した増殖性結膜炎では，強度の高いステロイド点眼剤を併用することが必要となる．さらに免疫抑制点眼剤の使用やステロイド内服が必要となる場合もある．

増殖した視神経乳頭は角膜障害も引き起こすため、早期に消炎することが大切であり、視神経乳頭の外科的切除や眼瞼結膜下へのトリアムシノロンアセトニド4mgの注射を行うこともある[6]。

ぶどう膜炎

ぶどう膜炎とは、ぶどう膜（虹彩，毛様体，脈絡膜）に起きる炎症の総称である。さまざまな原因によって生じる。代表例について記載する。

① Vogt-小柳-原田病

ウイルス感染などが契機となり、メラノサイト特異的な自己免疫性のTリンパ球が感作されることで生じる。感冒様症状の1～2週間後に霧視や光視症などの視力障害で発症する。急性期には虹彩毛様体炎や多発性、胞状の網膜剝離を来し、進行に伴い視力が低下する。全身的には難聴、皮膚色素脱落、髄液細胞増多が起こる。回復期には眼底の色素が減少し、夕焼け状眼底を呈する。

虹彩炎に対しては、虹彩癒着の予防のために散瞳薬を点眼し、前眼部炎症に対してフルオロメトロン0.1％などのステロイドを点眼する。後眼部炎症に対しては、ステロイド大量投与が著効する。治療は、メチルプレドニゾロン1,000mgを3日間点滴、その後プレドニゾロン内服40～60mgから漸減するステロイドパルス療法を行う[7]。再燃時、再発時は症状にあわせてステロイド量を選択し内服させる。

原田病は視力予後が良好なことが多いが、初回治療で十分な量のステロイドが投与されないと再発を繰り返し、不可逆的な視力低下を来すことになる。長期にわたりステロイド使用が必要となるため、副作用には注意が必要である。

② 眼サルコイドーシス

サルコイドーシスは原因不明に肺や眼、リンパ節、皮膚、心臓などの多臓器を侵す肉芽腫性疾患である。眼症状はサルコイドーシス患者のおよそ60～70％にみられ、豚脂様角膜後面沈着物を伴う虹彩炎、虹彩結節（Koeppe結節，Busacca結節）、隅角結節やテント状周辺虹彩癒着、雪玉状の硝子体

混濁などを認める。網膜には滲出斑、血管炎、視神経乳頭浮腫、結節を来す。

虹彩炎、虹彩結節、隅角結節などの前眼部症状に対してはベタメタゾン0.1％、デキサメタゾン0.1％などの点眼治療で経過観察とする。黄斑浮腫など滲出性変化、血管炎、視神経乳頭浮腫などの後眼部病変に対しては、トリアムシノロンアセトニド20mgのテノン嚢下注射を検討する[8]。強い硝子体混濁や広範囲の網膜血管炎、肉芽腫性病変を伴う汎ぶどう膜炎などステロイド局所治療に反応しない症例は、ステロイド全身投与の適応となる。プレドニゾロン30～60mgから開始し、初期は十分量を継続し症状にあわせて減量する[9]。病状をみながら慎重に減量していくが、長期にわたるステロイド使用が必要となるため、副作用に注意が必要である。

③ ベーチェット病

ベーチェット病は原因不明の全身疾患である。口腔内アフタ性潰瘍、外陰部潰瘍、皮膚症状と眼症状を4つの主症状として、厚生労働省研究班の診断基準を用いる。眼症状は約70％で認められ、前眼部症状は再発性の虹彩炎と前房蓄膿、虹彩後癒着を認める。後眼部症状は網脈絡膜炎、血管炎、硝子体混濁を認める。症状は発作性で自然に消退するが、再発を繰り返し、無治療では徐々に視力が低下し失明に至る。

一般的にぶどう膜炎にはステロイド内服は著効し有用であるが、ベーチェット病の場合、全身投与は漸減中に眼炎症発作が誘発され視力予後が悪いことが示され、その使用は慎むべきとされてきた。しかし、現在では症状に応じて消炎目的でステロイドが使用されている。軽度の前眼部の炎症に対してはステロイド点眼と散瞳薬の点眼を用い、前房蓄膿が生じるような強い虹彩毛様体炎にはステロイド点眼治療に加え、ステロイドの結膜下注射を行う。網膜ぶどう膜炎型にはトリアムシノロンアセトニドのテノン嚢下注射を行う。後極部に発作巣があり、視力障害が残る可能性が高い発作に対しては、浮腫が減少するまで連日テノン嚢下注射を行う。副作用として眼圧上昇、眼球穿孔に注意が必要である。後極部の発作に対してデカドロン8mgを点滴で1～3日間行う方法もある。また、プレドニゾロン30～40mgを7日間くらい内服させる場合もある[10]。

発作抑制治療としては、コルヒチン、シクロスポリンに加え、近年では生

物学的製剤のインフリキシマブが主流となってきている。

④ 視神経炎

　視神経炎は多発性硬化症のような脱髄性疾患，梅毒や結核などの感染症などが原因となるほか原因不明の特発性のものがある。病態としては視神経の炎症であり，眼球運動時に視神経の炎症のための痛みを認めることが多い。近年では重症度の高い，抗アクアポリン4抗体陽性視神経炎も明らかになってきている。急激な視力低下で発症し，色覚異常，視野異常を認める。瞳孔反応異常を確認し，MRIの脂肪抑制画像や造影にて，視神経の炎症を確認し診断する。

　治療として，以前はステロイドの内服が行われていたが，米国での多施設視神経炎治療研究ではステロイド内服の有効性が証明されず[11]，経過観察と長期的な視力予後は変化がなかった。しかし，ステロイドパルス療法では多発性硬化症への移行が抑えられることが証明された。現在では，視神経炎の治療は原因疾患の治療とともに，重症度の高い（視力低下の激しい）症例に対してはステロイドパルス療法が選択される。メチルプレドニゾロン1,000mgの点滴を3日間，その後40～60mgから漸減する[12),13]。ステロイドパルス療法で効果の認められない抗アクアポリン4抗体陽性視神経炎に対しては，血漿交換療法も検討され，慢性期の再発予防にメチルプレドニゾロン1日10mg程度の維持療法が行われる。

⑤ 網膜疾患

　種々の網膜疾患において網膜に浮腫が生じる。その病態には，網膜での水分供給過剰，水分排出障害，水分うっ滞が起こることによると考えられている[14]。さらに，慢性炎症がこれらの病態を促進し，遷延化させているものと考えられている。このような病態に対してトリアムシノロンアセトニド20mgのテノン嚢下注射，トリアムシノロンアセトニド4mg硝子体内注射が行われる。

　現在は網膜浮腫に対して抗VEGF薬が著効することが判明し，治療の主体に変わりつつあるが，その問題点は治療回数が増加することにある。このことは患者負担や経済上の問題となっており，ステロイドはその点を改善させるメリットがある。

⑥ 糖尿病網膜症

現在，糖尿病黄斑症に対する主な治療は，抗VEGF薬硝子体注射，網膜光凝固，硝子体手術であるが，米国で行われた大規模比較研究[15]において，トリアムシノロンアセトニド4mgの硝子体注射は網膜光凝固治療と組み合わせると有効であることが確認された。

⑦ 加齢黄斑変性

トリアムシノロンアセトニド4mgの硝子体内単回投与では，新生血管膜の大きさが一時的に縮小するが，視力改善効果および新生血管膜の大きさも1年後には対象群と差がなくなるといわれていた[16]。しかし，近年では光線力学療法との併用で有効性が確認されている[17]。

⑧ 網膜静脈閉塞症

米国での多施設研究において，トリアムシノロンアセトニド4mgの硝子体注射により網膜浮腫の改善が認められた[18),19]。また，テノン嚢下注射でも網膜浮腫抑制効果は劣るものの，持続効果が期待できると考えられている[20]。

引用文献

1) 鈴木　潤：眼科におけるステロイド療法の注意点と要点．臨床眼科，67：14-17, 2013
2) 大黒伸行：非感染性眼内炎症疾患における免疫調整療法；ステロイド．眼科プラクティス16 眼内炎症診療のこれから（岡田アナベルあやめ・編），文光堂，pp234-242, 2007
3) Okada AA, et al：Trans-Tenon's retrobulbar triamcinolone infusion for the treatment of uveitis. Br J Ophthalmol, 87：968-971, 2003
4) 坂本泰二：眼科におけるステロイド治療；網膜疾患治療を中心に．臨牀と研究，88：61-66, 2011
5) 日本眼科医会アレルギー眼疾患調査研究班：アレルギー性結膜疾患の診断と治療のガイドライン．日本眼科医会アレルギー眼疾患調査研究班業績集（大野重昭・編），日本眼科医会，pp9-11, 1995
6) 松尾雅子，他：Triamcinolone acetonide局部注射により寛解した春季カタルの2例；臨床病理学的検索．臨床眼科，37：379-383, 1983
7) 山木邦比古：原田病の治療．臨床眼科，54：305-306, 2000
8) Yoshikawa K, et al：Posterior sub-Tenon injections of repository corticosteroids in uveitis patients with cystoid macular edema. Jpn J Ophthalmol, 39：71-76, 1995.
9) 合田千穂，他：サルコイドーシスの診断と眼症状に関する検討．日本眼科学会雑誌，102：106-110, 1998

10) 大野重昭, 他：Behçet病（ベーチェット病）眼病変診療ガイドライン. 日本眼科学会雑誌, 116：394-426, 2012
11) Beck RW：The optic neuritis treatment trial: three-year follow-up results. Arch Ophthalmol, 113：136-137, 1995
12) Kaufman DI：Acute Optic Neuritis. Curr Treat Options Neurol, 1：44-48, 1999
13) 堀内浩史：視神経炎に対するパルス療法. 神経眼科, 3：136-143, 1996
14) 志村雅彦：黄斑浮腫の治療. 臨床眼科, 64：827-835, 2010
15) Diabetic Retinopathy Clinical Research Network：A randomized trial comparing intravitreal triamcinolone acetonide and focal/grid photocoagulation for diabetic macular edema. Ophthalmology, 115：1447-1449, 2008
16) Gillies MC, et al：A randomized clinical trial of a single dose of intravitreal triamcinolone acetonide for neovascular age-related macular degeneration: one-year results. Arch Ophthalmol, 121：667-673, 2003
17) Chan WM, et al：Combined photodynamic therapy and intravitreal triamcinolone injection for the treatment of choroidal neovascularisation secondary to pathological myopia: a pilot study. Br J Ophthalmol, 91：174-179, 2007
18) Ip MS, et al：A randomized trial comparing the efficacy and safety of intravitreal triamcinolone with observation to treat vision loss associated with macular edema secondary to central retinal vein occlusion: the Standard Care vs Corticosteroid for Retinal Vein Occlusion (SCORE) study report 5. Arch Ophthalmol, 127：1101-1114, 2009
19) Scott IU, et al：A randomized trial comparing the efficacy and safety of intravitreal triamcinolone with standard care to treat vision loss associated with macular Edema secondary to branch retinal vein occlusion: the Standard Care vs Corticosteroid for Retinal Vein Occlusion (SCORE) study report 6. Arch Ophthalmol, 127：1115-1128, 2009
20) 野間英孝：網膜静脈閉塞の最新治療；ステロイド治療. 臨床眼科, 68：1566-1572, 2014

（松本　直, 堀　裕一）

第3章 疾患・病態別にみたステロイドの選び方・使い方

7 耳鼻咽喉科疾患

Key Points

- アレルギー性鼻炎治療薬の第一選択は鼻噴霧用ステロイドである。
- 鼻噴霧用ステロイドの有効性を上げるためには，花粉飛散開始直後か症状出現直後に使用を開始する必要がある。
- 鼻症状を改善させることを目的として，鼻噴霧用ステロイドに経口抗ヒスタミン薬や経口抗ロイコトリエン薬を漫然と併用することは，有効性・安全性からも経済性からも推奨されない。
- 突発性難聴に対する一次治療は，ステロイドの全身投与が基本である。
- 糖尿病などの併存症がある患者や一次治療無効例に対しては，ステロイドの鼓室内投与が推奨されている。

アレルギー性鼻炎

　先進国におけるアレルギー性鼻炎患者は年々増加しており，2008年にわが国で行われた疫学調査では39.4％という非常に高い有病率が報告されている[1]。そのため，アレルギー性鼻炎治療には，有効性だけでなく安全性や経済性も同等に求められている。

　アレルギー性鼻炎の治療法は抗原の除去と回避，薬物療法，アレルゲン免疫療法，手術療法に分けられる。抗原の除去と回避は，有効性・安全性も経済性も申し分ない優れた方法であるが，抗原の完全な除去は不可能であり，抗原回避が必要であるということ自体が，患者のQOLを低下させてしまうという一面もある。アレルゲン免疫療法は，治癒または長期寛解を期待できる唯一の方法であるが，用いられるアレルゲンの種類は限られ，治療期間は少なくとも2〜3年と長期にわたる。特に皮下免疫療法ではアナフィラキ

シーショックなどの重大な副作用を起こすこともあり，一般の普及には至っていない。手術療法は，症例によっては非常に有効であるが，侵襲の大きな治療方法であり，薬物療法に抵抗性の重症な症例に限って行われるべきである。薬物療法はあくまでも対症療法ではあるが，薬剤の種類，投与経路，投与時期，併用方法を適切に選択することにより，有効性・安全性と経済性を両立させた治療が可能である。

使用可能な薬物には，ケミカルメディエーター遊離抑制薬，ケミカルメディエーター受容体拮抗薬，Th2サイトカイン阻害薬，ステロイドなどがある。そのなかでも現在最も高い頻度で使用されている薬剤は経口抗ヒスタミン薬，経口抗ロイコトリエン薬，鼻噴霧用ステロイドの3種類である。これまでそれら3種類の有効性を比較した多くの臨床試験が行われており，鼻症状に対する有効性は鼻噴霧用ステロイドが最も高いと報告されている[2),3)]。そのため，近年欧米で発表されたEBMに則ったガイドラインでは，基本的には鼻噴霧用ステロイドが第一選択薬とされている。本項では，アレルギー性鼻炎に対して最も有効な鼻噴霧用ステロイドを中心とし，ステロイド治療全般に関して概説する。本項作成にあたっては，次の3つのガイドラインを主に参考にしている。

①国際的なガイドラインの基準である『Allergic Rhinitis and its Impact on Asthma（ARIA）guidelines: 2010 Revision』[4)]（ARIA2010）
②EBMに則って作成されたガイドラインとしては最も新しい2015年版『Clinical Practice Guideline: Allergic Rhinitis』[5)]（AAO-HNSF2015）
③わが国にて出版された『鼻アレルギー診療ガイドライン；通年性鼻炎と花粉症 2016年版』[6)]（鼻アレルギー診療ガイドライン2016）

アレルギー性鼻炎に対するステロイドの投与経路

アレルギー性鼻炎の治療として用いられるステロイドには，投与経路として①筋肉内注射，②経口投与，③鼻腔内投与の3つが存在する。以下，それぞれについて解説する。

① 筋肉内注射

以前は，デポステロイドのシーズン前1回筋肉内注射が行われていたが，

現在では行われることはほとんどなくなっている。ARIA2010でも，ステロイドの筋肉内注射は鼻噴霧用ステロイドに比べて効果が低く，重大な副作用を引き起こす可能性があるため，使用することは推奨できないとしている。鼻アレルギー診療ガイドライン2016では，全身ステロイドの一種として取り上げられてはいるが，治療薬の選択肢には含まれていない。

② 経口投与

　経口ステロイド（ベタメタゾン）と鼻噴霧用ステロイド（モメタゾンフランカルボン酸）の効果を比較した研究では，鼻症状に対する両者の効果には差がなかったと報告されている[7]。より副作用が生じにくい鼻噴霧用ステロイドに比した有用性が証明されていないため，AAO-HNSF2015では，初期治療として経口ステロイドは勧められないとされている。一方，鼻噴霧用ステロイドでコントロールできない重症例に対して，ステロイドの経口投与が処方されることがある。ARIA2010では，エビデンスレベルは低いものの，鼻噴霧用ステロイドなど他の治療方法では鼻症状や眼症状がコントロールできない場合に限って，短期間の経口ステロイドを推奨するとしている。

　わが国では，ベタメタゾンと抗ヒスタミン薬（d-クロルフェニラミンマレイン酸塩）の配合剤であるセレスタミン®が広く用いられてきた。しかしながら，いずれのガイドラインでも，副作用の発現率が高い第1世代抗ヒスタミン薬は使用すべきではないとしており，第1世代抗ヒスタミン薬であるd-クロルフェニラミンマレイン酸塩を含むセレスタミン®の使用は推奨できない。鼻アレルギー診療ガイドライン2016では，適切な投与量や投与方法に関するデータは不足していると断ったうえで，処方の例としてプレドニゾロン20～30mg/日の1週間以内の短期投与を提案している。

③ 鼻腔内投与

　数多くの二重盲検無作為化比較試験（randomized controlled trial；RCT）において，鼻噴霧用ステロイドはプラセボに比べ，アレルギー性鼻炎患者の鼻症状や眼症状を有意に抑制し，QOLや睡眠を改善させると報告されている[8]。また，冒頭でも述べたように，鼻噴霧用ステロイドはその他の薬剤に比べて有効性に優り，安全性も高い[2,3]。そのため，ARIA2010やAAO-HNSF2015では，アレルギー性鼻炎に対する薬物治療の第一選択は

鼻噴霧用ステロイド薬であるとしている。こういった医学的な事実はあるものの，薬物の鼻腔内投与よりも経口投与を好む患者も実際に存在する。経口抗ヒスタミン薬を好む患者の場合は，コンプライアンス維持のために，初期治療として第2世代経口抗ヒスタミン薬を用いることは問題ないとしている。一方，鼻アレルギー診療ガイドライン2016では，種々の薬物と鼻噴霧用ステロイドは同列に扱われており，どの薬剤が第一選択とは決められていない。2016年版からは，鼻噴霧用ステロイドが初期療法の一つとしてようやく記載されるようになったが，今後はわが国のガイドラインでもEBMに則った薬剤の順位づけがなされることを期待したい。以降は，鼻噴霧用ステロイド使用の実際について述べる。

アレルギー性鼻炎に対する鼻噴霧用ステロイド投与の実際

① わが国において使用可能な薬剤と投与量

わが国において使用可能な鼻噴霧用ステロイドには表1の5種類がある。各薬剤間の効果の優劣は証明されていないため，投与回数の違いや使用感の違いにより，患者の好みにあわせて薬剤選択をする。一般的には1日1回投与の薬剤が好まれる傾向にあり，モメタゾンフランカルボン酸（ナゾネックス®）やフルチカゾンフランカルボン酸（アラミスト®）が多く使用されている。

② 副作用

鼻噴霧用ステロイドで認められる副作用の大半は局所的なものであり，軽度の鼻内刺激感，乾燥感，灼熱感，鼻出血などがある。短期間の使用では，鼻出血の発生率はプラセボと有意差を認めないが，長期間使用による発生率の増加が報告されている[5]。鼻出血を減らすためには，鼻中隔には当てないように，やや外側に向けて噴霧することが重要である。

全身的な副作用として，小児の通年性鼻炎に対する長期間使用では，成長に対する悪影響が心配されることが多い。長期間使用の成長に対する影響を検討した研究によると，バイオアベイラビリティの低いフルチカゾンプロピオン酸やモメタゾンフランカルボン酸では影響がなかったという報告がなさ

表1 アレルギー性鼻炎に対して使用される鼻噴霧用ステロイド

① ベクロメタゾンプロピオン酸エステル（リノコート®）
　　1日2回　各鼻腔内へ1回1噴霧ずつ　1噴霧あたり25μg
② フルチカゾンプロピオン酸エステル（フルナーゼ®）
　　小児：1日2回　各鼻腔内へ1回1噴霧ずつ　1噴霧あたり25μg
　　成人：1日2回　各鼻腔内へ1回1噴霧ずつ　1噴霧あたり50μg
③ モメタゾンフランカルボン酸エステル水和物（ナゾネックス®）
　　小児：1日1回　各鼻腔内へ1回1噴霧ずつ　1噴霧あたり50μg
　　成人：1日1回　各鼻腔内へ1回2噴霧ずつ　1噴霧あたり50μg
　　＊12歳以上は成人と同量
④ フルチカゾンフランカルボン酸エステル（アラミスト®）
　　小児：1日1回　各鼻腔内へ1回1噴霧ずつ　1噴霧あたり27.5μg
　　成人：1日1回　各鼻腔内へ1回2噴霧ずつ　1噴霧あたり27.5μg
⑤ デキサメタゾンシペシル酸エステル（エリザス®）
　　成人：1日1回　各鼻腔内へ1回1噴霧ずつ　1噴霧あたり200μg

れているが[9),10)]，ベクロメタゾンプロピオン酸では軽度の成長速度の低下が報告されている[11)]（2014年には，小児に対するフルチカゾンフランカルボン酸の52週投与でわずかな成長速度抑制があったことが報告されている[12)]。しかし，薬剤の使用量が通常の小児投与量の倍量であり，通常投与量での成長速度に対する影響はわかっていない）。これらの結果を受けてAAO-HNSF2015では，小児に対して鼻噴霧用ステロイドを連用する場合は，成長に対する悪影響が報告されていない薬剤を選択するのが良識的ではないかとしている。

③ 投与のタイミングと期間

　通年性アレルギー性鼻炎と季節性アレルギー性鼻炎では，薬剤の投与タイミングや期間に違いがあるため，それぞれ分けて考える必要がある。

（1）通年性アレルギー性鼻炎

　一年を通して同じように症状があるのであれば，継続使用するほうが高い効果を期待できるため[13)]，基本的には鼻噴霧用ステロイドを一年中使用することが推奨される。しかし，症状が強い時期と弱い時期がある症例で，症状が弱い時期には薬物治療を希望しない場合も想定される。そのような症例では，季節性アレルギー性鼻炎と同じような対応を検討してもよい。

(2) 季節性アレルギー性鼻炎

　鼻噴霧用ステロイドは，症状のピークを迎えてから使用するよりも，花粉の飛散前から使用したほうが高い効果を得られるという報告がある[14]。花粉の飛散前から使用するべきなのか，飛散開始直後に始めるべきなのか，症状出現直後からでもよいのか，というところははっきりしていないが，鼻アレルギー診療ガイドライン2016では，花粉飛散予測日または症状が少しでも現れた時点で使用を開始することを推奨している。使用終了のタイミングに関しては，明確な基準はない。原因抗原が判明している場合は，花粉の本格飛散が終了する時期が一つの目安である。

④ 効果判定と追加薬剤

　鼻噴霧用ステロイドの効果は，投与開始後3～36時間の間に出現すると報告されている[15],[16]。そのため，明確な基準はないものの，長くても1週間経過すれば治療効果は最大になっていると考え，その時点で効果判定をするのが妥当であろうとAAO-HNSF2015では述べている。

　それでは，鼻噴霧用ステロイド単独では鼻症状の改善が不十分な場合，どういった治療を追加するのが妥当なのだろうか。わが国においては経口抗ヒスタミン薬や経口抗ロイコトリエン薬を併用することが多く，鼻アレルギー診療ガイドライン2016でもそれらの薬剤が推奨されている。しかし，鼻噴霧用ステロイドにそれらの薬剤を追加しても，鼻症状に対する効果の増強が見込めないという報告が大半であり，AAO-HNSF2015ではそれらの薬剤の併用は推奨しないとしている。鼻症状以外の改善を目的としている場合は，それらの薬剤を併用する意味もあると考えられる（咽喉頭・皮膚・眼の掻痒に対する抗ヒスタミン薬や，喘息合併に対する抗ロイコトリエン薬など）。一方，点鼻抗ヒスタミン薬の追加は有効であるという報告が多数なされており，AAO-HNSF2015ではこの薬剤の追加を推奨している。わが国では非鎮静性の点鼻抗ヒスタミン薬が市販されていないため，今後単剤か鼻噴霧用ステロイドとの合剤として発売されることが期待される。また，点鼻血管収縮薬の併用も有効であるという報告が多く，こちらも併用薬剤として推奨されている。ただし，薬剤性鼻炎の発生を防ぐため，使用期間は3日以内としている。

表2　突発性難聴診断基準

主症状
1. 突発発症
2. 高度感音難聴
3. 原因不明

参考事項
1. 難聴（純音聴力検査での隣り合う3周波数で各30dB以上の難聴が72時間以内に生じた）
   - （1）急性低音障害型感音難聴と診断される例を除外する
   - （2）他覚的聴力検査またはそれに相当する検査で機能性難聴を除外する
   - （3）文字どおり即時的な難聴，または朝，目が覚めて気づくような難聴が多いが，数日をかけて悪化する例もある
   - （4）難聴の改善・悪化の繰り返しはない
   - （5）一側性の場合が多いが，両側性に同時罹患する例もある
2. 耳鳴
   難聴の発生と前後して耳鳴を生ずることがある
3. めまい，および吐気・嘔吐
   難聴の発生と前後してめまい，および吐気・嘔吐を伴うことがあるが，めまい発作を繰り返すことはない
4. 第8脳神経以外に顕著な神経症状を伴うことはない

診断の基準
主症状の全事項を満たすもの

〔小川　郁，他：Audiology Japan, 58：471-472, 2015より〕

　これまで述べてきたように，鼻噴霧用ステロイドは，アレルギー性鼻炎に対する治療薬として非常に高い有効性と安全性を有している。今後はわが国のガイドラインもEBMに則って作成され，鼻噴霧用ステロイドが第一選択として記載されることを期待したい。また，罹患率が高い疾患であるので，わが国の医療費を無駄に増やさないためにも，併用療法としての有効性が否定されている薬剤を漫然と追加することは慎みたいところである。

● 突発性難聴

　突発性難聴は突然発症する感音難聴である。循環障害，ウイルス感染，免疫異常などが原因として考えられているが，その病態はいまだ不明であり，治療法も確立されていない。わが国での罹患率は10万人あたり30人程度であり，近年では増加傾向にある[17]。診断基準としては，厚生労働省難治性聴覚障害に関する研究班によって2015年に改訂された基準（表2）が

表3 エビデンスに基づいた声明のまとめ

突発性難聴患者のマネージメント (エビデンスに基づいた声明)			推奨度
診　断	推奨項目1	伝音難聴の除外	Strong recommendation
	推奨項目2	調整因子	Recommendation
	推奨項目3	CT	Strong recommendation against
	推奨項目4	聴力検査による感音難聴の確認	Recommendation
	推奨項目5	血液検査	Strong recommendation against
	推奨項目6	後迷路性難聴の除外	Recommendation
共有意思決定	推奨項目7	患者教育	Strong recommendation
治　療	推奨項目8	一次治療としてのステロイド	Option
	推奨項目9	高圧酸素療法	Option
	推奨項目10	その他の薬物療法	Recommendation against
	推奨項目11	サルベージ治療 (ステロイド鼓室内投与)	Recommendation
経過観察	推奨項目12	治療結果の評価	Recommendation
	推奨項目13	リハビリテーション	Strong recommendation

〔Stachler RJ, et al : Otolaryngol Head Neck Surg, 146（3 Suppl）: S1-S35, 2012より〕

使用されている[18]。欧米では，隣り合う3周波数で各30dB以上の難聴が72時間以内に生じたとする基準が一般的であり，本基準も国際的な基準にあわせるように改訂された。

　突発性難聴に対するエビデンスに基づいた推奨医療を提供することを目的として，2012年にAmerican Academy of Otolaryngology-Head and Neck Surgery（AAO-HNS）によって突発性難聴の診断ガイドラインが発表された[19]。診断，治療に関する13の推奨項目と推奨度が示されている（表3）が，一次治療としてrecommendationといえるものはない。一次治療としてのステロイドの推奨度は，投与法によらずoptionとなってはいるが，ほかに有効な選択肢があるわけでもなく，突発性難聴の治療の中心は以前と変わらずステロイドである。一次治療で効果の乏しかった症例に対して

は，二次治療としてステロイドの鼓室内投与がrecommendationとされており，広く行われるようになってきている。本項では，突発性難聴に対するステロイドの使用について概説する。ステロイド全身投与の副作用については，他稿にまとめられているので省略する。

突発性難聴に対するステロイドの投与経路

突発性難聴の治療として用いられるステロイドには，投与経路として①全身投与（経口，経静脈），②鼓室内投与の2つが存在する。以下，それぞれについて解説する。

① 全身投与

AAO-HNSのガイドライン（2012年発表）では，信憑性のあるシステマティックレビューとしてCochrane review（2006年発表，2009年アップデート）とConlinらのレビュー（2007年発表）[20]が取り上げられ，ステロイドの全身投与の有効性は明らかではないと結論づけられていた。その後Cochrane reviewが2013年に再度アップデートされ[21]，Craneらによるレビュー[22]が2015年に発表されたが，ステロイドの全身投与はプラセボに対する優位性は証明できないという結論は変わっていない。これらの結果を受けてステロイドの全身投与は行われていないかというと，ほかに有効な手立てもないため，「option」という扱いで推奨されている。

② 鼓室内投与

一次治療としてのステロイド鼓室内投与は，全身投与と比較したRCT[23]やシステマティックレビュー[24]にて非劣性であることが報告されている。そのため，AAO-HNSのガイドラインでは，一次治療としてのステロイド鼓室内投与は，全身投与と効果は同等とされている。しかし，一般的には全身投与のほうが簡便であるため，鼓室内投与は糖尿病などの併存症のため全身投与が難しい症例に対して行われるのが一般的である。また，鼓室内投与と全身投与の併用は，全身投与単独と治療効果に差がないという報告がなされており[25]，推奨されていない。

一方，一次治療で効果が認められなかった症例に対する鼓室内投与は有効

であると報告されており[22),24)]，サルベージ治療として推奨されている。

突発性難聴に対するステロイド投与の実際

① 全身投与

　エビデンスのある治療法が確立していないため，施設ごとにステロイドの種類，投与量，投与期間は異なっている。一般的には経口投与されることが多く，プレドニゾロンであれば30〜60mgから，デキサメタゾンであれば8mgから，1〜2週間かけて漸減する方法が用いられる。聴力障害が高度の場合や，糖尿病や感染症などの合併症がある場合は，入院したうえでの静脈内投与を考慮されることが多い。投与量や投与期間は経口投与とほぼ同等である。2週間以内に投与するほうが効果は高く，4〜6週経過してからの投与では効果は期待できないとされている。薬剤の種類，量，投与期間による治療効果の違いは示されていない。

② 鼓室内投与

　一次治療として行う場合でもサルベージ治療として行う場合でも，投与方法に大きな違いはない。報告によって投与方法はさまざまであるが，わが国においては，投与薬剤はデキサメタゾンが選択されることが多い。

　実際の手順は，①鼓膜麻酔を施行，②25Gまたは23Gのカテラン針を用いてデキサメタゾン0.2〜0.5mLを鼓室内に注入（座位もしくは側臥位），③15〜30分間嚥下を禁止した状態で患側を上にして側臥位を維持する——のように行われることが一般的である。注入前に脱気用の空気穴を開けたほうが投与はしやすく，鼓膜の穿刺部位は前上方としていたり正円窓方向としていたり，さまざまである。投与頻度は週1回，週2回，毎日とさまざまで，投与回数は4回前後が一般的である。

　一時的な合併症としては，耳閉感，めまい，耳漏などがあり，永久穿孔を来すこともあるので注意が必要である。

　突発性難聴はさまざまな原因によって急速に生じた感音難聴の総称であり，一元的に治療し，治療効果判定をすることには限界がある。自然経過で改善する症例があることや，報告によってステロイドの種類，投与量，投与

期間が異なることも，治療効果の評価を難しくしている一因である．現状としては，患者にリスクとベネフィットを伝えたうえで，ステロイドを適正に使用していくほかには選択肢がないと思われる．最近では，インスリン様成長因子（insulin-like growth factor；IGF)-1の鼓室内投与[26]や経口投与の有効性が報告されており[27]，突発性難聴の予後を改善させうる新規治療の開発に期待がもたれている．

引用文献

1) 馬場廣太郎，他：鼻アレルギーの全国疫学調査2008（1998年との比較）；耳鼻咽喉科医およびその家族を対象として．Progress in Medicine, 28：2001-2012, 2008
2) Yáñez A, et al：Intranasal corticosteroids versus topical H1 receptor antagonists for the treatment of allergic rhinitis: a systematic review with meta-analysis. Ann Allergy Asthma Immunol, 89：479-484, 2002
3) Wilson AM, et al：Leukotriene receptor antagonists for allergic rhinitis: a systematic review and meta-analysis. Am J Med, 116：338-344, 2004
4) Brozek JL, et al：Allergic Rhinitis and its Impact on Asthma (ARIA) guidelines: 2010 revision. J Allergy Clin Immunol, 126：466-476, 2010
5) Seidman MD, et al：Clinical practice guideline: allergic rhinitis. Otolaryngol Head Neck Surg, 152 (1 Suppl)：S1-S43, 2015
6) 鼻アレルギー診療ガイドライン作成委員会・編：鼻アレルギー診療ガイドライン：通年性鼻炎と花粉症 2016年版（改訂第8版）．ライフ・サイエンス，2016
7) Karaki M, et al：Efficacy of intranasal steroid spray (mometasone furoate) on treatment of patients with seasonal allergic rhinitis: comparison with oral corticosteroids. Auris nasus larynx, 40：277-281, 2013
8) Rodrigo GJ, et al：Efficacy of fluticasone furoate nasal spray vs. placebo for the treatment of ocular and nasal symptoms of allergic rhinitis: a systematic review. Clin Exp Allergy, 41：160-170, 2011
9) Skoner DP, et al：The effects of intranasal triamcinolone acetonide and intranasal fluticasone propionate on short-term bone growth and HPA axis in children with allergic rhinitis. Ann Allergy Asthma Immunol, 90：56-62, 2003
10) Allen DB, et al：No growth suppression in children treated with the maximum recommended dose of fluticasone propionate aqueous nasal spray for one year. Allergy Asthma Proc, 23：407-413, 2002
11) Skoner D, et al：Detection of growth suppression in children during treatment with intranasal belcomethasone dipropionate. Pediatrics, 105：eE23, 2000
12) Lee LA, et al：Growth velocity reduced with once-daily fluticasone furoate nasal spray in prepubescent children with perennial allergic rhinitis. J Allergy Clin Immunol Pract, 2：421-427, 2014
13) Juniper EF, et al：Aqueous beclomethasone dipropionate nasal spray: regular versus "as required" use in the treatment of seasonal allergic rhinitis. J Allergy Clin Immunol, 86：380-386, 1990
14) Higaki T, et al：Early interventional treatment with intranasal corticosteroids compared with postonset treatment in pollinosis. Ann Allergy Asthma Immunol,

109：458-464, 2012
15) Day JH, et al：Onset of action of intranasal budesonide (Rhinocort aqua) in seasonal allergic rhinitis studied in a controlled exposure model. J Allergy Clin Immunol, 105：489-494, 2000.
16) Fokkens WJ, et al：Budesonide aqueous nasal spray is an effective treatment in children with perennial allergic rhinitis, with an onset of action within 12 hours. Ann Allergy Asthma Immunol, 89：279-284, 2002
17) Teranishi M. et al：Thirty-year trends in sudden deafness from four nationwide epidemiological surveys in Japan. Acta Otolaryngol, 127: 1259-65, 2007
18) 小川　郁，他：急性高度難聴の診断基準改訂について．Audiology Japan, 58：471-472, 2015
19) Stachler RJ, et al：Clinical Practice Guideline: Suddensudden Hearinghearing Lossloss. Otolaryngol Head Neck Surg, 146（3 Suppl）：S1-S35, 2012
20) Conlin AE, et al：Treatment of sudden sensorineural hearing loss: I. a systematic review. Arch Otolaryngol Head Neck Surg, 133：573-581, 2007
21) Wei BP, et al：Steroids for idiopathic sudden sensorineural hearing loss. Cochrane Database Syst Rev, 27：CD003998, 2013
22) Crane RA, et al：Steroids for treatment of sudden sensorineural hearing loss: a meta-analysis of randomized controlled trials. Laryngoscope, 125：209-217, 2015
23) Rauch SD, et al：Oral vs intratympanic corticosteroid therapy for idiopathic sudden sensorineural hearing loss: a randomized trial. JAMA, 305：2071-2079, 2011
24) Separ SA, et al：Intratympanic steroids for sudden sensorineural hearing loss: a systematic review. Otolaryngol Head Neck Surgery, 145：534-543, 2011
25) Park MK, et al：Simultaneous versus subsequent intratympanic dexamethasone for idiopathic sudden sensorineural hearing loss. Otolaryngol Head Neck Surg, 145：1016-1021, 2011
26) Nakagawa T, et al：A randomized controlled clinical trial of topical insulin-like growth factor-1 therapy for sudden deafness refractory to systemic corticosteroid treatment. BMC Med, 12：219, 2014
27) Nakagawa T, et al：Prognostic impact of salvage treatment on hearing recovery in patients with sudden sensorineural hearing loss refractory to systemic corticosteroids: A retrospective observational study. Auris Nasus Larynx, 43：489-494, 2016

（田中翔太，増山敬祐）

第3章 疾患・病態別にみたステロイドの選び方・使い方

8 アレルギー性皮膚疾患

🔑 Key Points

- 🔑 アトピー性皮膚炎ではステロイド外用を行うことが多いが，部位，症状，患者年齢に応じてステロイドの強さと基剤を選択する必要がある。
- 🔑 アトピー性皮膚炎の重症，最重症期にはステロイド内服を寛解導入のために用いる場合があるが，短期にとどめるほうがよい。
- 🔑 急性蕁麻疹の重篤時にはステロイドの全身投与を行うことがある。
- 🔑 薬剤アレルギーである薬疹に対し，ステロイド外用，内服を治療に用いる。

◆ アトピー性皮膚炎

① アトピー性皮膚炎の臨床的特徴

　日本皮膚科学会による定義では，アトピー性皮膚炎は，増悪・寛解を繰り返す，掻痒のある湿疹を主病変とする疾患であり，患者の多くはアトピー素因をもつ[1]。アトピー素因がある患者は，家族歴あるいは既往歴に気管支喘息，アレルギー性鼻炎，アレルギー性結膜炎，アトピー性皮膚炎などをもつ。炎症が増強したときには病変部にT細胞を中心とする細胞浸潤を認め，これらが表皮での湿疹病変の形成に寄与する。この炎症の惹起，悪化には病変部で産生されるさまざまなサイトカインや接着分子の発現が関与している。ステロイドはこのT細胞の活性化を抑え，さまざまなサイトカインや接着分子の発現を抑制し，アトピー性皮膚炎に効果を示す。

　アトピー性皮膚炎は従来，幼少時の発症が多かったが，最近は成人になっても症状が軽快しなかったり，成人になって発症したりする症例が増加している。

　アトピー性皮膚炎では，乳児では2カ月以上，その他では6カ月以上の慢

性，反復性の経過をとり，痒みを伴う皮疹が特徴的に分布している。皮疹の分布は年齢により異なり，乳児期には頭，顔に始まり，幼小児期は頸部，四肢関節部の病変が多く，思春期，成人期には頭，頸，胸，背に皮疹が強い傾向がある。

② アトピー性皮膚炎の治療

　治療の中心はステロイド外用剤になるが，ステロイド外用剤は表1に示すように5段階の強さに分けられる。

　表2にあるように，軽微例では炎症症状に乏しい乾燥症状が主体である。この場合はステロイド外用剤を用いずに，保湿剤などの外用を行いスキンケアに努める。紅斑を伴う軽症例以上ではステロイド外用剤の使用が第一選択となる。

　軽症例は乾燥および軽度の紅斑，鱗屑などを主体とする。軽症では表1のミディアム以下のステロイド外用剤を第一選択とする。

　中等症例は中等症までの紅斑，鱗屑，少数の丘疹，掻破痕などを主体とする。中等症では表1のストロングないしミディアムクラスのステロイド外用剤を第一選択とする。炎症症状の鎮静後にステロイド外用剤を中止する際には，急激に中止することなく，症状をみながら漸減あるいは間欠投与を行い徐々に中止する。

　重症例は，高度の腫脹/浮腫/浸潤ないし苔癬化を伴う紅斑，丘疹の多発，高度の鱗屑，痂皮の付着，小水疱，びらん，多数の掻破痕，痒疹結節などを主体とする。必要かつ十分な効果をもつベリーストロングないしストロングクラスのステロイド外用剤を第一選択とする。痒疹結節でベリーストロングクラスを用いて十分効果が得られない場合は，ストロンゲストクラスを用いる。

　顔面は高い薬剤吸収率を考慮して，原則としてミディアムクラス以下のステロイド外用剤か免疫抑制薬FK506を含有するタクロリムス含有軟膏を用いる。ただしタクロリムス含有軟膏はびらん面に外用すると刺激反応があるので，まずステロイド外用剤で病変部が軽快してから使用するとよい。ステロイド外用剤の使用時は局所の副作用の発生に十分注意し，1日2回の外用は1週間程度にとどめ，間欠投与に移行し，休薬期間を設けながら使用する。アトピー性皮膚炎の重症，最重症期にはステロイド内服を寛解導入のために用いる場合があるが，短期にとどめるほうがよい。

表1 主なステロイド外用剤のランク

ランク	一般名（商品名）
ストロンゲスト	クロベタゾールプロピオン酸エステル（デルモベート®） ジフロラゾン酢酸エステル（ジフラール®、ダイコート®）
ベリーストロング	モメタゾンフランカルボン酸エステル（フルメタ®） ベタメタゾン酪酸エステルプロピオン酸エステル（アンテベート®） フルオシノニド（トプシム®） ジフルプレドナート（マイザー®） ジフルコルトロン吉草酸エステル（ネリゾナ®）
ストロング	デキサメタゾンプロピオン酸エステル（メサデルム®） デキサメタゾン吉草酸エステル（ボアラ®） ベタメタゾン吉草酸エステル（リンデロン®-V） ベクロメタゾンプロピオン酸エステル（プロパデルム®）
ミディアム	プレドニゾロン吉草酸エステル酢酸エステル（リドメックス®） アルクロメタゾンプロピオン酸エステル（アルメタ®） クロベタゾン酪酸エステル（キンダベート®） ヒドロコルチゾン酪酸エステル（ロコイド®）
ウィーク	プレドニゾロン（プレドニゾロン®）

表2 アトピー性皮膚炎の皮疹の重症度と外用剤の選択

	皮疹の重症度	外用剤の選択
重 症	高度の腫脹/浮腫/浸潤ないし苔癬化を伴う紅斑、丘疹の多発、高度の鱗屑、痂皮の付着、小水疱、びらん、多数の掻破痕、痒疹結節などを主体とする	必要かつ十分な効果のあるベリーストロングないしストロングクラスのステロイド外用剤を第一選択とする。痒疹結節でベリーストロングクラスでも十分な効果が得られない場合は、その部位に限定してストロンゲストクラスの使用もある
中等症	中等症までの紅斑、鱗屑、少数の丘疹、掻破痕などを主体とする	ストロングないしミディアムクラスのステロイド外用剤を第一選択とする
軽 症	乾燥および軽度の紅斑、鱗屑などを主体とする	ミディアム以下のステロイド外用剤を第一選択とする
軽 微	炎症症状に乏しい乾燥症状主体	ステロイドを含まない外用剤を選択する

〔川島　眞、他：日本皮膚科学会雑誌、110：1099-1104, 2000より〕

　乳幼児、小児の重症と中等症では上記成人例より1ランク低いステロイド外用剤を使用する。

③ ステロイドの外用量

第2指の第1関節から先端までチューブから押し出した外用剤の量，約0.5 g を finger tip unit とよび，成人の手の2枚分の面積，おおよそ顔面と同じ表面積に対する適量とされている[2]。

④ ステロイド外用剤の副作用

上記のようにステロイド外用剤を適切に使用すれば，副腎不全，糖尿病，ムーンフェイス（満月様顔貌）などのステロイドの全身投与でみられる全身的副作用は起こる可能性が少ない。局所的副作用のうち，ステロイドざ瘡，ステロイド潮紅，皮膚萎縮，多毛，細菌・真菌・ウイルス皮膚感染症などは時に生じうるが，外用の休止と適切な処置により回復する場合が多い。ステロイド外用剤の使用後に色素沈着がみられることがあるが，皮膚炎自体に伴う色素沈着であり，ステロイド外用剤によるものではない。

◆ 蕁麻疹

① 蕁麻疹の臨床的特徴

蕁麻疹では，アレルギー性あるいは非アレルギー性の機序により皮膚肥満細胞が脱顆粒し，ヒスタミンをはじめとする化学伝達物質が皮膚組織内に放出されることにより皮膚微小血管の拡張と血漿成分の漏出が起こり，紅斑および局所的浮腫（膨疹）が生じる[3]。蕁麻疹の臨床的な最大の特徴は，膨疹の一過性の出現にある。それぞれの膨疹は24時間以内に消失する。発症してからの期間が1カ月以内のものを急性蕁麻疹，1カ月以上のものを慢性蕁麻疹とよんでいる。蕁麻疹のなかには容易に原因が同定・想定できるものとそうでないものとがある。

ヒト皮膚肥満細胞を高濃度のステロイドで処理しても，抗原およびサブスタンスPにより *in vitro* で遊離されるヒスタミン量には影響しない[3]。一方，肥満細胞の分化，増殖，遊走を促進する幹細胞因子（stem cell factor；SCF）の線維芽細胞による産生は，副腎皮質ホルモンにより抑制される[4]。慢性蕁麻疹でステロイドを内服すると症状が抑制される理由は，SCFの産生を抑えることにより肥満細胞の分化，増殖，遊走を抑えるためと考えられる。

② 蕁麻疹の治療方針

2011年に『蕁麻疹診療ガイドライン』が作られた[5]。このガイドラインの内容がわが国の蕁麻疹の標準的治療と考えられ，このガイドラインに沿って説明する。

蕁麻疹の治療は，原因，誘因がはっきりしている場合は原因，誘因の除去を行い，ヒスタミンH_1受容体拮抗薬（抗ヒスタミン薬）の投与を行う。抗ヒスタミン薬が効かない場合は，抗ヒスタミン薬の増量または他剤への変更をまず考慮する。ステロイド外用剤は基本的に使用しない。

急性期にアナフィラキシーショックの部分症状として蕁麻疹が出現する場合，全身の膨疹が激しく，痒みが耐えがたく，日常生活に支障がある場合はステロイドの全身投与を短期間行う。

一部のアスピリン喘息，アスピリン不耐症などではコハク酸エステル，またはパラベンなどの防腐剤に対する過敏性があり，それらを含有した薬剤によりかえって症状を悪化させることがある。薬剤の急速な静注を避け，点滴開始後は注意深く症状を観察しなければならない。

慢性蕁麻疹に抗ヒスタミン薬内服や他の補助療法が効果を示さず，ステロイド内服により膨疹が消失することもある。慢性蕁麻疹に対する初期投与量は，可能であればプレドニゾロン換算で15mg/日までにし，できるだけ早く減量・中止できるようにする。

◆ 薬　疹

① 薬疹の臨床的特徴

薬疹とは薬剤やその代謝物により生じる皮膚，粘膜疹を指す。薬疹の臨床病型には表3に示すように軽症のものから重症のものまでさまざまな種類がある。しかし，発症機序についてはいまだ不明な点も多い。本項でとりあげるStevens-Johnson症候群は，活性化された細胞傷害性Tリンパ球の表皮細胞攻撃の結果と考えられ[6]，ステロイドはこの細胞傷害性Tリンパ球の活性化と作用の抑制に働く。

② 薬疹の治療

まず薬の内服・点滴歴，造影剤使用の有無などを詳細に問診し，原因薬剤

表3 薬疹の主な臨床病型

- 播種状紅斑丘疹型
- 多形紅斑型
- 扁平苔癬型
- 固定薬疹
- 蕁麻疹型
- Stevens-Johnson症候群（SJS）型
- 中毒性表皮壊死症（TEN）型
- 薬剤性過敏症症候群（DIHS）型
- 紅皮症型
- 紫斑型
- 湿疹型
- 光線過敏型
- 結節性紅斑型
- ざ瘡型
- 血管炎型
- エリテマトーデス型
- 水疱型

を予想し，可能な限り中止・変更する。漢方薬，常備薬，健康食品，サプリメントについても確認しておく。粘膜を含めた全身の皮疹をくまなくチェックし，バイタルサインをとり，全身管理がすぐに必要なものかどうかを判断する。ステロイドの外用，全身投与を適宜行う。軽症例では原因薬剤の投与中止とステロイド外用で軽快することも多い。

(1) 重症薬疹

Stevens-Johnson症候群（SJS），中毒性表皮壊死症（toxic epidermal necrolysis；TEN），薬剤性過敏症症候群（drug-induced hypersensitivity syndrome；DIHS）などの重症薬疹ではパルス療法も含めたステロイドの全身投与を行わないと改善しないことが多い。

SJSでは，発熱を伴う口唇，眼結膜，外陰部などの粘膜皮膚移行部における重症の粘膜疹および皮膚の紅斑と，しばしば水疱，表皮剥離を認める。原因の多くは薬剤である。びらんもしくは水疱は，体表面積の10％未満である。被疑薬剤を中止・変更し，ステロイドを中〜高用量全身投与する。症状が改善すればステロイドの量を漸減し，効果がみられなかったら3日間ステロイドのパルス療法を行う。

TENでは広範囲な紅斑と，全身の10％以上に表皮の壊死性障害による水疱，表皮剥離，びらんを認め，高熱と粘膜疹を伴う。原因の大部分は薬剤である。被疑薬剤を中止・変更し，ステロイド全身投与をプレドニゾロン換算で中等症には0.5〜1 mg/kg/日，重症例には1〜2 mg/kg/日行い，最重症例にはステロイドのパルス療法から開始する。症状が改善すればステロイドの量を漸減する。死亡例もあり，眼症状も含めた適切な全身管理が重要であ

る。

　DIHSは高熱と臓器障害を伴う薬疹で，薬剤中止後も遷延化する．多くの場合，発症後2〜3週間後にヒトヘルペスウイルス（HHV）-6の再活性化を生じる．原因薬剤は限定され，抗痙攣薬，ジアフェニルスルホン，サラゾスルファピリジン，アロプリノール，ミノサイクリン，メキシレチンであることが多く，発症までの内服期間は2〜6週間が多い．原因薬剤を同定することは比較的容易である．被疑薬剤を中止・変更し，ステロイドを全身投与する．遷延化する場合が多く，発熱，肝機能障害など全身症状をみながら慎重にステロイド量を漸減することが大切である．

引用文献

1) 古江増隆，他：日本皮膚科学会アトピー性皮膚炎診療ガイドライン．日本皮膚科学会雑誌，119：1515-1534, 2009
2) Long CC, et al：The finger-tip unit--a new practical measure. Clin Exp Dermatol, 16：444-447, 1991
3) 秀　道広：慢性蕁麻疹にステロイドは必要である．Visual Dermatology, 5：498-499, 2006
4) Finotto S, et al：Glucocorticoids decrease tissue mast cell number by reducing the production of the c-kit ligand, stem cell factor, by resident cells：in vitro and in vivo evidence in murine systems. J Clin Invest, 99：1721-1728, 1997
5) 秀　道広，他：蕁麻疹診療ガイドライン．日本皮膚科学会雑誌，121：1339-1388, 2011
6) 塩原哲夫：薬疹，中毒疹の概念．最新皮膚科学大系5 薬疹・中毒疹（玉置邦彦・総編集），中山書店，pp2-7，2004

〈中村元信〉

第3章 疾患・病態別にみたステロイドの選び方・使い方

9 緩和ケア

Key Points

- ステロイドは緩和ケアにおいてさまざまな症状に対して有用であり，副作用に留意しながら適切に使用すればQOLを改善する。
- 緩和ケアにおける投与方法は確立したものはないが，漸増法と漸減法が用いられる。
- 副作用として，口腔カンジダ症，糖尿病，ミオパチー，感染症，精神症状などに注意する。

はじめに

　副腎皮質ステロイド（以下，ステロイド）は，がん緩和ケアにおいて1960年代から広く世界で使用されてきたし，現在も使用されている。使用の目的は，痛み，食欲不振，倦怠感，消化器症状，呼吸器症状などのさまざまな症状マネジメントと，進行がんにおけるQOLの向上である[1]。本項では，どこまでがエビデンスに基づいた使用であり，どの領域が経験的な使用であるかを踏まえながら，緩和ケアにおけるステロイドの使用について述べる。

ステロイドの投与方法

① 使用薬剤

　がん患者では電解質異常を来すことが多く，また症状緩和の効果を持続させる必要性から，一般に作用時間が長くミネラルコルチコイド作用の少ないデキサメタゾンやベタメタゾンが使用されることが多い。また，ミオパチー

を起こしにくいプレドニゾロンを使用するとよいとの意見もある。

② 投与方法

　緩和ケアにおけるステロイドの投与方法や投与量には，統一した見解はない。一般には，緊急性が高い場合には漸減法を，緊急性が低い場合には漸増法が行われる。具体的には，症状が高度の場合，あるいは予後が週単位以内と予想されるなど効果判定を迅速に行いたい場合，抗浮腫効果による症状緩和を期待する場合（脊髄圧迫，脳浮腫，痛み，消化管閉塞，気道狭窄など）では，漸減法が行われる。逆に，症状が軽度の場合，あるいは予後が数カ月以上と比較的長い場合，また耐糖能異常のある患者や高齢者などでは高血糖やせん妄を避けるため，漸増法が行われる。

　漸減法の一例としては，ベタメタゾン1回8mg，1日1～2回（朝，昼）から開始し，効果をみながら漸減し必要最小限の投与量で維持する。漸増法の一例としては，ベタメタゾン1回0.5～1mg，1日1回（朝）から開始し，効果をみながら3～5日ごとに4mg/日程度まで漸増する。内服困難時には，ベタメタゾン注またはデキサメタゾン注を朝に皮下投与するか，生理食塩水50mLに溶解し静脈内投与する。ステロイドは不眠の原因になるため，24時間の輸液に混合して持続的に投与することは避ける。

◆ 痛　み

① ステロイドの位置づけ

　がん疼痛は，WHO方式がん疼痛治療法に則って行うことで70～80％以上の鎮痛効果が得られるとされている。非オピオイド鎮痛薬とオピオイド鎮痛薬（以下，オピオイド）で適切な鎮痛が得られない場合には，鎮痛補助薬を併用する。ステロイドは鎮痛補助薬の一つと位置づけられ，特に神経圧迫による痛み，脊髄圧迫による痛み，頭蓋内圧亢進による頭痛，骨転移に伴う痛みに極めて有用とされている[2]。

② エビデンス

　Paulsenら[3]による系統的なレビューによると，がん患者の鎮痛効果に関する科学的な根拠は非常に限られており，エビデンスレベルは低い。

また，Brueraら[4]による，弱オピオイドの経口投与を受けている終末期がん患者40例を対象とした無作為化クロスオーバー比較試験では，メチルプレドニゾロン32 mg，5日間投与により統計学的に有意な疼痛強度の低下がみられた。一方で，Paulsenら[5]による，Numerical Rating Scale（NRS）4以上の痛みでオピオイドを投与しているがん患者に対してメチルプレドニゾロン32 mg，7日間投与した無作為化比較試験では，有意な鎮痛効果を認めなかった。相反する結果が得られた2つの臨床試験は，ともにメチルプレドニゾロン32 mgと中等量のステロイド投与であるものの，対象患者において違いがみられる。鎮痛効果を認めたBrueraら[4]の対象患者のオピオイドの平均投与量は，モルヒネ経口換算36 mgで全身状態が不良であったのに対して，Paulsenら[5]の対象患者は，モルヒネ経口換算222 mgとより高用量で，全身状態が比較的良好であった。また，両試験は対象患者数が少ないために，痛みの原因や病態によるサブグループ解析がなされていない。したがって，今後ステロイドによる鎮痛効果が出やすい原因や病態に限定した試験を行うことで，ステロイドの鎮痛効果を確認できる可能性は残っていると考えられる。

　実際に，がん患者の痛みのなかでも，脊髄圧迫，上大静脈症候群，頭蓋内圧亢進，消化管閉塞による痛みについては，その他の痛みに比べるとコンセンサスが得られている[6]。日本緩和医療学会のガイドライン[7]においても，ステロイドの鎮痛効果は科学的な根拠に乏しいとしながらも，「脊髄圧迫症候群など神経への圧迫による痛み，炎症による痛み，頭蓋内圧亢進に伴う頭痛，臓器の被膜伸展痛，骨転移に伴う痛みなどの病態においては，オピオイドとステロイドの併用は，オピオイド単独に比較して痛みを緩和する可能性がある」とし，ステロイドの適応と考えられる病態であれば，ステロイドの併用が推奨されている（弱い推奨）。

③ 実臨床

　以上のことから，がん疼痛に対してステロイドを使用する場合には，痛みの原因や病態をきちんと評価し，適応がある場合にはステロイドを試してみる。効果があれば，効果の認められる最小量に減量して使用し，効果がなければ漫然と使用せずに一定期間で減量・中止する。

　がん疼痛治療で主に用いられるオピオイドには抗炎症作用がなく，また眠

気や便秘などの副作用がQOLを低下させることがある。その点、ステロイドはオピオイドにはない抗炎症作用をもち、オピオイドにみられる副作用もない。このようなことから、筆者は、患者の状態にあわせてステロイドをうまく使いこなすことが患者のQOL向上につながることをしばしば経験している。

● 食欲不振・倦怠感

① ステロイドの位置づけ

　進行がん患者において、食欲不振や倦怠感は最も頻度の高い症状の一つであり、終末期ではほとんどの患者にみられる。

　がん患者において食欲不振や倦怠感が生じたときには、まず治療可能な原因と病態がないかの評価を行う。食欲不振であれば薬剤、悪心、消化管閉塞などを鑑別し、可能な範囲でこれらの治療を行う。また倦怠感においても、薬剤、感染症、貧血、電解質異常、抑うつなどを鑑別し、治療可能であればこれらの治療を行うことが大切である。

　しかし、生命予後が1～2カ月と推測されるようながん終末期では、症状緩和を目的としてステロイドが一般に使用されている[8),9)]。

　作用機序は、免疫応答を抑制することで悪液質や倦怠感、食欲不振の原因となるサイトカインの放出を抑制することや、食欲中枢に直接作用することで食欲を改善することが考えられる。

② エビデンス

　ステロイドが終末期のがん患者の食欲不振、倦怠感、健康状態、QOLを改善することが複数報告されている。

　例えば、Yennurajalingamら[10)]による進行がん84例を対象とした無作為化比較試験では、デキサメタゾン8mg、14日間投与により、プラセボと比較して有意に倦怠感とQOLを改善した。また、Brueraら[4)]による終末期がん患者40例を対象とした無作為化クロスオーバー比較試験では、メチルプレドニゾロン32mg、5日間投与により、統計学的に有意な食欲改善と食事量の増加がみられた。その一方で、栄養状態の変化はみられなかった。

　その他、海外における無作為化比較試験においても、ステロイドが食欲不

振や健康状態の改善に有効であることが示されている[5),11)-13)]。投与量は、多くの研究においてメチルプレドニゾロン換算で約40mg/日である。

③ 実臨床

予後が1～2カ月と推定される時期の食欲不振や倦怠感の原因は、主に悪液質であり、禁忌がなければステロイドが効果的である。ステロイドを開始することで劇的に症状が改善し、患者・家族の満足感が得られることが多い。効果の発現は早く、投与当日から3日程度で効果を評価できる。筆者は、ベタメタゾンを1～2mgから開始し、効果をみながら徐々に最大で8mg程度まで増量して使用することが多い。

◆ 消化器症状

① ステロイドの位置づけと実臨床

一般に、がん患者の悪心・嘔吐や腸閉塞に対してステロイドが使用されているが、病態により有効な場合と効果が十分得られない場合とがある。筆者は、効果が得られない状態で長期投与になるのを避けるため、高用量（例：ベタメタゾン1回4～16mg）から開始し、効果がなければ漫然とした使用は避けるようにしている。効果があれば漸減して緩和が得られる最小量で維持する。

② エビデンス

(1) 悪心・嘔吐

ステロイドは制吐作用を有し、通常の制吐薬との併用により相乗的な効果が期待される[14)]。その作用機序の詳細は不明で、多岐にわたると考えられている。延髄に対する作用や、抗浮腫・抗炎症作用などが想定されている[15)]。しかし、慢性悪心のある51例の進行がん患者を対象とした無作為化比較試験では、デキサメタゾンの制吐作用はプラセボと有意差が認められなかった[16)]。日本緩和医療学会のガイドラインでは、悪心・嘔吐のあるがん患者に対する制吐薬は、想定される病態に基づいて選択することを推奨している（強い推奨）[17)]。

(2) 腸閉塞

がんによる腸閉塞患者を対象とした系統的レビュー[18]では，ステロイドによる腸閉塞開通のNumber Needed to Treat（NNT）は6であり，副作用も少ないことから，デキサメタゾン6～16mgの静脈内投与が腸閉塞の解除に有効であることが示唆されている。ただし，当レビューでメタアナリシスの対象になった2件の無作為化比較試験においては，方法論に問題があり，デキサメタゾンはプラセボと比較して腸閉塞の再開通に対して統計学的な有意差はみられなかった。日本緩和医療学会によるガイドライン[19]においては，腸閉塞を再開通させることを目的として，がんに伴う手術不可能な腸閉塞に対してステロイドの投与を推奨している（弱い推奨）。

作用機序としては，抗炎症作用や抗浮腫作用による消化管の通過改善と，腸管からの水とナトリウムの吸収を促進させると考えられている。

● 呼吸器症状

① ステロイドの位置づけと実臨床

ステロイドは，がん患者の呼吸困難に対して経験的に広く使用されているが，病態により有効な場合と効果が十分得られない場合とがある。徐々に増悪する呼吸困難に対しては漸増法で投与し，急性に増悪するような場合は，最初から高用量（例：ベタメタゾン1回4～16mg）で開始し，徐々に減量する漸減法を用いる。

② エビデンス

有効性に関する質の高いエビデンスはない[20]。複数の観察研究から，デキサメタゾン4～16mg投与が呼吸困難を緩和する可能性が示唆される[21),22)]。

作用機序の面では，抗炎症作用，腫瘍周囲の浮腫軽減，抗アレルギー作用，免疫抑制作用をもつことから，がん性リンパ管症，上大静脈症候群，がん性胸膜炎，化学療法・放射線療法による肺障害などに有効であることが期待される。以上のことから，がん患者の呼吸困難に対して病態に応じて使用することが推奨されている[23]。

また，副作用によるミオパチーにより呼吸筋の機能も低下することが指摘

されており，無効な場合には漫然と使用せず減量・中止を検討する[24]。

がん患者における副作用対策

　終末期がん患者におけるステロイドの副作用についての報告は多くはない。その理由の一つとして，終末期においてはステロイドによる副作用なのか，病状の進行による変化なのかを判断することが困難な場合が多いことがあげられる。適応を適切に判断し，副作用を念頭に置きながら対策を行い，投与期間が長くならないように留意すれば，重篤な副作用は避けられるのではないかと考えている。以下に述べる副作用の他，感染症，精神症状，満月様顔貌にも留意が必要であるが，ここでは特に，がん患者で注意すべき副作用について述べる。

① 口腔カンジダ症

　がん患者は，他の薬剤，食事量の低下などさまざまな要因から口腔内が乾燥しやすく，口腔カンジダ症を発症することが少なからず経験される。患者指導として「口腔内を湿潤した状態」に保つために保清と保湿を心がけるよう伝え，口腔内の観察を行うことで早期発見に努める。放置すると摂食時痛を来しQOL低下を招く。治療には抗真菌薬の口腔内塗布，または経口投与，点滴静注が有効である。

② 糖尿病

　リスク因子（加齢，肥満，家族歴）にステロイド投与が加わって発症する。ステロイドによる高血糖から生じる倦怠感の増強に注意が必要である。
　ステロイド糖尿病は空腹時血糖値の上昇に比較して食後の血糖値上昇が大きく，通常，ステロイド治療は朝に行われるため，特に午後に高血糖になりやすい。そのため，ステロイド開始後の血糖測定は午後に行う。治療は2型糖尿病に準じて行うが，終末期においては厳格な血糖管理は必要なく，随時血糖180〜360mg/dLで症状がないことを目標とする。

③ ミオパチー

　悪液質による筋力低下との鑑別が難しく，がん患者における正確な頻度は

報告されていない．投与数日から出現する場合もあり，近位筋，特に下肢に左右対称性に生じる．初期に筋痛を伴うこともある．患者のADLを低下させるため，常に念頭に置く必要がある．フッ素化合物のステロイド（ベタメタゾン，デキサメタゾン）で生じやすいため，プレドニゾロンへの変更が有効ともいわれている．

おわりに

以上のように，がん緩和ケアにおけるステロイドは，質の高い研究が十分なされているとは言えない．その一方で，抗炎症・抗浮腫作用による改善が期待できる病態では有用性が高く，実臨床で幅広く活用されている．

さらに，予後が1～2カ月以内の終末期では，ステロイドを使用すれば患者のQOLは改善し，残された時間を有意義に過ごすことが可能となる．終末期のステロイド治療については，いつまで行うのかという問題がある．倦怠感などで使用しているステロイドを終末期という理由で突然中止してしまうと，身の置き所のないような状態を悪化させるのではないかという意見[21]がある．その一方で，終末期ではステロイド治療が適応ではない時期を見極めて中止することが，むしろ苦痛緩和のために重要だという意見もある[25]。緩和医療全般に言えることであるが，現時点では，ステロイドを一律に最後まで継続する，あるいは中止するという方針ではなく，患者・家族の価値観，また随伴する病態にあわせて個々に対応することが重要であろう．

引用文献

1) Lussier D, et al：Adjuvant analgesics. Oxford Textbook of Palliative Medicine 5th edition（ed. by Cherny NI, et al）, Oxford University Press, pp577-588, 2015
2) 武田文和・訳：がんの痛みからの解放：WHO方式がん疼痛治療法 第2版. 金原出版, 1996
3) Paulsen Ø, et al：Do corticosteroids provide analgesic effects in cancer patients? A systematic literature review. J Pain Symptom Manage, 46：96-105, 2013
4) Bruera E, et al：Action of oral methylprednisolone in terminal cancer patients：a prospective randomized double-blind study. Cancer Treat Rep, 69：751-754, 1985
5) Paulsen Ø, et al：Efficacy of methylprednisolone on pain, fatigue, and appetite loss in patients with advanced cancer using opioids：a randomized, placebo-controlled, double-blind trial. J Clin Oncol, 29：3221-3228, 2014
6) Leppert W, et al：The role of corticosteroids in the treatment of pain in cancer

    patients. Curr Pain Headache Rep, 16：307-313, 2012
 7) 佐藤恭子，他：オピオイドが投与されている患者で，持続痛が緩和されていない場合，有効な治療は何か？　がん疼痛の薬物療法に関するガイドライン 2014年版（日本緩和医療学会 緩和医療ガイドライン委員会・編），金原出版，pp155-168，2014
 8) Matsuo N, et al：Efficacy and undesirable effects of corticosteroid therapy experienced by palliative care specialists in Japan：a nationwide survey. J Palliat Med, 14：840-845, 2011
 9) Hinkel JM：NCCN survey identifies cancer-related fatigue as an area of need for education（http://www.nccn.org/about/news/ebulletin/2009-07-06/survey.asp）
10) Yennurajalingam S, et al：Reduction of cancer-related fatigue with dexamethasone：a double-blind, randomized, placebo-controlled trial in patients with advanced cancer. J Clin Oncol, 31：3076-3082, 2013
11) Della Cuna GR, et al：Effect of methylprednisolone sodium succinate on quality of life in preterminal cancer patients：a placebo-controlled, multicenter study. The Methylprednisolone Preterminal Cancer Study Group. Eur J Cancer Clin Oncol, 25：1817-1821, 1989
12) Popiela T, et al：Methylprednisolone as palliative therapy for female terminal cancer patients. The Methylprednisolone Female Preterminal Cancer Study Group. Eur J Cancer Clin Oncol, 25：1823-1829, 1989
13) Moertel CG, et al：Corticosteroid therapy of preterminal gastrointestinal cancer. Cancer, 33：1607-1609, 1974
14) Basch E, et al：Antiemetics：American Society of Clinical Oncology clinical practice guideline update. J Clin Oncol, 29：4189-4198, 2011
15) Hardy JR, et al：Palliation of nausea and vomiting. Oxford Textbook of Palliative Medicine 5th edition（ed. by Cherny NI, et al), Oxford University Press, pp661-674, 2015
16) Bruera E, et al：Dexamethasone in addition to metoclopramide for chronic nausea in patients with advanced cancer：a randomized controlled trial. J Pain Symptom Manage, 28：381-388, 2004
17) 今井堅吾，他：化学療法，放射線治療が原因でない，嘔気・嘔吐のあるがん患者に，制吐薬は有効か？　がん患者の消化器症状の緩和に関するガイドライン 2011年版（日本緩和医療学会 緩和医療ガイドライン作成委員会・編），金原出版，pp37-44，2011
18) Feuer DJ, et al：Systematic review and meta-analysis of corticosteroids for the resolution of malignant bowel obstruction in advanced gynaecological and gastrointestinal cancers. Systematic Review Steering Committee. Ann Oncol, 10：1035-1041, 1999
19) 久永貴之：がんに伴う手術不可能な消化管閉塞の患者に対して，コルチコステロイドの投与は，プラセボと比較して嘔気・嘔吐を緩和させるか？　がん患者の消化器症状の緩和に関するガイドライン 2011年版（日本緩和医療学会 緩和医療ガイドライン作成委員会・編），金原出版，pp45-46，2011
20) Viola R, et al：The management of dyspnea in cancer patients：a systematic review. Support Care Cancer, 16：329-337, 2008
21) Hardy JR, et al：A prospective survey of the use of dexamethasone on a palliative care unit. Palliat Med, 15：3-8, 2001
22) Mercadante S, et al：The use of corticosteroids in home palliative care. Support Care Cancer, 9：386-389, 2001

23) 森　雅紀, 他：呼吸困難を訴えているがん患者に, コルチコステロイドの全身投与は有効か？　がん患者の呼吸器症状の緩和に関するガイドライン 2016年版（日本緩和医療学会 緩和医療ガイドライン作成委員会・編）, 金原出版, pp81-86, 2016
24) Batchelor TT, et al：Steroid myopathy in cancer patients. Neurology, 48：1234-1238, 1997
25) Radbruch L, et al：Fatigue in palliative care patients--an EAPC approach. Palliat Med, 22：13-32, 2008

（余宮きのみ）

第3章 疾患・病態別にみたステロイドの選び方・使い方

10 救命救急疾患

🔑 Key Points

- 成人の敗血症性ショックに対しては，発生6時間以内に低用量ステロイド（ヒドロコルチゾン）が投与されることがある。ショックの離脱を目安に投与の漸減，中止を行い，投与期間は最長7日間程度として合併症の出現には十分注意する。

- アナフィラキシーショックに対しては，速やかなアドレナリン投与が第一選択である。二相性反応を予防する目的でステロイドの全身投与が早期に行われる。

- 副腎クリーゼが疑われた場合には，急性，慢性の経過にかかわらずコルチゾールを速やかに投与する。

- 外傷性脊髄損傷は，受傷後8時間以内にメチルプレドニゾロンを投与する。

- アスピリンやNSAIDsによる喘息発作の既往があれば，リン酸エステル型ステロイド（ハイドロコートン®，デカドロン®，リンデロン®）を選択する。この場合，コハク酸エステル型ステロイド（サクシゾン®，水溶性プレドニン®，ソル・コーテフ®，ソル・メドロール®など）は原則禁忌である。

● 敗血症性ショック[1)-7)]

① 敗血症性ショックとは

(1) 定義

敗血症の診療に関する研究が近年活発に行われ，多くの知見が得られるようになった。その定義や診断基準が新たに見直され，2016年2月に米国集中治療医学会からSepsis-3として公表された。これによると，敗血症は"感染症によって重篤な臓器障害が引き起こされる状態"であり，敗血症性ショックは"急性循環不全により細胞障害および代謝異常が重度となり，死

亡率を増加させる可能性のある状態"である，とそれぞれ定義された。
(2) 診断

敗血症と診断する場合には，ICU患者か，非ICU患者かで区別され，各々Sequential Organ Failure Assessment（SOFA）スコア（表1），quick SOFA（qSOFA）スコア（表2）が用いられる。

SOFAでは合計2点以上の急上昇により敗血症と診断される。qSOFAでは2項目以上を認めた場合には敗血症の診断基準（SOFA合計2点以上の急上昇）を満たすかどうかの確認が推奨される。

十分な輸液負荷にもかかわらず，平均動脈圧（mean arterial pressure；MAP）65mmHg以上の維持に循環作動薬を要し，かつ血清乳酸値2mmol/L（18mg/dL）以上の場合，敗血症性ショックと診断される。

② 敗血症性ショックの治療

(1) 基本的治療方針

初期輸液と循環作動薬に反応しない成人の敗血症性ショック患者に対して，ショック発生6時間以内が推奨されている。

ショックの離脱を目的として低用量ステロイドを投与することは弱く推奨されるが，患者がショックから回復した場合には投与するべきではないとされている。また，投与する際には感染症，消化管出血，高血糖などの合併症に十分注意して投与法を検討することが重要である。

(2) ステロイド投与の実際

成人の敗血症性ショック患者に対して，低用量ステロイド（ヒドロコルチゾン：ソル・コーテフ®，サクシゾン®など）を300mg/日相当量以下で投与を行い，ショック離脱を目安に漸減または中止し，漫然とした長期間投与をせず，最長7日間程度の投与を行う。

また，適切な輸液と昇圧薬によって血行動態が安定しない場合，
①ヒドロコルチゾン200mg/日の静脈投与
②ヒドロコルチゾン300mg/日以下，5日以上の少量・長期投与
③ヒドロコルチゾン換算量で200mg/日を4分割，または100mgボーラス投与後に10mg/時の持続投与（240mg/日）
などの方法も推奨されている。

表1 SOFAスコア

	0点	1点	2点	3点	4点
呼吸 PaO₂/FiO₂ (mmHg)	≧400	<400	<300	<200＋ 呼吸サポート	<100＋ 呼吸サポート
凝固 血小板 (×10³/μL)	≧150	<150	<100	<50	<20
肝臓 ビリルビン (mg/dL)	<1.2	1.2〜1.9	2.0〜5.9	6.0〜11.9	>12.0
心血管系	MAP≧ 70mmHg	MAP< 70mmHg	ドパミン<5 または ドブタミン 投与あり	ドパミン>5 または アドレナリン ≦0.1 または ノルアドレナリン≦0.1	ドパミン>15 または アドレナリン >0.1 または ノルアドレナリン>0.1
中枢神経系 GCSスコア	15	13〜14	10〜12	6〜9	<6
腎臓 クレアチニン(mg/dL) 尿量	<1.2	1.2〜1.9	2.0〜3.4	3.5〜4.9 (<500mL/日)	>5.0 (<200mL/日)

GCS（Glasgow Coma Scale），MAP（mean arterial pressure）
カテコラミンはμg/kg/分で少なくとも1時間投与を行う

表2 qSOFAスコア

①呼吸数　≧22回/分
②意識変容　GCSスコア <15
③収縮期血圧　≦100mmHg

ヒドロコルチゾンの代替として，メチルプレドニゾロンも使用可能であるが，デキサメタゾンは力価が強く半減期が長いことや視床下部－下垂体－副腎系を抑制するため，またフルドロコルチゾンは追加投与で尿路感染症などが有意に増加するという理由から選択すべきではないとされている。

アナフィラキシーショック[8)-12)]

① アナフィラキシーとは
（1）定義
「アレルゲンなどの侵入により，複数臓器に全身性にアレルギー症状が惹起され，生命に危機を与えうる過敏反応」がアナフィラキシーである。アレルゲンによりIgEを介して肥満細胞や好塩基球が活性化されるもの（抗菌薬，食物など）と，非免疫学的機序により発生するもの（NSAIDs，造影剤，オピオイド，筋弛緩剤など）とがある。

（2）症状
数分間から数時間のうちに皮膚（蕁麻疹，掻痒，発赤）や粘膜（口唇，舌，眼瞼浮腫）の症状に呼吸器（喘鳴，呼吸苦）症状や血圧低下などが加わるとアナフィラキシーを強く疑い，さらに急激な血圧低下や意識障害を伴う場合には，アナフィラキシーショックとして初期診療を行う。

② アナフィラキシーショックの治療
（1）基本的治療方針
ショック患者に対しては，直ちに胸骨圧迫，静脈路確保，気道確保（酸素投与）などの蘇生処置を開始し，速やかにアドレナリン0.3mg筋注投与を実施する。

あわせて急速輸液を行いながら，血圧，心拍数，酸素飽和度などのバイタルサインを注意深くモニタリングしながら治療を進める。

（2）ステロイド投与の実際
ステロイド投与に関しては経験的治療により推奨されることが多く，標準化された使用法はない。ステロイドによる即効性はないものの，アドレナリン作用やアレルギー反応消失後に症状の再燃をみる「二相性反応」を抑制すると考えられているが，現時点ではこれを支持するエビデンスはない。

アナフィラキシーの場合，コルチゾール（ヒドロコルチゾン）1～5mg/kgまたはメチルプレドニゾロン1～2mg/kgを6時間ごとに反復投与し，軽症例に対してはプレドニゾロン0.5～1mg/kg（max 50mg）の経口投与を行う。いずれの場合も，通常は症状が消失した時点でステロイドの漸減・中止を検討する。

(3) その他の薬剤
　必要に応じて抗ヒスタミン薬（H_1受容体拮抗薬：クロール・トリメトン®など，H_2受容体拮抗薬：ガスター®など），グルカゴン，β_2刺激薬，昇圧薬などを投与する。

◆ 副腎クリーゼ[13),14)]

① 副腎クリーゼとは

(1) 定義
　原発性副腎不全（両側副腎皮質出血，副腎梗塞など）や続発性副腎不全（ステロイド長期投与，下垂体卒中，頭部外傷など）により，副腎皮質ホルモンの不足から急性循環不全を来した状態である。ステロイド治療中の休薬や感染症などが原因となることが多く，なかでも髄膜炎菌（*Neisseria meningitidis*）によるWaterhouse-Friderichsen症候群は重症疾患であり，敗血症やDIC，急性副腎不全，ショックを来す。

(2) 症状
　副腎皮質ホルモンの生理作用は非常に多く，その症状も多彩である。ショック，熱発，食思不振，嘔気・嘔吐は半数以上の症例で認められるとされる。全身倦怠感，下痢，腹痛，関節痛などの非特異的症状も多い。

② 副腎クリーゼの治療

(1) 基本的治療方針
　バイタルサイン（血圧，脈拍，心電図，酸素飽和度モニターなど）を観察しつつ，気道確保，酸素投与，末梢静脈路確保などを行う。採血では血算，生化学検査（可能であればACTHやコルチゾールをはじめ内分泌学的検査も含めて）を実施する。コルチゾール100mg静注（筋注）投与，生理食塩水1,000～1,500mLの急速投与を行う。血圧や血清ナトリウム値が安定す

れば，輸液量を2,000〜4,000 mL/日とし，血清カリウム値，血糖値は必要に応じて補正する．その他，尿検査，細菌学的検査，各種画像検査とあわせて，迅速ACTH試験などで副腎不全の診断，原因検索を行い，内分泌専門医，集中治療専門医による専門的治療が行われることが多い（図1）．

(2) ステロイド投与の実際

コルチゾールの投与により適切なステロイド補充が実施されれば，6時間程度でショックを離脱可能となることが多い．その後も経過観察を行いながらステロイド投与量を漸減し，経口投与に切り替える（図2）．

◆ 外傷性脊髄損傷[15)-18)]

① 外傷性脊髄損傷とは

(1) 定義

脊髄は主要な反射中枢であり，直接的外力による損傷や脊髄の圧迫，腫脹による局所循環障害により二次的損傷が起こる．

(2) 症状

受傷した髄節レベルにより運動・知覚・自律神経障害による症状，すなわち障害レベル以下の弛緩性麻痺，感覚脱失，尿閉からなる脊髄ショックの症状を呈する．上位胸椎よりも高位の脊髄損傷では，神経原性ショックすなわち交感神経障害による血圧低下，徐脈がみられる．

脊髄損傷の評価には，米国脊椎損傷学会（American Spinal Injury Association；ASIA）によるASIA分類が標準的に利用される．運動，知覚，麻痺の程度などからASIA Impairment Scale（AIS）が決まる．外科的治療指標としては，脊髄圧迫，脊椎骨・靱帯損傷も含めたSub-axial Cervical Spine Injury Classification（SLIC Scale）や，胸腰椎外傷についてのThoracolumbar Injury Classification and Severity Score（TLICS）などがある．

② 外傷性脊髄損傷の治療

(1) 基本的治療方針

外傷による頸椎損傷を来した患者に対しては，硬性頸椎カラーとバックボードのヘッドイモビライザーなどを用いて頸椎の運動制限を行いながら，

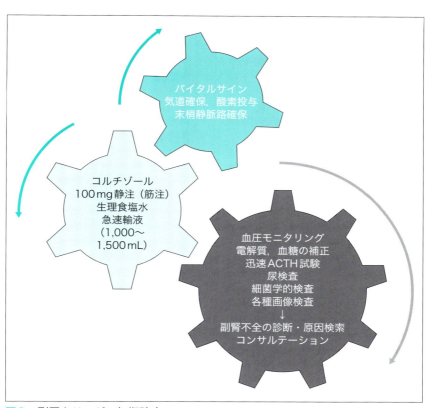

図1　副腎クリーゼの初期診療

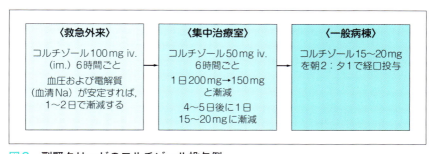

図2　副腎クリーゼのコルチゾール投与例

医療機関へ可及的速やかかつ慎重に搬送する。重度の運動障害がある患者には，深部静脈血栓症，肺塞栓症などを来すリスクが高く，予防的な治療として低分子ヘパリン投与などが推奨される。また，消化性潰瘍や便秘予防，疼痛管理，精神面でのケアなども重要である。

(2) ステロイド投与の実際

ステロイドの詳細な作用機序は明らかではないが，血管性浮腫の軽減，脊髄血流の増加，抗炎症反応などによる神経機能障害の改善を期待してSecond National Acute Spinal Cord Injury Study（NASCIS-2）のプロトコルに従いメチルプレドニゾロン（ソル・メドロール®，ソル・メルコート®）を投与する（図3）。

ステロイドによる合併症を考慮して投与を決定することが望ましいが，高齢者では特に慎重に行う。

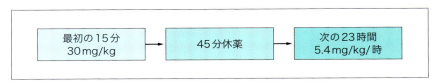

図3　外傷性脊髄損傷に対するメチルプレドニゾロン投与

引用文献

1) American College of Chest Physicians/Society of Critical Care Medicine Consensus Conference：definitions for sepsis and organ failure and guidelines for the use of innovative therapies in sepsis. Crit Care Med, 20：864-874, 1992
2) Levy MM, et al：2001 SCCM/ESICM/ACCP/ATS/SIS International Sepsis Definitions Conference. Crit Care Med, 31：1250-1256, 2003
3) Dellinger RP, et al：Surviving sepsis campaign：international guidelines for management of severe sepsis and septic shock：2012. Crit Care Med, 41：580-637, 2013
4) 日本集中治療医学会Sepsis Registry委員会：日本版敗血症診療ガイドライン2012, 日本集中治療医学会雑誌, 20：124-173, 2013
5) Singer M, et al：The Third International Consensus Definitions for Sepsis and Septic Shock（Sepsis-3）. JAMA, 315：801-810, 2016
6) 佐々木淳一：新しい敗血症の定義. 感染症TODAY（2016年8月10日放送），ラジオNIKKEI（http://medical.radionikkei.jp/kansenshotoday_pdf/kansenshotoday-160810.pdf）

7) 日本集中治療医学会・日本救急医学会 日本版敗血症診療ガイドライン2016作成特別委員会：日本版敗血症診療ガイドライン2016. 日本集中治療医学会雑誌，24（suppl. 2）：S1-S232, 2017
8) Sampson HA, et al：Second symposium on the definition and management of anaphylaxis：summary report--Second National Institute of Allergy and Infectious Disease/Food Allergy and Anaphylaxis Network symposium. J Allergy Clin Immunol, 117：391-397, 2006
9) Simons FE：Anaphylaxis. J Allergy Clin Immunol, 125（Suppl. 2）：S161-S181, 2010
10) Choo KJ, et al：Glucocorticoids for the treatment of anaphylaxis：Cochrane systematic review. Allergy, 65：1205-1211, 2010
11) 秀　道広，他：蕁麻疹診療ガイドライン．日本皮膚科学会雑誌，121：1339-1388, 2011
12) 日本アレルギー学会Anaphylaxis対策特別委員会・編：アナフィラキシーガイドライン．日本アレルギー学会，2014
13) 南　丈也：副腎クリーゼ．救急医学，33：1422-1425, 2009
14) 金丸勝弘：急性副腎不全．救急医学，35：1392-1395, 2011
15) アメリカ脳神経外科学会・アメリカ脳神経外科コングレス・編（今栄信治・監訳）：頸椎・頸髄損傷に対する急性期治療のガイドライン．メジカルビュー社，2004
16) 日本脊椎外科学会：脊椎・脊髄損傷治療・管理のガイドライン．脊椎外科，19（Suppl.1）：1-41, 2005
17) 石井桂輔：脊髄損傷．救急医学，35：1454-1458, 2011
18) ASIA Learning Center Materials-International Standards for Neurological Classification of SCI（ISNCSCI）Exam（http://asia-spinalinjury.org/wp-content/uploads/2016/02/International_Stds_Diagram_Worksheet.pdf）

〔森　智治，佐藤格夫，小池　薫〕

第4章

患者背景別のステロイドの選び方・使い方

第4章 患者背景別のステロイドの選び方・使い方

1 妊婦・授乳婦

Key Points

- 先天異常は自然でも3％に生じ，自然流産率は約15％である。
- ステロイドの使用による奇形全体の発生率増加はない。
- 授乳の可否を判断する指標としてRID（relative infant dose）がある。
- ステロイドの種類により胎児への移行性は異なる。

はじめに

　ステロイドはさまざまな病態に使用される薬剤である。妊娠可能年齢の女性においても用いられ，投与例に遭遇する機会は多いだろう。治療の補助薬というよりは，主役となるkey drugであることがほとんどである。
　本項では，妊娠・授乳期においてもステロイド治療は可能であるのかについて解説する。

妊娠と薬の基本的な考え方

① 先天異常，流産

　先天異常は自然でも3％に生じ，自然流産率は約15％である。妊娠初期に薬を使用した妊婦が先天異常児を出産あるいは流産した場合，因果関係のない薬であっても悔やむ方が多いのが事実である。したがって，妊娠の可能性がある女性に薬を処方する場合，投与の必要性を十分に考慮する。

② 妊娠時期と薬剤

　妊娠と薬について考えるには妊娠週数の把握が必要となる。最終月経から

週数を推測する場合，最終月経の開始日を0週0日とし，翌日は0週1日と順番に数えて，0週6日の次は1週0日。2週0日が排卵・受精となる。妊娠2週から妊娠3週末までは「All or None（全か無か）」の時期とよばれている。この時期に胚に影響を及ぼす可能性のある薬剤を使用することによって，多数の細胞に傷害が起こると通常，胚死亡となる。一方で細胞の傷害が少なければ修復可能であり，妊娠が継続される。つまり該当する時期に薬を服用していても，妊娠が継続した場合には薬剤の影響はなかったと判断してよい（ただし妊娠週数の確定は産婦人科の超音波により行う）。

③ 催奇形性

　薬の胎児への影響を考える際には，催奇形性（妊娠初期）と胎児毒性（妊娠中期以降）に分けて考える必要がある。催奇形性がある薬とは，その薬を投与された妊婦の児における先天異常発生率が，自然発生率の3％を有意に上回るものと定義される。薬を飲む群と飲まない群に妊婦を割り当てるような研究は倫理的に不可能であり，たまたま内服していた，あるいは継続内服の必要があった妊婦のデータを解析し，先天奇形が自然発生の3％を有意に上回る場合に催奇形性の判断がなされる。したがって，新しい薬ではデータが乏しく，限られた症例報告にとどまり，判断が困難となる場合がある。動物実験データが存在した場合も解釈には注意が必要である。ヒトでは催奇形性がないとされる薬剤のうち，72％でいずれかの動物種では催奇形性が認められるという報告があり，結果をそのままヒトに外挿できないということも知っておく必要がある。

④ 胎児毒性

　胎児毒性とは，胎盤を介して薬が胎児に移行することで胎児の成長に影響を及ぼすことである。例えば，妊娠後期のNSAIDs内服による胎児動脈管収縮やACE阻害薬による羊水減少などが知られている。

● 妊娠中のステロイド治療

① ステロイド治療を要する疾患

　慢性疾患や，急性でも症状が強い，ないし重症である場合には妊娠中の投

表1　妊婦へのステロイド処方例（外用）

疾　患	薬剤名
気管支喘息	1. パルミコート® 100μgタービュヘイラー®（ブデソニド）：1回1吸入 1日2回朝・就寝前 2. シムビコート® タービュヘイラー®（ブデソニド/ホルモテロールフマル酸塩水和物）：1回1吸入 1日2回朝・就寝前
アレルギー性鼻炎	ナゾネックス® 点鼻液（モメタゾン）：各鼻腔に2噴霧ずつ 1日1回
アレルギー性結膜炎	フルメトロン® 点眼液（フルオロメトロン）：1回1～2滴 1日2～4回 長期に使用しない
湿疹・中毒疹	デルモベート®（クロベタゾール）：1日1～数回

薬が検討される。慢性疾患としては膠原病，慢性腎炎，炎症性腸疾患，気管支喘息，一部の血液疾患，アレルギー疾患，皮膚疾患などがあり，急を要する投与として重症蕁麻疹，気管支喘息発作やアナフィラキシーショックなどが想定される。

② 外用・点鼻・点眼

　内服以外の経路でステロイドを投与する場合，一般的な臨床使用量，使用方法であれば，全身循環への吸収量は無視できるほど少ないので，妊娠中の使用は問題ないと考えられる。奇形発生率が増加するとの報告もみられていない[1]。

　具体的には，急性湿疹やアトピー性皮膚炎でのステロイド外用，花粉症などのアレルギー性鼻炎における点鼻ステロイド噴霧，アレルギー性結膜炎へのステロイド点眼，気管支喘息における吸入ステロイドなどがある[2]（表1）。気管支喘息は，妊娠初期にコントロール不良であると疾患自体の影響で胎児奇形頻度が増すという報告があり[3]，母体の病状安定を優先して妊娠前からの治療を継続するのが原則である。

③ 内　服

（1）催奇形性

　ステロイドの妊娠時の内服使用と先天奇形についての疫学研究によると，

表2 主なステロイドの胎児への移行性

一般名	商品名	胎児への移行率
プレドニゾロン	プレドニゾロン，プレドニン	10%
ベタメタゾン	リンデロン	30〜50%
メチルプレドニゾロン	メドロール	50%
デキサメタゾン	デカドロン	100%

〔伊藤真也, 他・編：薬物治療コンサルテーション；妊娠と授乳 改訂2版. 南山堂, p214, 2014より〕

奇形全体の発生率増加はないと考えられる[4)-6)]。しかしながら，口唇口蓋裂についてはリスクが約数倍に増加するため，妊娠初期での投与時には説明が必要であろう[4),7)]。ただし口唇口蓋裂はもともと1/500〜1/700人とまれなものであり，リスクが3倍に増加しても3/500〜3/700人の頻度であり，自然に生じる奇形発生率3％を超えるものではないことをあわせて説明するのが望ましい。

また，口唇口蓋裂は出生後に段階的な形成外科的な手術で治すことが可能であることも伝えるべき情報である。

(2) 胎児毒性

妊娠中期以降に経胎盤移行したステロイドによる胎児毒性としては，長期間曝露による胎児発育不全，副腎機能不全があるが，ステロイドの種類や量により影響は異なる。ステロイドの胎児毒性を考える際には，種類による胎盤通過性の違いを理解する必要がある（表2）。

母体の治療を目的にステロイド投与を行う場合，プレドニゾロン（PSL）を選択するのがよい。PSLは胎盤で代謝されて不活化するため，母体：胎児血濃度比は8〜10：1となり，胎児への影響が少ないと考えられている[8)]。メチルプレドニゾロンについては，母体：胎児血濃度比は1.37〜3.56（平均2.24）：1との報告がある[9)]。

一方，胎盤完成以降に胎児の治療目的に母親にステロイドを投与する際には，胎児移行性の高いフッ化ステロイド（デキサメタゾンやベタメタゾン）を用いることとなる。先天性副腎過形成は，家系的に発症がハイリスクである場合に妊娠確定後すぐにデキサメタゾンの投与開始を要する疾患である。また，切迫早産における胎児肺成熟の促進目的にフッ化ステロイドの投与が

行われている．これらのステロイド胎児治療による児の神経精神発達への影響が検討され，問題なしとする報告が多い．しかしながら言語記憶への影響や注意障害の報告もあり，現時点では影響が未確定である[10),11)]．

④ 点　滴

気管支喘息発作やアナフィラキシーショックに対するステロイド投与や慢性疾患の増悪時のステロイドパルス療法などでは，経静脈投与により大量のステロイド投与が行われる．ステロイドの量と催奇形性に対する影響をみた報告はない．

● 授乳と薬

① 基本的な考え方

近年，母乳の抗感染作用や免疫修飾作用などのメリットが重要視され，母乳育児が推進されている．その一方で，授乳中の女性が病院受診した際には，添付文書上の記載をもとに，薬の内服のために母乳を止めるように言われることが多いのが現状である．日本の添付文書は安全性を重視しており，「薬の成分が母乳中に出る場合は授乳を避ける」記載となっているためにこのような事態を引き起こしている．授乳を数日止めることで中止後早期に乳房が張るために苦痛を伴うことや，中断により母乳が止まってしまう可能性があることを知っておきたい．つまり安易な授乳の中止は，母親から母乳育児を取り上げる結果になる可能性がある．

母乳は血液から作られるため，母親が内服した薬は児に移行する．しかしながら，薬の母体での代謝や，乳児の摂取量を考慮することで授乳の可否を判断することができる．そのための指標としてRID（relative infant dose）という考え方がある．これは「母親への薬の投与量」に対する「乳児の薬の摂取量」の割合で，RID（%）＝母乳を介した乳児の薬物摂取量（mg/kg/日）/母親の薬物摂取量（mg/kg/日）×100により算出され，RIDが10％以下であれば授乳可とされるものである．乳児の治療量が決まっていない場合には，母親の体重あたりの治療量でも代用される．すべての薬剤でRIDが計算されているわけではないが，RIDの計算式は，授乳時の薬の内服を理解するための考え方として参考になる．RID値については成書を参考にされ

たい[12]。

② 授乳中のステロイド使用

（1）外用・点鼻・点眼
　妊娠中の薬剤選択の原則と同様に，点鼻剤や点眼剤，外用剤については母体への血中移行が少ないため，乳児への影響はほとんどないと考えられ，安全に選択できる。

（2）内服
　児の内因性コルチゾール（ヒドロコルチゾン）を抑制するPSLの量は0.3mg/kgである。母親が大量（80mg/日）に内服している場合でも，乳児が摂取するのは母親のPSL総摂取用量の0.1％未満で，児の内因性コルチゾールの10％以下であろうと推定した報告がある[13]。PSLのRIDは1.8～5.3％といわれており，慢性疾患で内服している例でも問題なく授乳を続けることができる。フッ化ステロイドについては乳汁移行のデータがなく，可能であればPSLを使用するのが無難であろう。

（3）点滴
　妊娠中ステロイド治療の4．点滴の項で述べたように，点滴ステロイド投与は重症時に行われる治療である。治療と並行して授乳が可能であるかは個々の症例の状況によると思われるが，点滴の大量ステロイド投与では児への移行量も多くなるため授乳を避けることが一般的である。

引用文献
1) Chi CC, et al：Pregnancy outcomes after maternal exposure to topical corticosteroids：a UK population-based cohort study. JAMA Dermatol, 149：1274-1280, 2013
2) Gluck PA, et al：A review of pregnancy outcomes after exposure to orally inhaled or intranasal budesonide. Curr Med Res Opin, 21：1075-1084, 2005
3) Blais L, et al：Asthma exacerbations during the first trimester of pregnancy and the risk of congenital malformations among asthmatic women. J Allergy Clin Immunol, 121：1379-1384. e1, 2008
4) Park-Wyllie L, et al：Birth defects after maternal exposure to corticosteroids：prospective cohort study and meta-analysis of epidemiological studies. Teratology, 62：385-392, 2000
5) Gur C, et al：Pregnancy outcome after first trimester exposure to corticosteroids：a prospective controlled study. Reprod Toxicol, 18：93-101, 2004
6) Czeizel AE, et al：Population-based case-control study of teratogenic potential

of corticosteroids. Teratology, 56：335-340, 1997
7) Skuladottir H, et al：Corticosteroid use and risk of orofacial clefts. Birth Defects Res A Clin Mol Teratol, 100：499-506, 2014
8) Beitins IZ, et al：The transplacental passage of prednisone and prednisolone in pregnancy near term. J Pediatr, 81：936-945, 1972
9) Anderson GG, et al：Placental transfer of methylprednisolone following maternal intravenous administration. Am J Obstet Gynecol, 140：699-701, 1981
10) Hirvikoski T, et al：Prenatal dexamethasone treatment of children at risk for congenital adrenal hyperplasia：the Swedish experience and standpoint. J Clin Endocrinol Metab, 97：1881-1883, 2012
11) Crowther CA, et al：Outcomes at 2 years of age after repeat doses of antenatal corticosteroids. N Engl J Med, 357：1179-1189, 2007
12) Hale TW, et al：Medications and Mothers' Milk. Hale Publishing, p1, 2014
13) Ost L, et al：Prednisolone excretion in human milk. J Pediatr, 6：1008-1011, 1985

〔後藤美賀子，村島温子〕

第4章 患者背景別のステロイドの選び方・使い方

2 小児

Key Points

- 小児領域では，ステロイド使用量は「X/kg（体重）/日」あるいは「X/m^2（体表面積）/日」で計算する．その際，極端な肥満の場合や，浮腫で体重増加がある場合などは，身長相当として体重を換算して投与量の決定を行う．
- 治療開始時の使用量は中途半端にしないで，経口ではmax量としてプレドニゾロン換算で2mg/kg/日を躊躇せず使用する．
- 副作用の発現程度は投与時の年齢に大きく影響される．特に骨端線が閉鎖する思春期までは，可能な限り分服の回数を減らし，連日投与を避ける．
- ステロイド治療中の水痘感染は致死的になりうるため，患児の予防接種歴や罹患歴などの病歴を必ず聴取する．いずれもない場合は，周囲での発症についての情報に敏感であるように指導し，可能であれば治療中断時に予防接種を行う．

小児におけるステロイド投与

近年，小児領域におけるステロイド投与の対象疾患は増加傾向にあるが，成人で使用されていることを免罪符としている場合が多く，その薬理作用からみた理論的根拠は希薄である．本来，成人と異なり，小児は骨格や血管系を含めた臓器形成期にあるため，ステロイドに対する感受性は成人と同程度であるとは考えにくい．短期のステロイド高用量使用を行う疾患として，最近では，気管支喘息の中等度以上の発作時や血管性紫斑病での腹痛時が多い．いずれも10年以上前までは投与の開始にかなり逡巡し，結果的に治療時期を逸した事例も多々あった．両疾患における臨床的な効果の指標はそれぞれ呼吸困難と腹痛であり，これらは早ければ治療開始後半日から効果が発来する．ここで重要なポイントは，小児－ステロイド－副作用の脈絡を考え

すぎずに，短期間であることを念頭に，しっかりとした治療量（プレドニゾロン換算で2mg/kg/日）で開始することである。半量で開始すると治療効果が乏しく，結果的に投与期間が長くなり総投与量が増加することが多々ある。これは患児の入院期間が長くなることも意味するため，ステロイドを使用すると決めたら上記の量を基本として開始する。長期投与を余儀なくされる慢性疾患は，基本的には成人と同様の膠原病や腎疾患である。これらの初期治療の導入は，上記の急性期疾患に準ずる使用量になるが，その後は長期維持による副作用を念頭に置いた減量および維持を行う。長期投与では，膠原病以外の疾患では隔日かつ単回投与が基本である。

副作用

副作用については，成人で認められるものはすべて出現しうる。ここでは小児に特有あるいは比較的多い副作用を解説する。

① 成長障害およびくる病

最も重大な副作用の一つである。0.2mg/kg以下ではそのリスクは低下するとされているが，低用量であっても成長率の低下を来すという報告[1]もあり，長期投与については注意が必要である。副作用の発現機序は，ステロイドがインスリン様成長因子（insulin-like growth factor）1の産生を阻害することで軟骨細胞の増殖を抑えることや[2]，ステロイドが直接，軟骨細胞の成長と分裂を抑制すること[3]などが要因と考えられている。成長障害の程度は個体差や原疾患により異なる。特に全身型若年性特発性関節炎（systemic juvenile idiopathic arthritis）の患児においては，同量のステロイド投与であっても他疾患より成長障害の程度が強いことが知られている。この成長障害に対し，成長ホルモン製剤の補充療法が有効とする報告[4]もみられるが，いまだ一定の見解は得られていない。また投与方法については，多くの報告から隔日投与が成長障害の軽減に有効であることは明らかである。しかし，ネフローゼ症候群を除き，隔日投与での良好な病勢のコントロールは困難である。

くる病は，骨と軟骨基質は正常に産生されるも，骨塩が正常に沈着しない病態であり，成長障害の一因である。成人の骨軟化症と同じ病態であるが，

骨端軟骨板が閉鎖する前に起こることで，骨に過剰な類骨組織が認められる。近年，ステロイドによるくる病はかなり減少してきたが，常にその存在を疑いながら経過をみる必要がある。成人でステロイド性骨粗鬆症に使用されているビスホスホネート製剤の使用は，小児領域では十分なエビデンスが得られていない。また添付文書上も，妊娠可能年齢の女性に対する投与は慎重に行うよう明記されており，成人期にキャリーオーバーする小児領域での患児において，重要な検討課題になっている。

② 可逆性後頭葉白質脳症（PRES）

可逆性後頭葉白質脳症（posterior reversible encephalopathy syndrome；PRES）は，高血圧に伴う脳灌流圧上昇が脳細動脈血管の脳循環自動調節能力を超えると，脳血管が強制的に拡張することで，後頭葉を中心に浮腫性変化を来す病態である。多くは夕から夜間に，頭痛，意識障害や痙攣で急性発症する。小児において高血圧は一般的な症状ではないため見逃されやすいが，常に血圧には留意し，血圧が年齢の基準値を超える場合は速やかに降圧薬の投与を行うことが必要である。また，ステロイド投与を行う患児の多くは，さまざまな併用薬を使用しており，特にシクロスポリン投与中の児では高血圧のリスクがより高くなるため，初期より降圧薬の投与を積極的に行うほうがよい。

③ 感染症

水痘は全年齢で発症する疾患であるが，その感染歴から圧倒的に小児に感受性者が多く，ステロイド投与中はその重篤化が問題となる。たとえ短期のステロイド投与であっても，しっかりとした病歴の聴取が必要であり，特に水痘ワクチンの未接種者で，潜伏期間にあると考えられる児は注意が必要である。直前のワクチン接種者もステロイド投与により水痘を発症することはよく知られており，同様に注意を要する。このような例では，可能であればステロイド投与を回避することが最善であるが，回避できない場合やすでに投与中の児では抗ヘルペスウイルス薬の予防投与が必要となる。また，小児のB型肝炎ウイルス感染については，現在では出産時の垂直感染は予防可能であるが，水平感染の十分な予防はできていない。B型肝炎ウイルス感染のある小児にステロイド投与をすると，ウイルスの再活性化が起こり重篤に

なりうる。したがって，ステロイド投与にあたっては事前に感染の有無を調べることが必要である。

疾患別のステロイド投与

① 急性疾患に対するステロイド投与

　急性疾患の多くはステロイド投与が短期間で済むため，長期投与による副作用の心配はないが，疾患によっては繰り返し投与を行う必要があり，その安易な使用は慎むべきである。ここでは，一般診療で使用することの多い疾患のいくつかについて解説するが，エビデンスという面からは必ずしも十分とは言えない。

(1) クループ症候群

　本疾患はウイルス感染に伴い上気道閉塞を来す小児のcommon diseaseの一つである。0.6 mg/kgのデキサメタゾンの単回投与は，抗炎症効果から喉頭浮腫を軽減する目的に行われ，重症例には確立された治療法である[5]。この投与量による有害な副作用の報告はみられないが，その内服量が問題となる。すなわち，小児ではエリキシル製剤を使用することになるため，例えば1歳の児で約60 mLを1回で内服することになり，工夫が必要である。その効果は，最近行われた二重盲検無作為化比較試験から，30分以内の早期から発現するとされる[6]。プレドニゾロン単回投与は有効性が劣るとされているが，最近2 mg/kg/日のプレドニゾロン3日間の投与が0.6 mg/kgのデキサメタゾン単回投与と同等の効果を示すという報告[7]もある。また，0.15 mg/kgのデキサメタゾンの単回投与でも有効な可能性も示されている[8]。

(2) 血管性紫斑病

　血管性紫斑病はIgAを含む免疫複合体が血管壁に沈着する全身性の血管炎で，腹痛，関節痛および紫斑を特徴とする。腹痛は小腸を中心とした消化管粘膜下の出血と消化管壁の浮腫が原因で起こり，この腹痛に対してステロイドは抗炎症作用により浮腫を改善し効果を発揮すると考えられている。その使用には明確なエビデンスはないが，激しい腹痛を伴う場合，ステロイドは臨床の場で最も一般的な治療法である。2 mg/kg/日のプレドニゾロン投与が広く用いられる。しかし，この治療による腎炎の合併の阻止は期待できな

い。
(3) 気管支喘息

　気管支喘息は気道の慢性炎症が基礎に存在し，感染や抗原による発作性の気道狭窄を呈する疾患で，ステロイドはその急性発作時および長期管理に用いられる。ここでは急性発作時の全身投与について述べる。

　期待するステロイドの効果は，①主に気道粘膜の血管を収縮させ気道の浮腫を軽減させることと，②β_2刺激薬の吸入に対する反応性を改善させることである[9]。これらの効果は，前者が4時間程度，後者が12時間程度で発現すると考えられている。投与量は経験的にプレドニゾロン換算1〜2mg/kg/日前後が選択されることが多いが，詳しくは『小児気管支喘息治療・管理ガイドライン2013』[10]を参照されたい。しかし，筆者らは前述のように2mg/kg/日の初期治療を推奨している。使用薬剤の種類としてはコルチゾール（ヒドロコルチゾン），プレドニゾロンやメチルプレドニゾロンが選択される。ステロイドは内服で用いる場合，その苦みが小児だと問題となる。そのため，内服困難時はデキサメタゾンのエリキシル製剤を使用する。0.6mg/kgのデキサメタゾンの単回投与がプレドニゾロン投与と同等の効果を示すメタアナリシス[11]もあるが，クループ症候群の治療と同様にその内服量が問題となる。また，コルチゾールを選択する場合はそのミネラルコルチコイド作用が無視できないため，留意する必要がある。

② 慢性疾患に対するステロイド投与

　慢性疾患に対しては，ステロイド投与は長期間，場合によっては永続的となり，その副作用は常に大きな問題となる。疾患と闘うという本来の目的が逆に患児を苦しめるというジレンマに常に悩まされ，いかにその副作用を軽減するかが大きな課題になる。すなわちこれらの疾患においてはステロイドの使用法だけでなく，その他の併用薬剤が必須と言える。

(1) 膠原病

　膠原病はステロイドの長期投与が必要な代表的な疾患であり，その使用により明らかに生命予後の改善をもたらす。小児においてもステロイドの使用は，1950年代より報告されるようになった。ここでは，そのなかでも特にステロイド投与が治療に必須である全身性エリテマトーデス（systemic lupus erythematosus；SLE）と若年性皮膚筋炎（juvenile dermatomyositis；JDM）

について述べる。

①SLE

多臓器に病変を呈する自己免疫疾患であり，ステロイドなしではその生命予後は期待できない一方，長期に及ぶ投与の必要性から，ステロイド投与自体が致命的な副作用を呈することがある。その多臓器に及ぶ症状の多様性から，いまだに確立された治療法はなく，小児においては臨床研究も限られ，成人領域のデータを参考に行われているのが現状である。しかし，小児期発症のSLEのほうが，一般的に疾患活動性が高く，初発時に高用量のステロイドを中心とした強力な治療が必要となる。

使用するステロイドは，生物学的半減期が短く，ミネラルコルチコイド作用に比較し十分なグルココルチコイド作用があることからプレドニゾロンが基本となる。1～2mg/kg/日の投与後，疾患活動性を示す血清補体価やds-DNA抗体を指標に減量を行う。中枢神経ループスを呈する場合は，寛解導入時にメチルプレドニゾロンパルス療法とシクロホスファミドパルス療法の併用が有効とされている[12]。またループス腎炎を呈する例ではミコフェノール酸モフェチル（MMF）の併用がシクロホスファミド併用と同等の効果を示し[13]，さらにステロイド，MMF，タクロリムスの併用はステロイドとシクロホスファミド併用より高い有効性を示す[14]。SLEの治療においてはステロイド投与が中止できないことが多い。したがって，積極的に種々の免疫抑制薬を併用し，できる限り早期の疾患の沈静化を目指し，高用量のステロイド投与の期間を短縮することが，副作用を最小限にするために最も重要である。

②JDM

特徴的な皮膚および筋所見を呈する特発性の慢性炎症性疾患である。その治療においてステロイドは中核をなす薬剤として疑う余地はない。ステロイドが使用される以前は実に3分の1の患児が死亡していた。今日では発症早期に十分なステロイドを投与することが，予後を大きく左右すると考えられている。ここで選択されるステロイドもプレドニゾロンを基本としている。一般的にデキサメタゾンやトリアムシノロンなどはステロイド筋症をより呈しやすいとされており，原疾患の評価を複雑にするため使用されない。

初期治療は必要かつ十分な量として2mg/kg/日を4週間投与されることが最も一般的である。その後は筋症状，皮膚症状や筋原性酵素の改善を確認

しながら，徐々に漸減する。JDMでは消化管の血管病変も来すため，内服の効果が不十分な場合もあり，初期治療として30 mg/kgのメチルプレドニゾロンパルス療法で開始することもある。この治療はより早期の炎症の沈静化と，高用量のステロイド投与期間の短縮も期待できるため，最近では第一選択となりつつある。いずれの場合であっても十分な量と期間で投与することが，寛解を得るだけでなく，後の再燃のリスクを減らすために重要とされている。また，病初期からのメトトレキサート少量パルス療法やシクロスポリンの併用が疾患コントロールに有用とされ，結果としてステロイド投与期間の短縮をもたらす[15]。筆者らはメチルプレドニゾロンパルス療法とメトトレキサート少量パルス療法を初期治療としている。

(2) ネフローゼ症候群

　特発性ネフローゼ症候群は高度タンパク尿，低タンパク血症および全身性の浮腫を呈する疾患で，ステロイド投与が著効する代表的な疾患の一つである。その作用機序はいまだ不明である。『小児特発性ネフローゼ症候群診療ガイドライン2013』[16]が作成されており，現在広く用いられている。寛解導入時は60 mg/m^2/日のプレドニゾロンの投与を4週間行い，その後は40 mg/m^2/日の隔日投与を4週間行った後，中止するプロトコールと漸減していくプロトコールがある。近年，日本小児腎臓病学会主導のもと行われていた無作為化比較試験の結果から，この2つのプロトコール間に有効性の有意差がないことが結論づけられた[17]。このことから，現時点では隔日4週間投与後に，速やかに中止するプロトコールが推奨される。残念ながら寛解が得られた場合でも，約8割が再発を経験し，その半数が頻回再発となる。速やかにステロイド投与が中止できるという点では膠原病とは異なるが，長期のステロイドの副作用を呈する可能性はあり，やはりステロイド使用を節約するために免疫抑制薬の使用は大きな位置を占めている。詳細についてはガイドラインに示されているが，その有効性から日本ではシクロスポリンが選択されることが多い。しかし，長期投与により慢性の腎毒性が問題となることがある。また，前述したようにPRESの出現に注意が必要である。

引用文献

1) Avioli LV：Glucocorticoid effects on statural growth. Br J Rheumatol, 32 (Suppl.2)：27-30, 1993

2) McCarthy TL, et al：Cortisol inhibits the synthesis of insulin-like growth factor-I in skeletal cells. Endocrinology, 126：1569-1575, 1990
3) Loeb JN：Corticosteroids and growth. N Engl J Med, 295：547-552, 1976
4) Simon D, et al：Early recombinant human growth hormone treatment in glucocorticoid-treated children with juvenile idiopathic arthritis：a 3-year randomized study. J Clin Endocrinol Metab, 92：2567-2573, 2007
5) Bjornson CL, et al：A randomized trial of a single dose of oral dexamethasone for mild croup. N Engl J Med, 351：1306-1313, 2004
6) Dobrovoljac M, et al：How fast does oral dexamethasone work in mild to moderately severe croup? A randomized double-blinded clinical trial. Emerg Med Australas, 24：79-85, 2012
7) Garbutt JM, et al：The comparative effectiveness of prednisolone and dexamethasone for children with croup：a community-based randomized trial. Clin Pediatr (Phila), 52：1014-1021, 2013
8) Geelhoed G, et al：Oral dexamethasone in the treatment of croup：0.15mg/kg versus 0.3mg/kg versus 0.6mg/kg. Pediatr Pulmonol, 20：362-368, 1995
9) Beigelman A, et al：Update on the utility of corticosteroids in acute pediatric respiratory disorders. Allergy Asthma Proc, 36：332-338, 2015
10) 日本小児アレルギー学会：小児気管支喘息治療・管理ハンドブック2013. 協和企画, 2013
11) Keeney GE, et al：Dexamethasone for acute asthma exacerbations in children：a meta-analysis. Pediatrics, 133：493-499, 2014
12) Barile-Fabris L, et al：Controlled clinical trial of IV cyclophosphamide versus IV methylprednisolone in severe neurological manifestations in systemic lupus erythematosus. Ann Rheum Dis, 64：620-625, 2005
13) Touma Z, et al：Mycophenolate mofetil for induction treatment of lupus nephritis：a systematic review and metaanalysis. J Rheumatol, 38：69-78, 2011
14) Liu Z, et al：Multitarget therapy for induction treatment of lupus nephritis：a randomized trial. Ann Intern Med, 162：18-26, 2015
15) Ruperto N, et al：Prednisone versus prednisone plus ciclosporin versus prednisone plus methotrexate in new-onset juvenile dermatomyositis：a randomised trial. Lancet, 387：671-678, 2016
16) 日本小児腎臓病学会・編：小児特発性ネフローゼ症候群診療ガイドライン2013. 診断と治療社, 2013
17) Yoshikawa N, et al：A multicenter randomized trial indicates initial prednisolone treatment for childhood nephrotic syndrome for two months is not inferior to six-month treatment. Kidney Int, 87：225-232, 2015

〈福原大介，楊　國昌〉

第4章 患者背景別のステロイドの選び方・使い方

3 高齢者

🔑 Key Points

- 高齢者では非定型的な症候による誤診も多く，ステロイドの適応を有する疾患を早期に的確に診断し治療することが大切である．
- 高齢者でのステロイド投与では半減期の長いステロイドを避け，プレドニゾロンを用いて必要十分かつ可能な限り低用量で短期間の投与を原則とする．
- 高齢者のステロイド治療では感染症，骨粗鬆症，筋症，糖尿病，認知機能低下のモニタリングと予防が重要である．
- 高齢者における服薬アドヒアランスを高めるためには，患者・家族への服薬指導と定期的な服薬状況の確認を薬剤師・看護師との連携で行うことが必要である．

● 高齢者におけるステロイド適応疾患とは

　65歳以上の高齢者が人口に占める割合が大きくなるに伴い，これまで以上にステロイドを投与しなければならない状況が増え，ステロイドの不適切な使用による副作用が懸念される．高齢者では症状・徴候が加齢や合併症によるものと判断されステロイドを投与されないことや，非定型的な症候による誤診でステロイドを投与されること，副作用を恐れて十分なステロイド量が投与されない可能性がある．そのためステロイドの適応を有する疾患を早期に的確に診断し，その病態に応じた投与量，投与期間などの方針を決定することが重要となる．

　高齢者ではまずステロイドの絶対的適応の有無を判断しなければならない（表1）．ステロイドの適応は有効性，安全性のエビデンスに基づくべきであるが，高齢者を対象とした大規模臨床試験は少なく，薬効や安全性に基づい

第4章 患者背景別のステロイドの選び方・使い方

表1 高齢者におけるステロイド治療の原則

	相対的適応疾患	絶対的適応疾患
疾患例	関節リウマチ（高齢発症） 気管支喘息（重症）	リウマチ性多発筋痛症 血管炎症候群 間質性肺炎
原則	・リスク・ベネフィットを考慮して適応を決定 ・安全性優先 ・少量投与，早期減量・中止	・生命予後，機能予後を考慮して投与量を決定 ・効果優先 ・必要十分かつ可能な限り低用量 ・治療反応性，副作用を確認し投与期間，減量を決定
確認事項	・ステロイド投与により悪化する可能性のある疾患の合併の有無 ・合併症の治療薬との相互作用 ・副作用の予防および早期発見 ・服薬アドヒアランス ・代替療法の有無	

たガイドラインの整備も遅れている。高齢者に好発しステロイド治療が有効とされるリウマチ性多発筋痛症[1]や高齢発症関節リウマチでは少量のステロイドが，巨細胞性動脈炎[2]やANCA（抗好中球細胞質抗体）関連血管炎などの血管炎症候群，皮膚筋炎やネフローゼ症候群，間質性肺炎などでは中等量から大量のステロイドが使われる。

高齢者においても気管支喘息，慢性閉塞性肺疾患では吸入ステロイドが有効であり，全身性の副作用の回避が可能である[3]。高齢者の変形性膝関節症や関節リウマチでは，ステロイド（トリアムシノロン，メチルプレドニゾロン）の関節内注射が合併症や関節障害の危険性がほとんどなく，短期間であれば疼痛緩和に有効である[4]。

高齢者の生理的特性とステロイド療法

高齢者のステロイド治療では加齢による各臓器の構造的・生理的変化に疾患の病態が加わるという理解が不可欠である。ステロイドはその有効性，副作用を熟知して使用した場合，むしろ安全に使用できる薬剤である。しかし，少量のステロイドであっても安易に使用してはならない。

① 高齢者の生理的特性とステロイドの選択

　加齢による薬剤の吸収に大きな変化はないが，肝臓や腎臓の機能低下は薬剤のクリアランス低下による薬剤の血中濃度上昇を来し，作用も副作用も強く出現する[5]。

(1) 薬剤の吸収

　高齢者では胃酸分泌量，消化管の血流・運動が低下し消化管粘膜細胞の減少により吸収面積が少なくなるため，薬剤の吸収が低下すると考えられている[6]。ステロイドの経口剤は消化管から70〜100％が吸収され，食事の影響を受けない。注射剤の生物学的利用率はほぼ100％とされるため，経口投与から静脈内投与に変更した場合でも，投与回数などの用法が同じなら原則として用量を変える必要はない。

(2) 薬剤のクリアランス

　肝臓では薬物代謝酵素活性や肝血流の低下がみられ，血中濃度が上昇し，結果的に過量投与になりやすい（表2）。ステロイドの代謝に関与する主な酵素として1型11β-ヒドロキシステロイド脱水素酵素（11β-HSD）と2型11β-HSDがあり，前者は脂肪組織，肝，中枢神経，筋などに，後者は腎，大腸，胎盤などに多く発現している。コルチゾール（ヒドロコルチゾン），プレドニゾロン（PSL）はコルチコステロイド結合グロブリン（CBG）と結合するため髄液移行が少なく，胎盤にある2型11β-HSDにより不活性型（コルチゾン，prednisone）に転換されるため胎児への移行も少ない。しかしデキサメタゾン，ベタメタゾンはCBGと結合しないため全身への拡散が速く，髄液への移行も良いため中枢神経病変や脳浮腫に使用される。最近の報告によれば，骨格筋の1型11β-HSDが女性において加齢に伴い発現が亢進し，筋力低下と関連することが示され，ステロイド代謝に性差が関与することが示唆された[7]。

　また，ステロイドの6位の水酸化が肝の薬物代謝酵素であるCYP3A4により行われるため，CYP3A4誘導薬（リファンピシンなど）によりステロイドの代謝が亢進し薬効が低下するが，ステロイドの種類により代謝亢進の程度が異なることに注意が必要である。

　高齢者では腎機能が低下し，80歳では30歳のほぼ半分になるため多くの薬剤のクリアランスが低下する。また，高齢者では筋肉量の減少により血清クレアチニン値が低値となるため，腎機能を正しく評価するには推定GFR

表2 高齢者の生理的特性とステロイド治療における問題点

		高齢者の特性と問題点	対応策
患者要因	肝臓や腎臓の機能低下	・薬剤のクリアランス低下による血中濃度の上昇 ・過量投与	・半減期の短いステロイド ・必要最少量，短期間のステロイド投与 ・可及的速やかな減量と低い維持量
	精神症状や認知機能低下 視力，聴力の低下	・服薬アドヒアランスの低下 ・誤服用	・本人・家族への服薬指導 ・服用薬剤数，服用回数を減らし，服用法を簡便化 ・介護者が管理しやすい服用法の検討
	加齢変化への影響	・筋萎縮→ステロイド筋症 ・骨塩量低下→骨粗鬆症 ・動脈硬化→高血圧症 ・耐糖能低下→糖尿病 ・免疫機能低下→感染症	・必要最少量，短期間のステロイド投与 ・予防と早期発見・治療
疾病要因	複数の疾患を合併	・多剤併用 ・薬物相互作用	・服用薬剤数を減らす ・一包化調剤の検討 ・症例ごとに至適投与量を決定
	慢性疾患が多い	・長期服用 ・副作用	・副腎不全，感染症，骨粗鬆症，筋症などの予防と早期発見・治療 ・定期受診，服薬指導継続
	症候がしばしば非定型的	・誤診による誤投与 ・対症療法による多剤併用	・鑑別すべき疾患を念頭にステロイド開始 ・ステロイド投与後の有効性と副作用を確認

値やシスタチンCも参考にする。

(3) 身体機能

　加齢に伴い，感覚器では視力低下，色覚の変化，白内障，聴力低下，味覚や嗅覚の低下，さらには唾液の減少による口渇，飲み込みに関する筋力低下と協調性の低下による嚥下困難などがみられる。さらに高齢者では反応や作業が遅くなることや，短期記憶，記銘力などが低下し，誤服用による副作用の増加があるため半減期の短いステロイドを選択する（表2）。これらの身

体機能が服薬アドヒアランスを低下させる要因となるだけでなく，ステロイド投与により悪化する可能性があるため，ステロイドの選択や用法，服薬指導が重要となる。

② 高齢者でのステロイド治療の基本方針

　高齢者のステロイド治療では，有効性，疾患の生命予後や高度の機能障害を残す可能性，代替療法がないことなどを検討したうえで適応を判断する（表1）。高齢者でのステロイドの効果・安全性は個人差が大きく，個々に病態や合併症を評価し副作用リスク（肝機能，腎機能，認知機能，免疫機能など）と服薬アドヒアランス（身体機能，認知機能など）も考慮してステロイドの用法・用量を決定する（表2）。高齢者では副作用などの危険性が増すため，可能な限り半減期の長いベタメタゾンやデキサメタゾンは避け，必要十分かつ最少量のPSLを用いる。膠原病などにおけるステロイド治療は，高齢者であっても降圧薬のように少量で開始し増量することはない。ステロイド開始後は有効性，副作用をモニタリングしながら可及的速やかに漸減し，維持量を低くする。経口投与が困難な場合には短期間であれば静脈内投与が可能であるが，長期投与の場合は経口投与が原則となる。

　『ANCA関連血管炎の診療ガイドライン（2014年改訂版）』では，70歳以上の高齢者ではステロイドパルス療法を行わず，さらにもう1ランク弱めた治療が示されている。わが国でのANCA関連血管炎（平均年齢60歳以上）の検討では，PSL＜0.8mg/kg/日の推奨で日和見感染症による死亡は減少したが，再燃が増えており，適切な維持療法が今後の課題とされた[8]。

● 高齢者でのステロイド投与による注意すべき病態

　高齢者は高血圧，糖尿病，脂質異常症などを合併あるいは潜在的に抱えており，さらにステロイド治療中の筋症や骨粗鬆症に伴う脆弱性骨折により日常生活動作が著しく低下し，感染症はしばしば致命的となる。

① ステロイド筋症

　高齢者では少量のステロイドでもステロイド筋症を来すことがある。また血清タンパクとの結合が弱いステロイド（ベタメタゾン，デキサメタゾン）

のほうがPSLより筋肉に拡散しやすくステロイド筋症が強いとされる。さらに安静による廃用性の筋萎縮も加わり転倒・骨折のリスクが高まるため，適切なリハビリテーションを行うことが大切である。骨格筋グルココルチコイド受容体とmTOR（mammalian target of rapamycin）のクロストークが示され，筋組織では分岐鎖アミノ酸によりmTORが活性化されることから，分岐鎖アミノ酸によるステロイド筋症改善の可能性が示唆されている[9]。

② ステロイド性骨粗鬆症

高齢者ではPSL 5mg/日未満でも骨折の危険性が高く，PSL 10mg/日以上の使用例では骨密度が高い場合でも骨折の危険性がある[10]。

日本骨代謝学会から新たに『ステロイド性骨粗鬆症の管理と治療ガイドライン：2014年改訂版』が発表されており，ガイドラインではステロイド経口剤を3カ月以上使用中あるいは使用予定の場合，一般的指導を行った後に個々の骨折危険因子をスコアで評価する。65歳以上ではスコア4となり，それのみで薬物治療の適応とされ，またステロイド投与量がPSL換算7.5mg/日以上でもスコア4となり高齢者でのステロイド性骨粗鬆症の早期予防が可能となった（p.213の図3を参照）[11]。

③ 感染症

高齢者では加齢に伴う免疫能の低下にステロイドによる免疫抑制が加わり，少量のステロイドでも易感染性となる。65歳以上の関節リウマチ患者における感染症はステロイド量と関連し，重篤な感染症では過去2～3年の総服薬量とも関連する。さらにPSL 5mg/日でもメトトレキサート服用者よりもリスクが高い[12),13]。膠原病患者では65歳以上とPSL 50mg/日以上がサイトメガロウイルス再活性化の危険因子とされる[14]。ステロイドの中等量以上あるいは長期投与では，結核，ニューモシスチス肺炎などのモニタリングや予防を考慮する。65歳以上の高齢者では肺炎球菌ワクチンやインフルエンザワクチンの接種が推奨される。

④ 精神症状

高齢者では脳機能の予備能力低下により，ステロイド治療に伴う精神神経

症状も低用量で発現することがあり注意が必要である．また，原疾患による精神症状との鑑別が困難な場合もあり，向精神薬の対症的投与後には原疾患の活動性を評価し，ステロイドの減量・中止あるいは治療強化の判断をしなければならない．

⑤ 高血圧症

ステロイドによる血圧上昇の機序として，レニン基質の産生増加によるアンジオテンシンⅡ増加，エリスロポエチン産生増加による血管収縮，血管内皮機能障害などが考えられている．高齢者ではPSL 20 mg/日以上を服用すると，その37.1％に高血圧が観察され，高血圧の家族歴を有する者においても高頻度である[15]．メチルプレドニゾロン，デキサメタゾン，ベタメタゾンはミネラルコルチコイド作用が少なくパルス療法に用いられるが，デキサメタゾンでも高血圧症を来すためステロイドの減量あるいは中止が対応の基本となる．それが困難である場合には食塩制限などの食事療法や運動療法に加えてカルシウム拮抗薬，ACE阻害薬，ARB，利尿薬などによる薬物療法を行い血圧をコントロールする．

⑥ 糖尿病

ステロイドはインスリン抵抗性を増強し，治療対象疾患となる炎症性疾患では炎症によりインスリン抵抗性とインスリン分泌低下を来すことも知られている．一般にステロイドによる糖尿病発症リスクとして，加齢に加え1日のステロイド投与量，肥満，糖尿病家族歴がある．ステロイド糖尿病では空腹時血糖値が必ずしも高くならないため，スクリーニング検査として食後血糖測定が推奨されている．2型糖尿病の高齢者ではステロイドの不適切な投与により高血糖高浸透圧症候群を発症しやすい．また高齢者では渇中枢の機能が低下し，飲水行動が減少するため病態が悪化すると考えられている．

⑦ ステロイド離脱症候群

高齢者でステロイドを長期服用している場合，発熱や嘔吐などでステロイドを服用できないとステロイド離脱症候群の危険性が高くなる．副腎不全による発熱，倦怠感，関節痛，筋肉痛，頭痛，嘔吐などの症状が出るため感染症として治療される可能性がある．ステロイド離脱症候群は正しく診断でき

れば速やかなステロイド補充で改善する。

　独居患者や意識障害がある患者ではステロイドの服薬状況を確認することが困難であるため，ステロイド離脱症候群を疑った場合にはステロイドの投与を行う。この際には末梢血の好酸球増多（好酸球数8％以上）が参考になる。

高齢者での有効かつ安全なステロイド投与の工夫

① 服薬管理

　高齢者では特に確実な服薬遵守のために適切な服薬管理が重要となる。まず自己管理が可能か否かを判断するが，認知機能，視力・聴力や手指の機能に問題がある場合は家族などによる服薬管理とする。自己管理の場合でも，高齢者では処方薬剤数が多い場合や処方を変更した場合には誤服用のリスクが高くなる。そのため患者自身や家族に適切な服薬指導を行うが，独居の場合には介護保険を申請し，ヘルパーらに服薬状況の確認などを依頼する。

(1) 服薬指導

　服薬指導では言葉や説明の理解度を確認することが不可欠である。頷いているので理解されたと思い込まず，他の方法での確認が大切である。そのためには医師，薬剤師，看護師などの間での理解度に関する情報共有が有用である。また服薬指導は本人に加えて家族にも同時に行うことで，本人と家族の理解が異なることのないようにする。高齢者自身や周囲の人々も気づかないうちに認知機能が低下してくることもあるため，長期服用している場合には定期的な服薬指導を行う。

(2) 誤服用を避ける工夫

　処方数が多いときには配合剤への変更や必要性の見直しを行う。しかし他の診療科からも処方されている場合には整理が困難である。そこで服用法の簡便化も考慮する。例えば服用回数を減らしたり一包化調剤を検討したりする。一包化調剤は途中で用量調節ができないためステロイド治療では注意が必要である。最近の骨粗鬆症の治療薬では毎日，週1日，月1日服用する製剤があるが，高齢者では服用方法が異なる薬剤の混在をできる限り避け，週1日，月1日の服用薬が混在する場合には服薬カレンダーを利用する。眼で見て理解しやすい服薬表を作成し，それを利用した服薬指導も有用である。

② 副作用を減らすための工夫

　ステロイドは服用量を可能な限り減らし服用回数を少なくすること，朝の服用量が多くなるよう配分することも検討する．ステロイド投与量を減らすために代替療法の検討も必要である．一般に膠原病などではステロイドの減量が困難な場合，シクロホスファミド，アザチオプリン，メトトレキサートなどを併用することが多いが，加齢およびステロイド治療により免疫能が低下しているため，重篤な感染症などにより生命予後を悪化させる可能性がある．

　ステロイドの局所投与（吸入，塗布，関節内注射）は，比較的少量の投与によって病変部位での濃度を高めることができ，全身性の副作用を避けたい場合に考慮する．高齢者の吸入では手技の問題や吸気が弱いことで十分な効果が得られず，吸入を自己中断する場合もあるため，医師，薬剤師，看護師が連携して十分な手技指導と吸入方法の確認を定期的に行い，自己中断のないように指導することが必要である．

引用文献

1) Dasgupta B, et al：BSR and BHPR guidelines for the management of polymyalgia rheumatica. Rheumatology（Oxford），49：186-190，2010
2) Dasgupta B, et al：BSR and BHPR guidelines for the management of giant cell arteritis. Rheumatology（Oxford），49：1594-1597，2010
3) Valente S, et al：Do we need different treatments for very elderly COPD patients? Respiration，80：357-368，2010
4) Abdulla A, et al：Guidance on the management of pain in older people. Age Ageing，42（Suppl.1）：i1-i57，2013
5) Mangoni AA, et al：Age-related changes in pharmacokinetics and pharmacodynamics：basic principles and practical applications. Br J Clin Pharmacol，57：6-14，2004
6) Goldberg PB, et al：Pharmacologic basis for developing rational drug regimens for elderly patients. Med Clin North Am，67：315-331，1983
7) Hassan-Smith ZK, et al：Gender-Specific Differences in Skeletal Muscle 11β-HSD1 Expression Across Healthy Aging. J Clin Endocrinol Metab，100：2673-2681，2015
8) Yamagata K, et al：ANCA-associated systemic vasculitis in Japan：clinical features and prognostic changes. Clin Exp Nephrol，16：580-588，2012
9) Shimizu N, et al：Crosstalk between glucocorticoid receptor and nutritional sensor mTOR in skeletal muscle. Cell Metab，13：170-182，2011
10) Nawata H, et al：Guidelines on the management and treatment of glucocorticoid-induced osteoporosis of the Japanese Society for Bone and Mineral Research（2004）. J Bone Miner Metab，23：105-109，2005

11) Suzuki Y, et al：Guidelines on the management and treatment of glucocorticoid-induced osteoporosis of the Japanese Society for Bone and Mineral Research：2014 update. J Bone Miner Metab, 32：337-350, 2014
12) Dixon WG, et al：The influence of systemic glucocorticoid therapy upon the risk of non-serious infection in older patients with rheumatoid arthritis：a nested case-control study. Ann Rheum Dis, 70：956-960, 2011
13) Dixon WG, et al：Immediate and delayed impact of oral glucocorticoid therapy on risk of serious infection in older patients with rheumatoid arthritis：a nested case-control analysis. Ann Rheum Dis, 71：1128-1133, 2012
14) Hanaoka R, et al：Reactivation of cytomegalovirus predicts poor prognosis in patients on intensive immunosuppressive treatment for collagen-vascular diseases. Mod Rheumatol, 22：438-445, 2012
15) Sato A, et al：Glucocorticoid-induced hypertension in the elderly. Relation to serum calcium and family history of essential hypertension. Am J Hypertens, 8：823-828, 1995

〔細野　治〕

第4章 患者背景別のステロイドの選び方・使い方

4 手術時

🔑 Key Points

- 長期にステロイド療法を受けている患者は内因性のグルココルチコイド分泌が抑制されて（医原性副腎皮質機能低下症）おり，ストレスに応じた分泌亢進が十分に起こらない。
- 医原性副腎皮質機能低下症の患者が手術を受ける際は，手術によるストレスに応じてグルココルチコイド投与量を増量（ステロイドカバー）する。
- ステロイドカバーにおけるグルココルチコイド投与量，方法に関しては十分なエビデンスが確立しているとは言いがたく，経験による部分も大きい。わが国においては診療指針が発刊され，考え方が整理されつつある。

● はじめに

　周術期にステロイドが用いられる理由は単一ではない。食道がん根治術[1]，肝臓切除術[2]，人工心肺使用の心臓血管外科手術[3]などでは手術侵襲に伴う過大な生体反応を抑制し，手術合併症を減少させる目的で用いられる場合もあるが，本項では臨床的により頻度の高い病態である，長期にステロイド療法を受けている患者への周術期のステロイド投与，いわゆるステロイドカバーに焦点を当てて解説する。

● 医原性副腎皮質機能低下症の病態生理

　長期に生理的分泌量を超えてステロイド（グルココルチコイド）が投与されると内因性の視床下部（CRH）－下垂体（ACTH）－副腎（コルチゾール）系が抑制され，医原性副腎皮質機能低下症を生じる。内因性グルココルチコイド分泌が抑制される外因性ステロイドの量や投与期間について一定の見解

はないが，量が多く期間が長いほどそのリスクは高まることが報告[4]されている。内因性グルココルチコイドの分泌はコルチゾール（ヒドロコルチゾン）で10～20mg/body/日程度と考えられており[5),6)]，これはグルココルチコイド作用で換算するとプレドニゾン2.5～5mgに相当する。したがって，プレドニゾロン換算で5mg以上の投与を長期に受けている場合は医原性副腎皮質機能低下症の存在を念頭に置くべきと考えられる。グルココルチコイド作用による主なステロイドの力価の換算は表1を参照されたい。また，これらのステロイドの一部は血中コルチゾール測定のアッセイ系と交差し，投与した薬物がコルチゾールとして測定される。したがってステロイド投与中の血中コルチゾール濃度は必ずしも内因性コルチゾール分泌を反映せず，副腎皮質機能低下症の診断が困難になる場合がある。また，医原性副腎皮質機能低下症は経口，経静脈投与のみならず関節内注射[7)]，吸入ステロイド[8)]，皮膚への外用[9)]でも起こりうることが報告されており，診断にあたって薬剤使用歴の詳細な問診が重要である。

　視床下部－下垂体－副腎系ホルモンはいわゆるストレスホルモンの一種であり，手術や全身麻酔をはじめ，外傷や重症疾患罹患といったストレス時は生理的変化として活性化され，分泌が亢進する[10)]。実際，副腎皮質機能正常例の全身麻酔下手術周術期における検討で，血中コルチゾール濃度は抜管～術後回復早期をピークに上昇することが報告されている[10),11)]。しかし医原性副腎皮質機能低下症の状態にある患者では，ストレスに応じた分泌亢進が十分に起こらず相対的副腎不全の状態に陥り，急性副腎不全（副腎クリーゼ）発症のリスクとなる。これが周術期のステロイド増量投与，すなわちステロイドカバーを行う根拠となっている。

◆ 重症例における相対的副腎不全に関する種々の議論

　手術に限らずICU入室例などの重症例においては生理的に血中コルチゾール濃度が増加する。重症例においては医原性副腎皮質機能低下症例に限らず相対的副腎不全がみられるとされ，救急・集中治療の領域でそのマネジメントをどのように行うべきか議論となっている[12)]。最近の検討によると，血中コルチゾール濃度上昇のメカニズムについては，ストレスに応答した視

表1　グルココルチコイド作用による主なステロイドの力価の換算

合成ステロイド	抗炎症効果（GC作用）	Na保持作用（MC作用）	換算用量（mg）	血中半減期（分）	代表的な商品名	コルチゾールとして測定
ヒドロコルチゾン	1	1	20	90	コートリル ソル・コーテフ サクシゾン	される
プレドニゾロン	4	0.75〜0.8	5	200	プレドニン プレドニゾロン	一部される
デキサメタゾン	25〜30	0	0.75	300	デカドロン	されない
フルドロコルチゾン	0.1	400		420	フロリネフ	

GC：グルココルチコイド，MC：ミネラルコルチコイド

床下部－下垂体－副腎系の活性化といった機序のみにはよらない可能性が報告されている[13]。すなわち，重症患者で高値となるTNF-αやIL-6といった炎症性サイトカインが副腎皮質刺激ホルモン（ACTH）非依存性にコルチゾールの産生を促す一方，コルチゾールを代謝し失活させる酵素の組織における発現や活性が低下し，コルチゾールのクリアランスが低下するため血中コルチゾール濃度が上昇する[14]というものである。敗血症性ショック例においてクリアランスが低下している状況で高用量グルココルチコイドを投与した場合，ショックからの回復を促す治療効果を，筋萎縮によるICU在室期間長期化といった副作用によるデメリットが上回る可能性も指摘されている[13]。敗血症性ショック例に対するステロイド投与の効果をみた前向き研究[15],[16]では相反する結果が得られており，一定の結論は得られていない。

● 周術期ステロイドカバーの実際

相対的副腎不全のマネジメントは経験による部分も多く，十分なエビデンスに基づいた医療が提供されているとは言いがたい状況にある。そのような

なか，日本内分泌学会では『副腎クリーゼを含む副腎皮質機能低下症の診断と治療に関する指針』の作成を臨床重要課題として指定，先頃刊行された[17]。『指針』はその緒言にも触れられているとおり，EBMに基づくクリアカットな提示は難しいとしても，現在のこの分野における診療のコンセンサスを提示し考え方を整理している。以下では，本指針の内容より，周術期の副腎不全（医原性副腎皮質機能低下症を含む）に対するステロイド投与の考え方，実際の方法を抜粋して示す。

　まず，ステロイドカバーを行うべきか否かについては，Glowniakら[18]が小規模だが，手術を施行した医原性副腎不全症患者を対象にステロイド補充に関する二重盲検比較試験を行い，ステロイド非増量群に副腎不全症の発症はなく，ステロイドカバーは不要と報告している。興味ある結果ではあるが追試はなく，医療安全の観点から『指針』で推奨はしていない。

　ステロイドカバーを行う場合，その投与量の増減は，侵襲度と術後の患者の状況を勘案して決めることを推奨している。その設定は種々提唱されているが，Hahner[19]らによれば，局所麻酔下に行う小手術ではグルココルチコイドを従来の2～3倍量あるいはヒドロコルチゾン（HC）25～50mg/日に増やし，手術侵襲が中等度の場合は50～75mg/日に増量する。全身麻酔下の大手術に際しては，手術開始から24時間はHC 150mgを5%ブドウ糖液とともに点滴静注し，翌日は100mg/日静注，その後は減量と速やかな経口投与への変更が推奨されている。本プロトコールは，副腎機能が正常なら周術期の血中コルチゾール濃度の頂値は抜管前後に認められること[11),20)]，大手術を受けた視床下部－下垂体－副腎系機能正常者における血中コルチゾール濃度は術後48時間以内に術前値まで低下すること[18]，HCを間欠的に急速静注すると生理的範囲を超えて血中コルチゾール濃度が上昇すること[21),22)]を論拠としている。またSalemら[23]によると，大手術後のコルチゾール分泌量を測定した7つの検討で，1つを除きその平均は200mg/日未満であったとしている。また別のレビューでは，侵襲の程度に応じたステロイド増量の目安として，鼠径ヘルニア修復や大腸内視鏡でHC 25mg/日またはメチルプレドニゾロン（mPSL）5mg/日，開腹胆嚢摘出術や結腸切除術でHC 50～75mg/日またはmPSL 10～15mg/日，胸部大手術，Whipple手術，肝切除においてはHC 100～150mg/日またはmPSL 20～30mg/日と報告されている[24]。

以上をまとめると，「周術期ステロイドカバーは手術当日よりヒドロコルチゾンを点滴静注し，その投与量は侵襲に応じて調整するが，最大200 mgを超える投与量には根拠がない。術後合併症を認めない場合は速やかに減量し元のステロイドに戻す」というのが『指針』に準じた現時点でのステロイドカバーの考え方といえる。

おわりに

　周術期のステロイドカバーについて概説した。この分野はわが国でも診療指針が発刊され，その考え方が整理されつつある。さらに病態生理についても新たな理解が深まりつつあるが，治療の実際に関するエビデンスはまだ十分でないことを知っておく必要がある。

引用文献

1) Sato N, et al：Randomized study of the benefits of preoperative corticosteroid administration on the postoperative morbidity and cytokine response in patients undergoing surgery for esophageal cancer. Ann Surg, 236：184-190, 2002
2) Orci LA, et al：Systematic review and meta-analysis of the effect of perioperative steroids on ischaemia-reperfusion injury and surgical stress response in patients undergoing liver resection. Br J Surg, 100：600-609, 2013
3) Murphy GS, et al：Steroids for adult cardiac surgery with cardiopulmonary bypass：update on dose and key randomized trials. J Cardiothorac Vasc Anesth, 27：1053-1059, 2013
4) Sacre K, et al：Pituitary-adrenal function after prolonged glucocorticoid therapy for systemic inflammatory disorders：an observational study. J Clin Endocrinol Metab, 98：3199-3205, 2013
5) Esteban NV, et al：Daily cortisol production rate in man determined by stable isotope dilution/mass spectrometry. J Clin Endocrinol Metab, 72：39-45, 1991
6) Kraan GP, et al：The daily cortisol production reinvestigated in healthy men. The serum and urinary cortisol production rates are not significantly different. J Clin Endocrinol Metab, 83：1247-1252, 1998
7) Habib G, et al：Intra-articular methylprednisolone acetate injection at the knee joint and the hypothalamic-pituitary-adrenal axis：a randomized controlled study. Clin Rheumatol, 33：99-103, 2014
8) Woods CP, et al：Adrenal suppression in patients taking inhaled glucocorticoids is highly prevalent and management can be guided by morning cortisol. Eur J Endocrinol, 173：633-642, 2015
9) Gilbertson EO, et al：Super potent topical corticosteroid use associated with adrenal suppression：clinical considerations. J Am Acad Dermatol, 38：318-321, 1998

10) Lamberts SW, et al：Corticosteroid therapy in severe illness. N Engl J Med, 337：1285-1292, 1998
11) Udelsman R, et al：Responses of the hypothalamic-pituitary-adrenal and renin-angiotensin axes and the sympathetic system during controlled surgical and anesthetic stress. J Clin Endocrinol Metab, 64：986-994, 1987
12) Marik PE, et al：Recommendations for the diagnosis and management of corticosteroid insufficiency in critically ill adult patients：consensus statements from an international task force by the American College of Critical Care Medicine. Crit Care Med, 36：1937-1949, 2008
13) Peeters B, et al：The HPA axis response to critical illness：New study results with diagnostic and therapeutic implications. Mol Cell Endocrinol, 408：235-240, 2015
14) Boonen E, et al：Reduced cortisol metabolism during critical illness. N Engl J Med, 368：1477-1488, 2013
15) Annane D, et al：Effect of treatment with low doses of hydrocortisone and fludrocortisone on mortality in patients with septic shock. JAMA, 288：862-871, 2002
16) Sprung CL, et al：Hydrocortisone therapy for patients with septic shock. N Engl J Med, 358：111-124, 2008
17) 柳瀬敏彦，他：―日本内分泌学会臨床重要課題―副腎クリーゼを含む副腎皮質機能低下症の診断と治療に関する指針．日本内分泌学会雑誌，91（Suppl. Sep）：1-78, 2015
18) Glowniak JV, et al：A double-blind study of perioperative steroid requirements in secondary adrenal insufficiency. Surgery, 121：123-129, 1997
19) Hahner S, et al：Management of adrenal insufficiency in different clinical settings. Expert Opin Pharmacother, 6：2407-2417, 2005
20) Donald RA, et al：The plasma ACTH, AVP, CRH and catecholamine responses to conventional and laparoscopic cholecystectomy. Clin Endocrinol (Oxf), 38：609-615, 1993
21) Symreng T, et al：Physiological cortisol substitution of long-term steroid-treated patients undergoing major surgery. Br J Anaesth, 53：949-954, 1981
22) Nicholson G, et al：Peri-operative steroid supplementation. Anaesthesia, 53：1091-1104, 1998
23) Salem M, et al：Perioperative glucocorticoid coverage. A reassessment 42 years after emergence of a problem. Ann Surg, 219：416-425, 1994
24) Coursin DB, et al：Corticosteroid supplementation for adrenal insufficiency. JAMA, 287：236-240, 2002

（田邉真紀人，柳瀬敏彦）

第5章

見逃してはいけないステロイドの副作用と対処法

第5章 見逃してはいけないステロイドの副作用と対処法

禁忌・薬物相互作用

🔑 Key Points

- 💊 ステロイドアレルギーについては，コハク酸エステル製剤が原因であるとの報告や，数は少ないもののステロイドの基本構造が原因であることを示唆した報告がある。まれではあるが，基剤によりアレルギーが惹起されたとする報告もある。
- 💊 気管支喘息などのアレルギー性疾患患者にステロイドの静注治療が必要な場合には，アレルギー反応を避けるためコハク酸エステル製剤ではなくリン酸エステル製剤を選択する。
- 💊 ステロイド投与中は免疫抑制状態のため，生ワクチンは投与禁忌とされている。皮膚や軟部組織，関節腔内などの局所に感染症がある場合にもステロイドの注射剤は禁忌となる。
- 💊 デキサメタゾンやベタメタゾンはCYP3A4により6β水酸化で代謝されるため，CYP3A4誘導作用が特に強力であるリファンピシン，フェニトイン，カルバマゼピンの併用はステロイドの効果を減弱する。

⬢ ステロイドの禁忌

　ステロイドは副腎から分泌されるホルモンまたはその類似物であることから，一般には禁忌といえる病態はない。しかし，ステロイドそのものに対してアレルギーがある場合は当然禁忌である。また，治療には生理的な用量を超えて用いることも多く，さらに特殊な用法には警告または禁忌が示されている[1]。

① 薬物アレルギー

　ステロイドはアレルギー疾患の治療に使われることから，ステロイドアレ

ルギーの存在について一般には認識されていない。しかし，コルチゾール（ヒドロコルチゾン）とコルチゾンを除けば，臨床で薬物として使われている合成ステロイドは，本来は生体内には存在しない物質であり，実際，ステロイドアレルギーとされる症例報告を散見する。

(1) 即時型アレルギー

即時型またはアナフィラキシー型のステロイドアレルギーの報告がある。Nakamuraら[2]は，メチルプレドニゾロンまたはコルチゾールのコハク酸エステル製剤の静注による7例のアナフィラキシーを報告した。全例が気管支喘息患者であり，うち3例ではプリックテストなどのアレルゲン検査が実施されている。その結果，3例いずれにおいても，複数のステロイドのコハク酸エステルに対してプリックテスト陽性であった。一方，リン酸エステルのステロイドでは陰性であったとしており，ステロイドのコハク酸エステル製剤がアレルギーを惹起しやすいと結論している。さらに，Burgdorffら[3]はメチルプレドニゾロンコハク酸エステルに対するアナフィラキシー患者の血清から，抗原特異的IgEを検出したと報告している。

一般に低分子薬によるアレルギー反応は，ハプテンとしてタンパクと結合することにより抗原性を獲得することが多い。ステロイドは血中ではコルチコステロイド結合グロブリンやアルブミンと結合していることから，ステロイドそのものに対してアレルギーが生じる場合には，ハプテンとして作用している可能性がある。一方，ステロイドのエステル製剤は水溶性であり，タンパク結合性は弱い。そのため，抗原性についてはコハク酸を含んだ構造が直接関係している可能性が考えられる。

Erdmannら[4]は，23歳女性のアトピー性皮膚炎の患者において，プレドニゾロンコハク酸エステル筋注，プレドニゾロン粘膜塗布，およびプレドニゾロン内服の，いずれも10～30分後にアナフィラキシー反応を呈したと報告した。プリックテストの結果，プレドニゾロン，同コハク酸エステル，ベタメタゾンリン酸エステルには陽性であったが，メチルプレドニゾロン，同コハク酸エステル，デキサメタゾン，同リン酸エステル，トリアムシノロンおよび同アセトニドには陰性であったとしている。この患者血清からはプレドニゾロン特異的IgE抗体は検出できなかった。これらの臨床経過と検査結果からは，少なくとも本例についてはプレドニゾロンそのものに抗原性があったということで，コハク酸エステルが問題ではなかったようである。こ

の例のような，ステロイドの基本構造がアレルギーの原因であることを示唆した報告は少ないが，臨床ではその可能性を否定すべきでない。

　まれではあるが，ステロイド自体ではなく基剤によりアレルギーが惹起されたとする報告がある[5]。本例は，トリアムシノロンアセトニドの皮下注射によりアナフィラキシーを発症したが，精査した結果，他の薬物の基剤として一般に用いられているカルボキシメチルセルロースがアレルゲンであったとしている。

(2) 遅延型アレルギー

　遅延型アレルギーとして，ステロイド外用剤による接触性皮膚炎の報告がある。このアレルギーは抗体が関わらずにＴ細胞が関係し，発症までに1～2日，もしくは感作期間も含めれば1～2週程度かかることがある。多くのステロイド外用剤は，基本となるステロイド構造にさまざまな化学修飾がなされており，薬剤そのものが抗原性を有していると考えられている。ステロイド外用剤による接触性皮膚炎の発症頻度は少なくなく，ベルギーの報告[6]ではすべての接触性皮膚炎患者のなかで2.9％がステロイドによるとしている。したがって，ステロイド外用剤でなかなか皮膚症状が改善しない場合には，逆にステロイド外用剤に対するアレルギーを疑ったほうがよいこともある。もちろんそうした場合には，十分な経験をもった皮膚科専門医への受診が必須である。

(3) その他のアレルギー類似反応

　特に気管支喘息などのアレルギー性疾患患者にステロイドの静注治療が必要となった場合には，前述の報告を考慮するとコハク酸エステル製剤は避けてリン酸エステル製剤を選択すべきであろう。一方，デキサメタゾンリン酸エステルにも急速静注に伴う会陰部痛といった機序不明の有害反応の報告[7]がある。ステロイドを静注する場合には，いずれの製剤を使う場合でも，患者の状態を観察しつつ緩徐に投与することが勧められる。

② 特殊な用量・用法に伴う禁忌

　ステロイドの特殊な用量・用法に伴う禁忌についてまとめた表を引用した（表1）[1]。

　生ワクチンの投与は，ステロイドに限らずすべての免疫抑制作用を有する薬剤投与中の患者において禁忌とされている。生ワクチンは弱毒化されてい

表1 ステロイドの警告と禁忌

全身投与の ステロイド	生ワクチン投与不可*
注射剤	感染症のある関節腔内，滑液囊内，腱鞘内または腱周囲，動揺関節の関節腔内の注射は禁忌
パルス療法	緊急時に十分対応できる医療施設，十分な知識・経験をもつ医師のもと，適切と判断される症例にのみ実施。患者選択は併用薬剤の添付文書参照。患者・家族へ十分説明し同意を得て投与。 血清クレアチニン高値の敗血症症候群および感染症ショックに大量投与で死亡率増加
皮膚外用剤	皮膚局所感染，鼓膜に穿孔のある湿疹性外耳道炎，潰瘍，第2度深在性以上の熱傷・凍傷での使用は禁忌

＊：米国CDCの見解ではプレドニゾロン20mg/日以下は可だが，エビデンスは不十分。
〔浦部晶夫，他・編：今日の治療薬2016．南江堂，p.252，2016より〕

るとはいえ，病原菌そのものである。そのため，免疫抑制がかかっている状況ではその疾患発症の危険性がある。ただ，ステロイドは投与されていなくても，健常成人では内因性のコルチゾールを平均10mg/日ほど分泌している。コルチゾール10mgはプレドニゾロンでは2.5mgに相当することから，こうした低用量ステロイド投与下でも生ワクチンは禁忌と考えるべきであろうか。この疑問に対しては，米国疾病予防管理センター（CDC）が専門家としての見解を示している。CDCによれば[8]，prednisone（プレドニゾロンと同力価）で20mg/日未満などの低用量投与なら生ワクチンを投与可能としているが，明確な臨床的エビデンスがないことは十分考慮して対処すべきであろう。

その他，注射剤は皮膚や軟部組織，また関節腔内などの投与局所に感染症がある場合には，当然ながらステロイド投与は禁忌である。また，ステロイドパルス療法には表1のような特別の記載があることには留意すべきであろう。

ステロイドと他薬の相互作用

筆者ら[9]は，プレドニゾロン治療中にリファンピシンを併用したところ，ステロイド治療抵抗性を生じた全身性エリテマトーデス・皮膚筋炎の重複症候群患者を経験した（図1）。患者は，リファンピシン併用により筋炎症状

第5章 見逃してはいけないステロイドの副作用と対処法

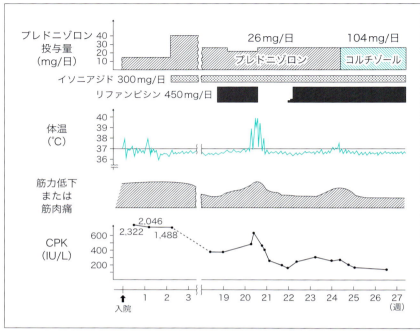

図1 リファンピシン投与によりプレドニゾロン治療抵抗性を生じた全身性エリテマトーデス・皮膚筋炎の重複症候群患者の臨床経過

[Kawai S, et al：Jpn J Rheumatol, 1：135-141, 1986より]

が再燃し，中止により改善した．その後リファンピシン再投与により筋炎症状が再燃したが，プレドニゾロンから同力価のコルチゾールに変更することによって改善した．

　この患者に認められたステロイドの種類によるステロイド治療抵抗性の違いを検討するために，リファンピシン服用者における種々のステロイド代謝を比較した[10]．その結果，リファンピシン服用者では非服用者に対してコルチゾールは約1.2倍，プレドニゾロンは約2倍の代謝亢進がみられた．これに対しデキサメタゾン代謝は約5倍に亢進していた．これらの結果を踏まえると，リファンピシンによるステロイド治療抵抗性が生じた場合には，プレドニゾロンであれば約2倍，デキサメタゾンであれば約5倍の用量を投与すれば用量に見合った効果が得られると考えられる．ただし，臨床において5倍量を用いることは現実的ではないため，図1の症例のように同力価のコルチゾー

表2 ステロイドと他薬との相互作用

機　序	他の薬物	影響する方向	ステロイド	結　果
同じ作用（副作用）	免疫抑制薬	⇔	ステロイド	重篤な感染症
	アムホテリシンB サイアザイド系利尿薬 エタクリン酸 フロセミド 甘草（リコリス）	⇔	ステロイド （特に電解質作用の強いもの）	低カリウム血症
	非ステロイド抗炎症薬	⇔	ステロイド	消化性潰瘍合併率の増加
相反する作用	糖尿病治療薬	←	ステロイド	血糖値上昇
	生ワクチン	←	ステロイド	弱毒ワクチンの全身感染症
	抗凝固薬	←	ステロイド	抗凝固効果減弱/増強？
吸収阻害	経口カルシウム	←	ステロイド	吸収率低下
	ケイ酸アルミニウム	→	デキサメタゾン	吸収率低下
結合タンパク	経口避妊薬 （エストロゲンを含む製剤）	→	プレドニゾロン	結合タンパク増加による薬効減弱[*1]
薬物代謝	バルビタール系薬物 （フェノバルビタールなど） フェニトイン カルバマゼピン リファンピシン	→	ステロイド （種類により代謝亢進の程度異なる[*2]）	CYP3A4誘導によるステロイド代謝亢進のために薬効低下
	シクロホスファミド	←	ステロイド	活性化減弱（初期） 活性化増強（長期併用）
	経口避妊薬 （エストロゲンを含む製剤）	→	プレドニゾロン	代謝阻害による薬効増強[*1]
受容体拮抗	イミダゾール系抗真菌薬	→	ステロイド	結合阻害による薬効低下

[*1]：代謝阻害による作用が強く，結局は薬効は増強する．
[*2]：デキサメタゾン＞プレドニゾロン＞コルチゾールの順で代謝が亢進する．

［浦部晶夫，他・編：今日の治療薬2016．南江堂，p253，2016より］

ルに変更するか，プレドニゾロンで2倍量とするか，もしくは可能であればリファンピシンを中止して他の結核治療薬に変更するのが望ましい．なお，コルチゾールに変更する場合にはミネラルコルチコイド作用の増加に注意が必

要である。

　デキサメタゾンやベタメタゾンは主としてCYP3A4によって6β水酸化で代謝される。リファンピシンはプレグナンX受容体（pregnane X receptor；PXR）に結合し，レチノイドX受容体（retinoid X receptor；RXR）とヘテロ二量体を形成してCYP3A4遺伝子に結合し[11]，CYP3A4の転写が亢進する。リファンピシン以外のPXRのリガンドとしては，フェニトイン，フェノバルビタール，カルバマゼピンなどの抗てんかん薬やセントジョーンズワート（セイヨウオトギリソウ）などが知られている。なかでもリファンピシン，フェニトイン，フェノバルビタールはCYP3A4誘導作用が特に強力である。

　以上の相互作用以外でも，ステロイドには種々の薬物相互作用の報告がある（表2）[1]。例えば，カリウム排泄性利尿薬や甘草とステロイドとの併用で，著明な低カリウム血症を来すことがある。また，NSAIDsとの併用では消化性潰瘍が増加することがあり，重篤な薬物相互作用として知られている。

引用文献

1) 浦部晶夫，他・編：今日の治療薬2017．南江堂，2017
2) Nakamura H, et al：Clinical evaluation of anaphylactic reactions to intravenous corticosteroids in adult asthmatics. Respiration, 69：309-313, 2002
3) Burgdorff T, et al：IgE-mediated anaphylactic reaction induced by succinate ester of methylprednisolone. Ann Allergy Asthma Immunol, 89：425-428, 2002
4) Erdmann SM, et al：Anaphylaxis induced by glucocorticoids. J Am Board Fam Pract, 18：143-146, 2005
5) Patterson DL, et al：Anaphylaxis induced by the carboxymethylcellulose component of injectable triamcinolone acetonide suspension (Kenalog). Ann Allergy Asthma Immunol, 74：163-166, 1995
6) Dooms-Goossens A, et al：Results of routine patch testing with corticosteroid series in 2073 patients. Contact Dermatitis, 26：182-191, 1992
7) Baharav E, et al：Dexamethasone-induced perineal irritation. N Engl J Med, 314：515-516 1986
8) Centers for Disease Control and Prevention：General Recommendations on Immunization (http://www.cdc.gov/mmwr/preview/mmwrhtml/rr5515a1.htm)
9) Kawai S, et al：Rifampicin-induced resistance to prednisolone treatment in collagen disease：a pharmacokinetic study. Jpn J Rheumatol, 1：135-141, 1986
10) 川合眞一，他：リファンピシン服用者における各種糖質コルチコイド代謝動態の比較．日本内分泌学会雑誌，61：145-161, 1985
11) Sinz MW：Evaluation of pregnane X receptor (PXR)-mediated CYP3A4 drug-drug interactions in drug development. Drug Metab Rev, 45：3-14, 2013

（川合眞一）

2 感染症

Key Points

- ステロイドには免疫抑制作用がある。
- ステロイドの投与により，用量依存的に感染症の発症頻度が上昇する。少量の投与であっても感染リスクを上昇させる。
- ステロイドは，TNF阻害薬との併用によりさらに感染リスクが増大する。

ステロイドによる免疫抑制

　ステロイドは，他項に記されているように，自己免疫疾患，炎症性疾患に広く使用され，著明な治療効果をもたらしている。その一方で，ステロイドには多くの副作用がみられ，その一つである免疫抑制作用による感染症の合併は大きな問題となることがある。

　ステロイドの投与は種々のサイトカイン産生や接着分子発現の抑制，末梢血T細胞数の減少，リンパ球やマクロファージの機能の抑制などによる免疫抑制状態を誘導し，感染症の合併が引き起こされると考えられている。また，ステロイドの投与により血清中のガンマグロブリンが減少することが知られているが，特に高用量ステロイド〔プレドニゾロン（PSL）換算で60mg/日以上〕の投与により，投与2～3週で半減する急速な低下がみられた[1]。一方，PSL 30mg/日以下のステロイドではガンマグロブリンの低下は軽度であった。

第5章 見逃してはいけないステロイドの副作用と対処法

表1 全身性エリテマトーデス患者におけるステロイド投与と感染症発症頻度の上昇

	月間最大ステロイド投与量（PSL換算（mg/日））			
	0〜19	20〜39	40〜59	60以上
患者（人・月）	2,885	258	68	48
感染症の頻度 （1/100人・月）				
一般細菌	0.5	0.8	4.4*	8.3**
結核菌	0.0	1.6**	0.0	8.3**
真　菌	0.03	0.8	4.4**	2.1
ウイルス	0.3	1.2	5.9**	2.1
計	0.83	4.4	14.7	20.8

＊：p＜0.05　＊＊：p＜0.01
ウイルス感染は上気道感染を除く．

［市川陽一，他：日本医事新報，3322：3-11, 1987より］

● ステロイドと感染症

　実際にステロイド投与と感染症との関連を解析した結果は，古くはわが国からも報告されており，全身性エリテマトーデス患者にPSL 20mg/日以上の投与により感染症罹患率がPSL用量依存的に増加した（表1)[2]。一般細菌感染だけではなく，結核，真菌感染などの日和見感染症やウイルス感染も増加していた。つまりPSL 20mg/日以上の中等量以上のステロイド投与で感染症の罹患率が用量依存的に増加することが示唆された。

　1989年に71の臨床試験を用いたメタ解析が報告された[3]。2,111例のステロイド投与群では感染症の発症が12.7％に，2,087例のプラセボ群では8.0％に認められ，ステロイド投与群では有意に感染症の発症が高頻度であった［相対危険度は1.6倍（95％CI：1.3-1.9)］。PSL 10mg/日未満，PSLの累積投与量が700mg未満では感染症の発症率の増加は認めなかった。さらに，神経疾患患者では，消化管疾患，肝疾患，腎疾患患者と比較して，ステロイド投与による感染症発症率が高値であり，原疾患により感染症のリスクに違いがあると考えられた。

　このように高用量のステロイドに感染リスクが認められるが，少量のステ

ロイドでも感染症のリスクになるとの報告もある。関節リウマチ患者1万6,788人を3.5年間観察し，入院が必要となった肺炎発症患者の危険因子の解析が行われた[4]。その結果，PSLの投与患者ではハザード比1.7倍（95%CI：1.5-2.0）と肺感染発症頻度の上昇を認めた。PSLの用量別では，5 mg/日以下のPSLで1.4倍（95% CI：1.1-1.6），5～10 mg/日のPSLで2.1倍（95% CI：1.7-2.7），10 mg/日を超えると2.3倍（95% CI：1.6-3.2）であった。つまりPSL 5 mg/日以下の低用量ステロイドであっても，入院が必要となる重篤な肺感染症のリスクが増すことが考えられる。

さらに，わが国においてステロイドを含めた免疫抑制治療を開始した膠原病患者763人を1年間観察したところ，61人に肺感染症が発症した[5]。肺感染症発症の危険因子を解析したところ，治療開始時のデータでは，65歳以上でハザード比3.87倍（95% CI：2.22-6.74），喫煙で2.63倍（95% CI：1.37-5.04），血清クレアチニン1.0 mg/dLの上昇で1.21倍（95% CI：1.05-1.41），PSLの最初の2週間の最大投与量が1.0 mg/kg/日増えることで2.81倍（95% CI：1.35-5.86）が独立した危険因子として抽出された。さらに，感染症発症の2週間以内のデータでは，その間のPSLの最大投与量が1.0 mg/kg/日増えることでハザード比4.82倍（95% CI：1.36-17.01），またPSL 0.5 mg/kg/日以上で2.57倍（95% CI：1.28-5.16）肺感染症発症のリスクが増加した。これの結果からもステロイドは投与量依存的に感染リスクを上昇させると考えられる。

TNF阻害薬とステロイドの感染リスク

近年，関節リウマチに対して生物学的製剤が広く用いられるようになり，その感染リスクに関しての解析が広く行われている。ドイツのレジストリーにおいて，腫瘍壊死因子（tumor necrosis factor；TNF）阻害薬または従来型合成抗リウマチ薬を投与開始された関節リウマチ患者5,044例を解析したところ，平均2.6年の観察で392例に重篤な感染症が認められた[6]。感染症発症の独立した危険因子を解析したところ，高齢（60歳以上）で罹患率比1.6倍（95% CI：1.1-2.4），慢性肺疾患1.7倍（95% CI：1.1-2.6），頻回の治療不応歴1.6倍（95% CI：1.1-2.3），重症な感染症の既往2.1倍（95% CI：1.0-4.3）が抽出された。さらに，ステロイドの使用により，

第5章 見逃してはいけないステロイドの副作用と対処法

PSL 7.5〜14mg/日で2.1倍（95% CI：1.4-3.2），PSL 15mg/日以上では4.7倍（95% CI：2.4-9.4）重篤な感染症の発症が増加した．一方，TNF阻害薬の投与では1.8倍（95% CI：1.2-2.7）であった．また，TNF阻害薬とステロイドの併用により，感染リスクは増加した（図1）．前述の危険因子により感染リスクはさらに増大した．ステロイドの感染症に対するリスクは明らかであり，さらに他の免疫抑制薬との併用によりそのリスクが増大すると考えられる．

さて，わが国でも同様の検討が行われ，REAL研究による解析では，1,298人の関節リウマチ患者が3年間観察され，308件の重篤な感染症を認めた[7]．重篤な感染症の発症リスクを多変量解析にて解析したところ，**表2**に示すように相対危険度はTNF阻害薬の使用により1.97倍（95% CI：1.25-3.19），年齢10歳の増加で1.45倍（95% CI：1.20-1.77），慢性肺疾患があると1.77倍（95% CI：1.15-2.70），関節リウマチの疾患活動性が

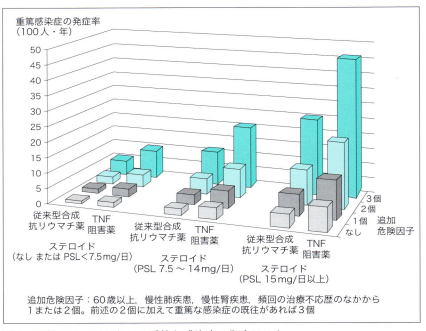

図1 関節リウマチにおける重篤な感染症の発症リスク

［Strangfeld A, et al：Ann Rheum Dis, 70：1914-1920, 2011より］

表2 関節リウマチにおける重篤な感染症の危険因子

	相対危険度 (95%信頼区間)	p
TNF阻害薬	1.97 (1.25-3.19)	0.0045
年齢 (10歳の増加)	1.45 (1.20-1.77)	<0.001
慢性肺疾患	1.77 (1.15-2.70)	0.009
糖尿病	1.20 (0.69-1.97)	0.49
関節リウマチの活動性 (DAS28-CRP1.0上昇で)	1.33 (1.05-1.66)	0.015
メトトレキサート (>8.0mg/週)	2.14 (1.15-3.87)	0.013
PSL (≧10mg/日)	2.49 (1.08-5.50)	0.027

[Sakai R, et al：Arthritis Care Res (Hoboken), 64：1125-1134, 2012より]

高いと (DAS28-CRPが1増えることにより) 1.33倍 (95% CI：1.05-1.66), メトトレキサート8mg/週を超えると2.14倍 (95% CI：1.15-3.87), さらにPSL 10mg/日以上では2.49倍 (95% CI：1.08-5.50) と有意な上昇を認めた. わが国においても, ステロイドの投与は関節リウマチ患者の重篤な感染症発症のリスクである.

わが国では, 関節リウマチに対する生物学的製剤の使用により, ニューモシスチス肺炎の発症頻度が欧米諸国より高頻度であることが報告された[8]. その危険因子を解析したところ, 65歳以上でハザード比3.77倍 (95% CI：1.54-9.25), PSL 6mg/日以上で3.76倍 (95% CI：1.37-10.3), 既存の肺疾患で2.54倍 (95% CI：1.00-6.46) だった. さらに治療開始時のステロイドの内服量は, ニューモシスチス肺炎患者では中央値PSL 7.5mg/日であり, 対照としたコントロール群 (ニューモシスチス肺炎非発症ではPSL 5mg/日) と比較して有意に高用量であった[9]. このようにステロイドは, まれではあるが重篤な日和見感染であるニューモシスチス肺炎にも影響する.

また, TNF阻害薬の帯状疱疹への影響が, 関節リウマチ, 乾癬, 乾癬性関節炎, 強直性脊椎炎をもつ計5万9,066人の患者により解析された[10]. 帯状疱疹発現の危険因子を多変量解析により解析した結果, TNF阻害薬によ

るハザード比は1.09倍（95％CI：0.88-1.36）と上昇は認めなかったが，PSL 10mg/日以上のステロイドで帯状疱疹の発現頻度の上昇がみられた〔ハザード比2.13倍（95％CI：1.64-2.75）〕。TNF阻害薬が帯状疱疹の発症リスクになるとの報告もみられるが，それ以上にステロイドが誘因となることが示唆された。

まとめ

　ステロイドによる感染症発症リスクの上昇を，関節リウマチを含めた膠原病患者を中心に概説した。TNF阻害薬や免疫抑制薬を投与している患者であっても，ステロイドは用量依存的に独立した感染リスクになると考えられる。ステロイドは可能な限り少量であることが望ましい。ステロイド投与患者は感染症の発現に注意し，早期の発見に努める。また，感染予防としてインフルエンザや肺炎球菌に対するワクチン接種，結核やニューモシスチス肺炎には予防薬の投与も考慮すべきである。

引用文献

1) 市川陽一，他：膠原病ステロイド療法の適応と限界．ホルモンと臨床，27：1111-1116, 1979
2) 市川陽一，他：全身性エリテマトーデスの予後因子と治療．日本医事新報，3322：3-11, 1987
3) Stuck AE, et al：Risk of infectious complications in patients taking glucocorticosteroids. Rev Infect Dis, 11：954-963, 1989
4) Wolfe F, et al：Treatment for rheumatoid arthritis and the risk of hospitalization for pneumonia：associations with prednisone, disease-modifying antirheumatic drugs, and anti-tumor necrosis factor therapy. Arthritis Rheum, 54：628-634, 2006
5) Yamazaki H, et al：Assessment of risks of pulmonary infection during 12 months following immunosuppressive treatment for active connective tissue diseases：a large-scale prospective cohort study. J Rheumatol, 42：614-622, 2015
6) Strangfeld A, et al：Treatment benefit or survival of the fittest：what drives the time-dependent decrease in serious infection rates under TNF inhibition and what does this imply for the individual patient? Ann Rheum Dis, 70：1914-1920, 2011
7) Sakai R, et al：Time-dependent increased risk for serious infection from continuous use of tumor necrosis factor antagonists over three years in patients with rheumatoid arthritis. Arthritis Care Res (Hoboken), 64：1125-1134, 2012
8) Harigai M, et al：Pneumocystis pneumonia associated with infliximab in Japan.

N Engl J Med, 357：1874-1876, 2007
9) Komano Y, et al：Pneumocystis jiroveci pneumonia in patients with rheumatoid arthritis treated with infliximab：a retrospective review and case-control study of 21 patients. Arthritis Rheum, 61：305-312, 2009
10) Winthrop KL, et al：Association between the initiation of anti-tumor necrosis factor therapy and the risk of herpes zoster. JAMA, 309：887-895, 2013

〔南木敏宏〕

第5章 見逃してはいけないステロイドの副作用と対処法

骨粗鬆症

🗝 Key Points

- ステロイド性骨粗鬆症の本態は骨形成低下であり，骨密度が高くても骨折を発症する。
- 骨折を抑制するためには，ステロイド投与開始と同時に骨粗鬆症治療薬を開始する一次予防が重要である。
- ステロイド性骨粗鬆症に対する第一選択薬は，アレンドロネートとリセドロネートである。

はじめに

　骨粗鬆症および関連骨折はステロイドの副作用のうちで最も頻度が高く，続発性骨粗鬆症のなかで最も頻度が高いのもステロイド性骨粗鬆症である。長期ステロイド治療を受けている患者の30〜50%に骨折が起こるとされる。骨折リスクの観点からはステロイド投与量の安全域はなく，投与後3〜6カ月で骨折リスクはピークに達する。ステロイド開始後の骨量減少率は初めの数カ月間は8〜12%と高く，その後は2〜4%/年の割合で減少する。以上より，積極的な骨折予防のための介入，特に一次予防が望まれる。

ステロイド性骨粗鬆症の病因・病態

　骨組織におけるステロイドの主な標的細胞は骨芽細胞や骨細胞であり，骨芽細胞や骨細胞に対する影響により骨形成が低下することがステロイド性骨粗鬆症の主な病態と考えられている（図1）。また，ステロイドが腸管からのカルシウム吸収を抑制して腎でのカルシウム再吸収を抑制することによる

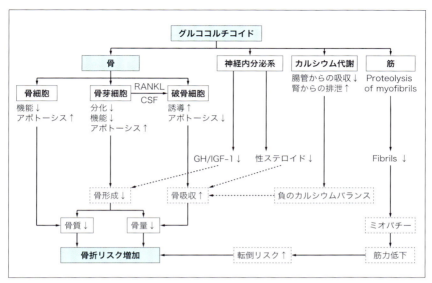

図1 ステロイド性骨粗鬆症および骨折に至るメカニズム

 負のカルシウムバランスや，性ステロイドの減少などに伴う二次性副甲状腺機能亢進症を介して骨吸収が促進される．さらに，図1に示すように，骨形成低下，骨吸収促進に伴う骨量減少とともに，生理的コラーゲン架橋の低形成，海綿骨と皮質骨の構造異常など，骨密度には反映されないいわゆる骨質劣化と筋に対する影響に伴う転倒リスクの亢進が加わり，骨折リスク増加を来す．

 各コホート調査[1)-3)]では，共通して椎体骨折のリスクが最も高く，それに次いで大腿骨頸部骨折のリスクが高い（**表1**）．また，ステロイド投与は骨密度とは独立した骨折危険因子であるとされるが，実際に骨密度変化と骨折リスクを検討した結果では，累積ステロイド使用量で推計された骨密度低下から予測される閉経後骨粗鬆症における骨折リスクに対し，英国のGPRD（General Practice Research Database）研究[1)]やその他の調査のメタ解析から，ステロイド使用者の骨折リスクはいずれも高値を示した．前向きコホート研究を用いたメタ解析[3)]にて骨密度で調整すると骨折リスクは少し低下したが，なお統計学的に有意であった．さらに，リセドロネートの臨床試験のプラセボ群のデータを用いて骨密度基礎値と椎体骨折発生率をみると，

表1 ステロイド使用者の部位別骨折リスク

骨折部位	相対リスク（95％信頼区間）		
	GPRD[1]	メタ解析[2] （GPRD以外の研究）	メタ解析[3] （7コホート）
すべて		1.91 (1.68-2.15)	1.57 (1.37-1.80)
非椎体	1.33 (1.29-1.38)		
大腿骨頸部	1.61 (1.47-1.76)	2.01 (1.74-2.29)	2.25 (1.60-3.15)
椎体	2.60 (2.31-2.92)	2.86 (2.56-3.16)	―
前腕骨	1.09 (1.01-1.17)	1.13 (0.66-1.59)	―
骨粗鬆症性	―	―	1.66 (1.42-1.92)

ステロイド使用例ではより高い骨密度で椎体骨折を発生していることが示され，腰椎骨密度が若年成人平均値であっても椎体骨折を発症することも示されている[4]。

ステロイド性骨粗鬆症に関する歴史

　1996年の米国リウマチ学会（ACR）のガイドライン以来，ステロイド性骨粗鬆症に対する予防および治療のガイドラインが各国より提唱され，改訂もなされてきた（表2）。初めてACRよりステロイド性骨粗鬆症の予防と治療に関する勧告が発表された時点では，薬剤の臨床試験は行われていなかった。その後，英国，カナダからガイドラインが提唱されると同時に経口ビスホスホネート製剤の臨床試験結果が発表された。2001年のACRの改訂版では，1日プレドニゾロン換算5mg以上，3カ月以上投与予定例に対しての一次予防が初めて提唱された。そして，英国の改訂，オーストラリアからの発表があり，ビタミンK_2の臨床効果と活性型ビタミンD_3のメタ解析の結果が発表された後に，わが国初の『ステロイド性骨粗鬆症の管理と治療ガイドライン』が発表されている。さらに，WHOによる個々の患者の10年間の絶対骨折危険率を判定するツールであるFRAX®や，テリパラチド，ゾレドロン酸のhead to head試験の結果が発表され，2010年にACRの改訂勧告が発表された。2012年には国際骨粗鬆症財団（International Osteoporosis Foundation；IOF）とECTS（European Calcified Tissue Society）に

表2 ステロイド性骨粗鬆症の歴史

年数	ガイドラインなど	その他の歴史
1996	ACR	
1997		エチドロネートの臨床試験結果
1998	英国	アレンドロネートの臨床試験結果
1999		リセドロネートの臨床試験結果
2000	カナダ	リセドロネートの臨床試験結果
2001	ACR改訂 オーストラリア	アレンドロネートの臨床試験結果（2年）
2002	英国改訂	
2003		ビタミンK_2の臨床効果
2004		活性型ビタミンD_3のメタ解析結果
2005	日本	
2006		アレンドロネートと活性型ビタミンD_3のhead to head試験結果
2007	FRAX®	薬物治療に関するシステマティックレビュー テリパラチドとアレンドロネートのhead to head試験結果
2009	NOF	ゾレドロン酸とリセドロネートのhead to head試験結果
2010	ACR改訂	
2012	IOF&ECTS枠組み	
2013	NOGG	
2014	日本改訂	
2017	ACR改訂	

ACR：American College of Rheumatology, NOF：National Osteoporosis Foundation, IOF：International Osteoporosis Foundation, ECTS：European Calcified Tissue Society, NOGG：National Osteoporosis Guideline Group

よりステロイド性骨粗鬆症のガイドライン作成のための枠組みが示され（後述），2013年に英国のNOGG（National Osteoporosis Guideline Group）による骨粗鬆症の予防と治療ガイドラインが発表され，ステロイド性骨粗鬆症に関する記載もされている。そして，2014年にわが国のガイドラインが改訂された。また，2017年にはACRの最新の改訂版が発表された。

2009年以降のガイドラインや勧告の特徴はFRAX®を導入したことである。FRAX®（図2）[5]は，骨密度を含む12項目または骨密度以外の11項目から個々の患者の10年間の絶対骨折危険率が算定できる。主要骨粗鬆症関連骨折（major osteoporotic fracture）と大腿骨近位部骨折（hip fracture）の危険率が算定され，主要骨粗鬆症関連骨折には上腕骨近位部，橈骨遠位

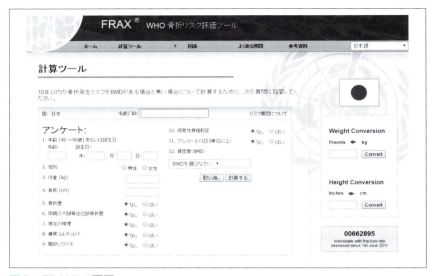

図2 FRAX®の画面
〔World Health Organization Collaborating Centre for Metabolic Bone Diseases, University of Sheffield (https://www.shef.ac.uk/FRAX/tool.aspx?country=3) より〕

端,大腿骨近位部と臨床椎体骨折が含まれる。問題点として,原発性骨粗鬆症においては症状を伴う臨床椎体骨折は全椎体骨折の約1/3であり,ステロイド性骨粗鬆症においても無症候性の骨折のほうが多く,より頻度の高い形態学的椎体骨折の危険度が評価できない。ステロイドの使用に関しては,過去に3カ月以上の全身ステロイド投与を受けたことがあり1日平均投与量が2.5～7.5mgの投与例でリスクが計算されているため,現在使用中の例では過少評価となり,ステロイドの投与量が7.5mgを超す例でも過少評価となる。IOFとECTSによるステロイド性骨粗鬆症のガイドライン作成のための枠組み[6]では,算定された骨折危険率の補正法が示されているが,7.5mg以上の投与例に対して一律の補正を行っても大量投与例においては過少評価となる可能性は否定できない。また,本ツールは閉経後女性と50歳以上の男性を対象としており,閉経前の女性と50歳未満の男性では使用できない。わが国の改訂ガイドラインでは,FRAX®は採用しなかった。

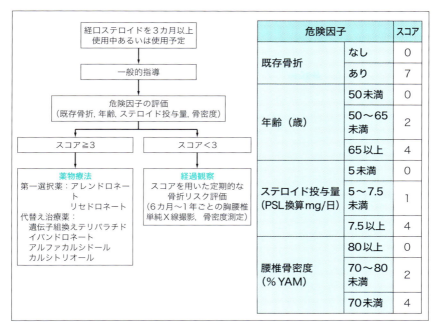

図3 ステロイド性骨粗鬆症の管理と治療のガイドライン（2014年改訂版）

[Suzuki Y, et al：J Bone Miner Metab, 32：337-350, 2014より]

2014年改訂版ガイドライン (図3)[7]

　2014年改訂版ガイドラインにおいては，リスク評価の考え方を取り入れ，骨折リスクをスコアで評価することとした．スコア作成と検証のために解析した対象はいずれも追跡調査期間が2～4年の5つのコホートである．まず，関節リウマチが多く含まれ，比較的年齢が高くステロイド投与量が1日平均7.4mgの903例のコホートを用いて，骨折危険因子の解析を行った．抽出された危険因子は，年齢，1日平均ステロイド投与量，骨密度，既存椎体骨折であり，ビスホスホネート治療では有意な骨折リスクの減少が認められた．さらに，骨折危険因子の連続変数からカテゴリー化を行い，各危険因子のハザード比を求めた．その際のパラメータ推計値をもとにして，骨折危険因子ごとにスコアづけを行った．そのうえで，骨折/非骨折例を最も効率よく判別できるスコアをROC解析で求めるとスコア6であった．次いで，関

第5章 見逃してはいけないステロイドの副作用と対処法

節リウマチがほとんど含まれておらず，より年齢が若く，1日ステロイド投与量の平均が44.7mgの144例のコホートを用いて，ROC解析のカットオフ値の検証を実施した．カットオフ値は先のコホートと同じ6であり，スコアの妥当性が示された．しかし，スコア6をカットオフ値とした場合には臨床的に治療が必要と考えられる症例が治療対象とならないことから，カットオフ値をいずれのコホートでも感度が80％以上となる3にすることとした．薬剤については，骨密度増加効果および骨折予防効果に関する一次予防と二次予防の有効性について検討し，すべての効果が確認されているものを第一選択薬，効果は確認されているもののすべての項目が揃っていないものを代替え治療薬と判定した．最終的なガイドラインの骨格を図3に示す．今回のガイドラインは骨密度測定なしでも他の危険因子から治療対象を選択しやすくなるとともに，複数の因子から総合的に骨折リスクを推定可能となった点が特徴といえる．

引用文献

1) van Staa TP, et al：Use of oral corticosteroids and risk of fractures. J Bone Miner Res, 15：993-1000, 2000
2) van Staa TP, et al：The epidemiology of corticosteroid-induced osteoporosis：a meta-analysis. Osteoporos Int, 13：777-787, 2002
3) Kanis JA, et al：A meta-analysis of prior corticosteroid use and fracture risk. J Bone Miner Res, 19：893-899, 2004
4) van Staa TP：The pathogenesis, epidemiology and management of glucocorticoid-induced osteoporosis. Calcif Tissue Int, 79：129-137, 2006
5) Kanis JA on behalf of the World Health Organization Scientific Group：Assessment of osteoporosis at the primary health-care level. Technical Report. World Health Organization Collaborating Centre for Metabolic Bone Diseases, University of Sheffield, 2007
6) Lekamwasam S, et al：A framework for the development of guidelines for the management of glucocorticoid-induced osteoporosis. Osteoporos Int, 23：2257-2276, 2012
7) Suzuki Y, et al：Guidelines on the management and treatment of glucocorticoid-induced osteoporosis of the Japanese Society for Bone and Mineral Research：2014 update. J Bone Miner Metab, 32：337-350, 2014

〈宗圓　聰〉

第5章 見逃してはいけないステロイドの副作用と対処法

4 無腐性骨壊死症

🔑 Key Points

- 原因不明の無腐性骨壊死症である特発性骨壊死症の一つがステロイド性骨壊死症である。
- 基礎疾患としては全身性エリテマトーデスをはじめとする膠原病が多い。
- 部位としては大腿骨頭が最も頻度が高い。
- 病期,病型により治療法を決定する。

● はじめに

　長期または高用量のステロイド使用例の約40％に大腿骨頭,大腿骨顆部,上腕骨頭,脛骨近位などの骨壊死が発症する[1]。最も頻度が高いのが大腿骨頭であり,本項ではステロイド性大腿骨頭無腐性骨壊死症について述べる。

● 大腿骨頭無腐性骨壊死症の分類と基礎疾患

　表1[2]に分類を示すが,ステロイド性無腐性骨壊死症は特発性骨壊死症に含まれ,その基礎疾患には全身性エリテマトーデス,各種膠原病,腎臓移植,ネフローゼ症候群などがある(表2)[2]。

● 疫　学

　わが国では,新たに発生する特発性大腿骨頭壊死症のうち約50％がステロイド投与に関連しており,基礎疾患として,全身性エリテマトーデスが

表1 大腿骨頭壊死症の分類

1. 外傷性
   - A. 大腿骨頸部（内側）骨折
   - B. 外傷性股関節脱臼
2. 塞栓性
   - A. 減圧病
   - B. Gaucher病
   - A. 鎌状赤血球症
3. 放射線照射後
4. 手術後（医原性）
5. 特発性（広義）
   - A. ステロイド性
   - B. アルコール性
   - C. 特発性（狭義）

［松野丈夫，他・編：標準整形外科学（第12版），医学書院，pp637-641, 2014より］

表2 ステロイド性大腿骨頭無腐性骨壊死症の基礎疾患

1. 全身性エリテマトーデス
2. 各種膠原病（全身性進行性硬化症，皮膚筋炎など）
3. 腎臓移植
4. ネフローゼ症候群
5. 慢性肝臓障害（肝炎，肝硬変）
6. 血液疾患（再生不良性貧血，白血病，悪性リンパ腫，特発性血小板減少性紫斑病など）
7. 潰瘍性大腸炎
8. 脳・脊髄手術

［松野丈夫，他・編：標準整形外科学（第12版），医学書院，pp637-641, 2014より］

30％，ネフローゼ症候群，多発性筋炎・皮膚筋炎，気管支喘息，血小板減少性紫斑病がそれぞれ5％程度とされる[3]。わが国の2005年に行われた全国疫学調査で，2004年1年間の特発性大腿骨頭壊死症の受療患者数は約11,400人，男女比は5：4，新患数は2,200人と推定され，確定診断が得られた年齢のピークは男性で40歳代，女性で30歳代であった（図1）[4]。

病因，病態

ステロイド性大腿骨頭無腐性骨壊死症の病因は不明である。ステロイドによって引き起こされる脂肪塞栓，血管血栓，疲労（ストレス）骨折，骨細胞のアポトーシス，などが機序としてあげられている[5]。全身性エリテマトー

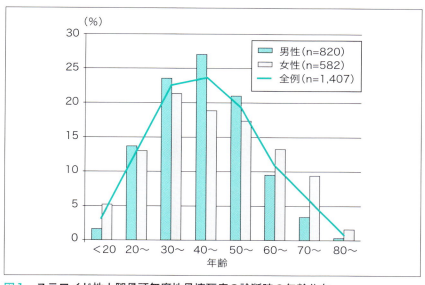

図1 ステロイド性大腿骨頭無腐性骨壊死症の診断時の年齢分布

[Kubo T, et al : J Orthop Sci, 21 : 407-413, 2016より]

デス患者においては、以下の例で特発性大腿骨頭壊死症の発生リスクが高いとされる[6]。Raynaud現象で初発、診断時にループス腎炎を合併、経過中に心内膜炎、高血圧、精神神経症状、または腎機能障害を発現、ステロイド投与3カ月後の検査での赤血球低値、ヘマトクリット低値、BUN高値、またはLDH高値。また、比較的多量（1日平均プレドニゾロン換算15mg以上でリスクは4倍）のステロイド使用により骨壊死発症リスクが高くなるといわれており[3),6)]、臓器移植や膠原病においてステロイド投与後3〜6カ月でMRI上特異的な所見がみられることも示されている[7]。通常、疼痛が初発症状であるが、臨床症状は壊死の部位や範囲によって異なる。特発性大腿骨頭壊死症は急性の股関節痛で始まることが多く、なかには坐骨神経痛様の疼痛や大腿から膝にかけての疼痛などを訴える。そして、運動時痛から進行すると安静時痛も来すようになる。症状は、高用量のステロイド投与開始から数週間〜数カ月以内に発現する可能性もあり、長期投与のいずれの時期でも発現する可能性がある。

診　断

　特発性大腿骨頭壊死症の診断基準が作成されており，5項目のうち2つ以上を満たす場合に確定診断が可能である（表3）[8]。

治　療

　ステロイド性大腿骨頭無腐性骨壊死症の治療は，病期分類（表4）[8]と壊死域の局在による病型分類（図2）[8]を考慮して進めていく。壊死域が小さい場合（type A, B）は大腿骨頭の圧潰の可能性は低く，無症候性に経過することも多い。壊死域が小さいものや，壊死域が広くても発症していないもの（stage 1, 2）は杖による免荷，生活指導などを行い，注意深く経過観察を行う。一方，いったん圧潰が生じた場合には，大腿骨頭荷重部の変形が進行するため，保存療法の適応は少なく，手術療法が必要となることが多い。手術療法としては，骨頭穿孔術，各種移植術，各種骨切り術，人工骨頭置換術，人工股関節置換術などが行われる。

表3　特発性大腿骨頭壊死症の診断基準

X線所見（股関節の単純X線像の正面像および側面像より判断する）
1. 骨頭圧潰〔crescent sign（骨頭軟骨下骨折線）を含む〕
2. 骨頭内の帯状硬化像の形成〔1, 2についてはstage 4（変形性関節症に進行した時期）を除いて関節裂隙の狭小化がないこと，臼蓋には異常所見がないことを要する〕

検査所見
3. 骨シンチグラム：骨頭のcold in hot像
4. MRI：骨頭内帯状低信号像（T1強調像でのいずれかの断面で骨髄組織の正常信号域を分画する画像）
5. 骨生検標本での骨壊死層像（連続した切片標本内に骨および骨髄組織の壊死が存在し，健常域との界面に線維性組織や添加骨形成などの修復反応を認める像）

診断の判定
　上記項目のうち2つ以上を満たせば確定診断とする。

除外項目
　腫瘍および腫瘍性疾患，骨端異形成症は基準を満たすことがあるが，除外を要する。なお，外傷（大腿骨頸部骨折，外傷性股関節脱臼），大腿骨頭すべり症，骨盤部放射線照射，減圧症，などに合併する大腿骨頭壊死，および小児に発生するPerthes病は除外する。

〔Sugano N, et al：J Orthop Sci, 7：601-605, 2002 より〕

表4 特発性大腿骨頭壊死症の病期（stage）分類

stage 1	X線像の特異的異常所見はないが，MRI，骨シンチグラム，または病理組織像で特異的異常所見がある時期
stage 2	X線像で帯状硬化像があるが，骨頭の圧潰（collapse）がない時期
stage 3	骨頭の圧潰があるが，関節裂隙は保たれている時期（骨頭および臼蓋の軽度の骨棘はあってもよい）
stage 3A	骨頭圧潰が3mm未満の時期
stage 3B	骨頭圧潰が3mm以上の時期
stage 4	明らかな関節症性変化が出現する時期

注1）骨頭の正面と側面の2方向X線像で評価する（正面像で骨頭圧潰が明らかでなくても側面像で圧潰が明らかであれば側面像所見を採用して病期を判定すること）
注2）側面像は股関節屈曲90度・外転45度・内外旋中間位で正面から撮影する

[Sugano N, et al : J Orthop Sci, 7 : 601-605, 2002 より]

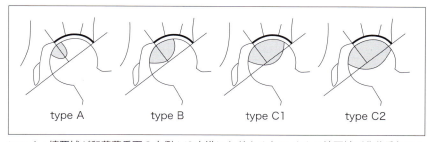

type A：壊死域が臼蓋荷重面の内側1/3未満にとどまるもの，または壊死域が非荷重部のみに存在するもの
type B：壊死域が臼蓋荷重面の内側1/3から2/3の範囲に存在するもの
type C：壊死域が臼蓋荷重面の内側2/3を超えるもの
 type C1：壊死域の外側端が臼蓋縁内にあるもの
 type C2：壊死域の外側端が臼蓋縁を超えるもの
注1）X線/MRIの両方またはいずれかで判定する
注2）X線は股関節正面像で判定する
注3）MRIはT1強調像の冠状断骨頭中央撮像面で判定する
注4）臼蓋荷重面の算定法：臼蓋縁と涙滴下縁を結ぶ線の垂直二等分縁が臼蓋と交差した点から外側を臼蓋荷重面とする

図2 特発性大腿骨頭壊死症の壊死域局在による病型（type）

[Sugano N, et al : J Orthop Sci, 7 : 601-605, 2002 より]

おわりに

　ステロイド投与中あるいは投与歴のある患者が股関節痛を訴えた場合には，積極的に本症の可能性を疑って単純X線やMRIの検査を行うべきであ

る。

引用文献

1) Caplan A, et al : Prevention and management of glucocorticoid-induced side effects: A comprehensive review. J Am Acad Dermatol, 76 : 1-9, 2017
2) 松野丈夫, 他・編：標準整形外科学（第12版）. 医学書院, pp637-641, 2014
3) Fukushima E, et al : Nationwide epidemiologic survey of idiopathic osteonecrosis of the femoral head. Clin Orthop Relat Res, 468 : 2715-2724, 2010
4) Kubo T, et al : Clinical and basic research on steroid-induced osteonecrosis of the femoral head in Japan. J Orthop Sci, 21 : 407-413, 2016
5) Weinstein RS : Glucocorticoid-induced osteoporosis and osteonecrosis. Endocrinol Metab Clin North Am, 41 : 595-611, 2012
6) 廣田良夫：運動器疾患における臨床疫学；大腿骨頭壊死症を例に. 整形外科, 54 : 892-900, 2003
7) Nagasawa N, et al: Very early development of steroid-associated osteonecrosis of femoral head in systemic erythematosus: prospective study by MRI. Lupus, 14 : 385-390, 2005
8) Sugano N, et al : The 2001 revised criteria for diagnosis, classification, and staging of idiopathic osteonecrosis of the femoral head. J Orthop Sci, 7 : 601-605, 2002

（宗圓　聰）

第5章 見逃してはいけないステロイドの副作用と対処法

5 成長障害

🔑 Key Points

- 小児に対するステロイド使用は成長障害を来す。
- 可能な限り，減量，隔日投与や離脱を図る。
- 治療としては成長ホルモンの補充，若年性特発性関節炎においてはヒト化抗ヒトIL-6受容体モノクローナル抗体の有用性が示されている。

はじめに

思春期までのステロイド投与に伴う重大な副作用として，成長障害（身長伸び率の低下）がある。本項では，ステロイド投与による成長障害について述べる。

病因，病態

これまで，ステロイドが小児において成長障害を来すことは繰り返し示されてきた[1)-6)]。成長障害の病因は多因子性である。ステロイドは骨形成を抑制し，カルシウム排泄を促進し，骨吸収を誘導し，窒素とミネラルのバランスに影響を与える[5)]。さらに，ステロイドは成長ホルモンの分泌，成長ホルモン受容体発現，標的組織に対する成長ホルモンの作用，などに影響を及ぼす[5)]。成長障害以外にもステロイドは骨吸収促進によって骨量減少も引き起こす[7)]。また，ステロイドはインスリン様成長因子1の産生を阻害することにより軟骨細胞の増殖を抑制すること[8)]や，ステロイドが直接軟骨細胞の成長，分裂を抑制すること[9)]，なども成長障害の病因と考えられる。

成長障害はステロイドの1日平均投与量，投与期間，投与ルート，ステロイドの種類，に依存する[3),5)]。そして，ステロイドへの曝露は成長速度と強く相関する。フルチカゾンの点鼻投与のような非全身投与に比べ，プレドニゾロンの経口投与のような全身投与は成長障害を強く引き起こす[4)]。ステロイドの種類も半減期の違いにより成長障害に及ぼす影響が異なる[5),6)]。例えば，ヒドロコルチゾンよりも半減期の長いプレドニゾロンはより強い成長障害のリスクとなる[5)]。生理量のステロイド投与や隔日投与ではそのリスクが低いとされる[1),3),5),10)]。ステロイド投与量の成長障害からみたカットオフ値は0.2 mg/kg/日とされ，それ以下では成長障害のリスクが低下することが示されている[11)]。一方，低用量であっても成長障害を来すという報告[12)]もあり，長期投与に際しては低用量でも注意が必要である。成長障害の程度は，個体差や原疾患により異なる。特に若年性特発性関節炎では，同量のステロイド投与であっても他疾患よりも成長障害の程度が強いことが示されている。そして，ステロイド投与により成長障害を来した場合，ステロイド中止後も身長の正常化は望めない可能性がある[3),5),6)]。

治　療

前述したステロイドに伴う成長障害がより強く誘導される若年性特発性関節炎患者に対する成長ホルモン補充療法の有効性が示されている[13),14)]。0.047〜0.066 mg/kg/日の成長ホルモン投与は急性期の身長低下を予防するとともに，長期の治療によって成人の身長をも増加させた[14)]。一方，小児のステロイド投与例に対する週1回のアレンドロネート経口投与では，プラセボと比較して骨密度増加は得られたが，身長増加に関する効果は認められなかった[15)]。最近，同じく若年性特発性関節炎患者に対して本疾患に使用されるヒト化抗ヒトIL-6受容体モノクローナル抗体であるトシリズマブの投与により身長の正常化が得られたことが報告された[16)]。

おわりに

小児に対してステロイドを使用する際には，可能な限り早期にステロイドの減量，隔日投与やステロイドからの離脱を図るとともに，通常のケアに加

えて身長測定を実施することが望まれる。

引用文献

 1) Allen DB, et al : Growth suppression by glucocorticoid therapy. Endocrinol Metab Clin North Am, 25 : 699-717, 1996
 2) Allen DB, et al : A meta-analysis of the effect of oral and inhaled corticosteroids on growth. J Allergy Clin Immunol, 93 : 967-976, 1994
 3) Reimer LG, et al : Growth of asthmatic children during treatment with alternate-day steroids. J Allergy Clin Immunol, 55 : 224-231, 1975
 4) Daley-Yates PT, et al : Relationship between systemic corticosteroid exposure and growth velocity: development and validation of a pharmacokinetic/pharmacodynamic model. Clin Ther, 26 : 1905-1919, 2004
 5) Allen DB : Influence of inhaled corticosteroids on growth: a pediatric endocrinologist's perspective. Acta Pediatr, 87 : 123-129, 1998
 6) Lai HC, et al : Risk of persistent growth impairment after alternate-day predonisone treatment in children with cystic fibrosis. N Engl J Med, 342 : 851-859, 2000
 7) Brinn M, et al : Long-term corticosteroids use. Pediatr Rev, 30 : 497-498, 2009
 8) McCarthy TL, et al : Cortisol inhibits the synthesis of insulin-like growth factor-1 in skeletal cells. Endocrinology, 126 : 1569-1575, 1990
 9) Loeb JN: Corticosteroids and growth。N Engl J Med, 295:547-552, 1976
10) Allen DB, et al : Treatment of glucocorticoid-induced growth suppression with growth hormone. National Cooperative Growth Study. J Clin Endocrinol Metab, 83 : 2824-2829, 1998
11) Ribeiro D, et al : Effect of glucocorticoids on growth and bone mineral density in children with nephritic syndrome. Eur J Pediatr, 174 : 911-917, 2015
12) Avioli LV : Glucocorticoid effects on statural growth. Br J Rheumatol, 32 (Suppl 2): 27-30, 1993
13) Simon D, et al : Early recombinant human growth hormone treatment in glucocorticoid-treated children with juvenile idiopathic arthritis: a 3-year randomized study. J Clin Endocrinol Metab, 92 : 2567-2573, 2007
14) Savate MO, et al : Growth hormone treatment in children on chronic glucocorticoid therapy. Endocr Dev, 20 : 194-201, 2011
15) Rudge S, et al : Effect of once-weekly oral alendronate on bone in children on glucocorticoid treatment. Rheumatology (Oxford), 44 : 813-818, 2005
16) De Benedetti F, et al : Catch-up growth during tocilizumab therapy for systemic juvenile idiopathic arthritis. Result from a phase III trial. Arthritis Rheum, 67 : 840-848, 2015

〈宗圓　聰〉

第5章 見逃してはいけないステロイドの副作用と対処法

6 糖尿病

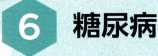 Key Points

- ステロイド治療を行う際には，すべての患者で糖尿病の発症リスクがあることを考慮して，定期的な血液検査（血糖，HbA1cなど），尿糖のモニタリングを行い，早期発見に努める。
- ステロイド糖尿病と診断したり，もともとの糖尿病の血糖コントロール悪化を発見した際には早期の治療介入を行う。
- 血糖値の動向や患者背景によって使用する薬剤を選択するが，原疾患の病態やステロイド使用量によっては血糖降下薬のきめ細かな調整を行う必要がある。

ステロイド糖尿病の疫学

　ステロイド治療薬は，内科，外科を問わずさまざまな疾患に使用される重要な薬である。関節リウマチなどの膠原病を代表とする自己免疫性疾患，気管支喘息，アトピー性皮膚炎などのアレルギー疾患，悪性リンパ腫などの血液疾患や，さまざまながんにおける化学療法時の副作用抑制のため使用される。

　最もよく汎用されているステロイドがグルココルチコイド系のステロイドホルモン（副腎皮質ホルモン）およびその合成アナログである。それらの治療によるステロイド糖尿病発症の頻度は，投与量や投与期間に左右されるが約8%との報告もあり，近年では治療前に高血糖の既往のない患者でも34.3～56%に糖尿病を発症，その相対危険度は1.36～2.31に及ぶというデータもある[1]。またレトロスペクティブに検討した大規模研究において，関節リウマチ患者への経口ステロイド投与は用量依存的に糖尿病発症リスクを高めたという報告もあり，長期間，多量のステロイド使用患者では糖尿病発症に十

分に留意する[2]。

　ステロイド治療による耐糖能悪化は，点滴や内服治療などの全身投与される場合に多いとされるが，関節リウマチ患者における関節腔内ステロイド注入や，皮膚科や眼科疾患などにおけるステロイド外用によって発症することもある。近年では，吸入ステロイドでも高用量になると糖尿病の新規発症，増悪のリスクと関連するという報告もあり，注意を要する[3]。60歳以上の高齢者，糖尿病家族歴，肥満などの糖尿病素因を有する患者では特に注意を要する。

◆ メカニズム（図1）

① 糖新生・糖放出亢進

　ステロイドによる耐糖能障害の原因としては，まず「糖新生」の亢進がある。もともとコルチゾール（ヒドロコルチゾン）は，ストレス下に分泌が刺激されるホルモンで，諸々の器官での糖利用を抑制することで血糖を上昇させ，ストレス時の脳の機能低下を予防する役割がある。その機序として，筋肉では蛋白質をアミノ酸に分解し，そのアミノ酸からブドウ糖が産生される。脂肪細胞ではインスリン作用に拮抗し，ブドウ糖の取り込みが抑制される。その結果，脂肪分解が促進され，大量の遊離脂肪酸とグリセロールが放出される。そのグリセロールは肝臓での糖新生に回り，ブドウ糖の放出を増やす。

② 筋肉，脂肪組織におけるインスリン抵抗性の増大

　コルチゾールなどのステロイドホルモンはインスリン作用を低下させ，ブドウ糖の末梢組織への取り込み・利用を阻害し脂肪分解を亢進させる。それによって四肢ではやせ細ることがあるが，躯幹，頸部，顔を中心とした一部の組織では脂肪合成が進み蓄積される（中心性肥満）。これは，組織によってコルチゾールとインスリン感受性が異なるからである。肥満はさらにインスリン作用の低下を生み，インスリン抵抗性を強める。

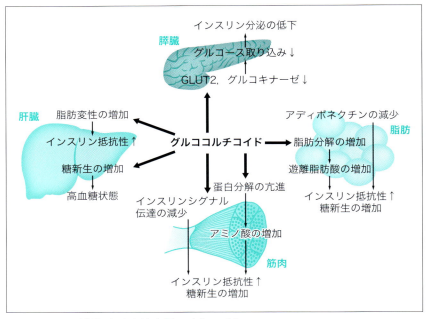

図1 ステロイドによる血糖上昇のメカニズム

③ 標的臓器のインスリン結合能低下，末梢組織（骨格筋，脂肪組織）での感受性低下

　血中のグルコースは，筋肉組織の細胞表面におけるグルコース移送を担うGLUT4を介して細胞内に取り込まれる．ステロイドは，このGLUT4の相対的発現量は減少させないものの，細胞表面への発現を抑制させるとの知見もある[4]．また，インスリン受容体結合能の変化や受容体結合以後の情報伝達系の障害などが関与している．

④ 膵臓におけるインスリン分泌低下

　血中のグルコース濃度が上昇すると，膵臓のβ細胞が発現しているGLUT2は濃度依存的にグルコースを細胞内に取り込む．取り込まれたグルコースは，グルコキナーゼによりグルコース-6-リン酸となり，それらは細胞内やミトコンドリア内で代謝され，さまざまな過程を経てインスリン分泌する．ステロイドはGLUT2やグルコキナーゼの発現を抑制し，インスリン

分泌を抑制する。一方でインスリン感受性低下に対して，正常のβ細胞は血中のグルコースレベルを正常化させるべく，インスリン分泌を増加させようとするが，インスリン抵抗性を改善させるに及ばずに血糖上昇につながる[1]。

特徴・症状

ステロイド投与量や患者背景因子にもよるが，投与2～3カ月以内に血糖上昇傾向があらわれることが多い。ただ，院内で大量投与される場合には投与後48時間以内に高血糖を認めることもある。血糖日内変動では，ステロイド投与後2～3時間後に血糖が上昇し，約5～8時間後に最高となるが，翌朝の空腹時血糖は正常値であることが多い（図2）。これは，一般的なステロイド糖尿病においては内因性インスリン分泌能が保持されていることが多いためである。内因性インスリン分泌の評価法としてinsulinogenic index〔⊿IRI（30分値−0分値）/⊿PG（30分値−0分値）〕があるが（IRI：血中インスリン，PG：血漿血糖値），ステロイド糖尿病患者では2型糖尿病患者に比してinsulinogenic indexが高いというデータがある（図3）。

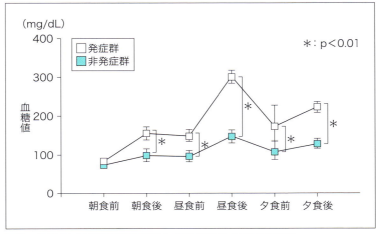

図2　ステロイド糖尿病発症群と非発症群の1日血糖推移

〔岩本卓也，他：月刊薬事，47：1889-1895, 2005より〕

第5章 見逃してはいけないステロイドの副作用と対処法

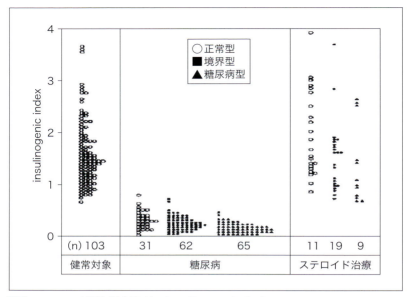

図3 ステロイド治療中患者のinsulinogenic index
〔羽倉稜子, 他・編:糖尿病治療事典 第1版. 医学書院, pp30-31, 1996より〕

　軽度〜中程度のステロイド糖尿病では,通常空腹時(朝食前)血糖値は正常で昼食後および夕食前・夕食後の血糖値が高値となる.午前中の血糖測定のみでは血糖値の上昇傾向を見失うことがあり,早期の診断には午後からの血糖測定が有用である[5]。

　しかしながら高血糖状態に至るまでの時間は非常に個人差があり,半年以上かけてゆっくりと自覚症状がないまま糖尿病に至る患者もいれば,数週間後には急性合併症(高血糖高浸透圧症候群 hyperosmolar hyperglycemic syndrome;HHS)による意識障害を生じて初めて診断されるケースもある.HHSは,インスリン分泌が保持されている2型糖尿病患者において,急性感染症,脳・心血管障害,手術,高カロリー輸液,利尿薬やステロイド投与による高血糖に誘発され発症することが多いとされ,ステロイド投与は重要な因子である[6]。口渇中枢の機能が低下し,飲水行動が減少しやすい高齢者で病態が悪化することが多いとされている.極度の脱水が病態の中心であるが,致死的にもなりうる急性の代謝失調障害であり,その発症には十分

留意する必要がある（対処法については後述）。

　ステロイド投与前には耐糖能異常の既往がない患者では，原疾患に対する定期的血液検査が行われていても血糖値，HbA1c，尿糖検査などは施行されていないケースも散見され，気がついたときにはHbA1c＞10％の重症糖尿病として発見されることもある。ステロイド投与後には口渇，多飲，多尿などの問診，また体重減少や脱水症状などの理学的所見に十分に留意し，顕著な症状がなくても定期的な血液，尿検査を施行する。

予　防

　一般的にステロイド投与前に耐糖能異常や糖尿病の既往のない患者では，内因性インスリン分泌能は保持されている状態にあるので，薬剤の予防投与ではなく，まずは適切な食事コントロールと適度の運動が重要である。特に前述のような糖尿病素因を有する患者では血糖上昇を来しやすく，インスリン抵抗性が増悪しないようにしていくことが重要である。

　食事に関しては，ステロイド治療による食欲増進作用によって過食傾向となることがあり，体重増加には十分に注意する必要がある。それに肥満は耐糖能悪化の一つの重要な要因である。一般的には標準体重×25〜30kcal/日程度のカロリー制限を行い，通常は1,200〜1,800kcal/日程度の摂取量となるが，肥満や高齢者では特に少なめでコントロールする。

　運動に関しては，一般的な糖尿病患者ではできれば毎日，少なくとも週に3〜5回，中等度の有酸素運動20〜60分が推奨されているが[7]，糖尿病素因を有するステロイド使用患者では，それに準じた運動が勧められる。ただし，原疾患の状態やステロイドによるその他の合併症のリスク（易感染症や骨粗鬆症など）がある場合は，運動療法が禁忌になる場合もあり注意を要する。

発現時の対応・治療 (図4)

　血糖上昇の程度や内因性インスリン分泌能，患者の状態，今後のステロイド治療計画によって異なる。内因性インスリン分泌能の評価は前述のようにinsulinogenic indexもあるが，より簡便な方法としては，空腹時血糖値

第5章 見逃してはいけないステロイドの副作用と対処法

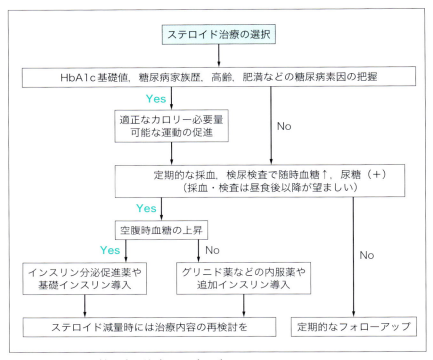

図4 ステロイド糖尿病の治療アルゴリズム

(FPG), 空腹時インスリン (FPI), 血中C-ペプチド (CPR) の測定がある。インスリン抵抗性指標としてはHOMA-IR (FPI×FPG/405), インスリン分泌能指標としてはHOMA-β〔FPI×360/(FPG－63)〕, 空腹時CPR値などが参考所見として用いられるが[8], 血糖値の推移のみでもある程度の病態把握, 治療法選択が考えられる。

① 空腹時血糖は正常, 随時血糖（特に昼食後以降）高値

　一般的なステロイド糖尿病の初期のパターンであり, 基本的には内因性の基礎インスリン分泌能はある程度保持されていることが多い。随時血糖の上昇が軽度であれば, 食事・運動療法にα-グルコシダーゼ阻害薬やグリニド薬などの食後血糖改善薬, またインスリン抵抗性の病態に対応するためにチアゾリジン薬やメトホルミンの追加によって血糖改善が図れる場合もある。

また，近年はDPP-4阻害薬も有効であるとの報告もある[9]。ただ，随時血糖＞350mg/dL，ステロイド治療が長期予定されている患者では，インスリン療法の相対的適応となる[10]。速効型または超速効型インスリンの1日3回食前投与で，一般的には朝，昼，夕の投与量の比率を1：2：1程度にする。

② 空腹時，随時血糖ともに高値

空腹時血糖の上昇は，内因性基礎インスリン分泌の低下を示唆する病態の一つであり，インスリン分泌をサポートする薬剤が必要となるケースが多い。SU薬がその代表的なものであるが，インスリン抵抗性の病態の合併が示唆される場合には抵抗性改善薬（メトホルミンなど）を併用する。しかし，上記内服薬でのコントロールが困難，空腹時血糖＞250mg/dLではインスリン療法の相対的適応であり[10]，積極的に導入を検討する。使用するインスリンは基礎インスリン分泌を補うべく持効型インスリンや混合型インスリン製剤を考慮する。

③ HHSなど

HHSは糖尿病急性合併症の一つで，予後不良（死亡率5〜20％）で緊急治療を要する代表的病態である。脱水や電解質補正とともにインスリンを速やかに使用する（絶対的適応）。極度の高血糖状態ではインスリン持続点滴を行い，血糖がある程度落ち着いた段階で皮下注射への切り替えを行う。その後は病態に応じてインスリン治療継続や内服治療を考慮する。

糖尿病治療の基本は，食事，運動，薬物治療が3本柱と言われているが，ステロイド糖尿病は，ステロイド投与量，投与期間，その後の治療計画などによって，各個人にあわせてオーダーメイドに調整する必要がある。原疾患の状態によってはステロイドの増量が必要となり，ステロイドパルス療法や抗がん薬との併用で使用される時には，突発的に血糖値が上昇することがある。その際にはインスリンのスライディングスケールなどで対応を図る。

逆にステロイドが減量となった際には，いままでと同じような糖尿病の薬物療法を継続していると低血糖のリスクを生じるため，血糖降下薬やインスリン量の減量・中止を検討しなければならない。

原疾患の病態，ステロイド治療の動向をみながら，機を逃さずに対応する

ことが重要である。

引用文献

1) Tamez-Pérez HE, et al：Steroid hyperglycemia：Prevalence, early detection and therapeutic recommendations：A narrative review. World J Diabetes, 6：1073-1081, 2015
2) Movahedi M, et al：Risk of incident diabetes associated with dose and duration of oral glucocorticoid therapy in patients with rheumatoid arthritis. Arthritis Rheumatol, 68：1089-1098, 2016
3) Suissa S, et al：Inhaled corticosteroids and the risks of diabetes onset and progression. Am J Med, 123：1001-1006, 2010
4) Weinstein SP, et al：Dexamethasone inhibits insulin-stimulated recruitment of GLUT4 to the cell surface in rat skeletal muscle. Metabolism, 47：3-6, 1998
5) 岩本卓也, 他：薬物動態学的アプローチによる薬物治療の安全確保への貢献. 月刊薬事, 47：1889-1895, 2005
6) 日本糖尿病学会：合併症. 糖尿病専門医研修ガイドブック 改訂第5版, 診断と治療社, pp209-211, 2012
7) 日本糖尿病学会・編：運動療法. 科学的根拠に基づく糖尿病診療ガイドライン 2013, 南江堂, pp41-51, 2013
8) 谷山松雄, 他：インスリン感受性の評価；HOMA-RとHOMA-β. 日本臨牀, 66：208-214, 2008
9) 西井稚尋, 他：高齢者ステロイド糖尿病に対するDPP4阻害薬の使用経験. 糖尿病, 56（Suppl.1）：S405, 2013
10) 日本糖尿病学会・編：薬物療法. 糖尿病治療ガイド 2014-2015, 文光堂, pp54-55, 2014

（飯降直男，辻井　悟）

第5章 見逃してはいけないステロイドの副作用と対処法

7 脂質異常症・動脈硬化

🔑 Key Points

- ステロイド長期投与による副作用として脂質異常症，耐糖能異常，高血圧，肥満を認め，これらが複合的に動脈硬化を促進して心血管リスクを高めると考えられている。
- ステロイドの直接作用で内臓肥満となり，脂肪組織から肝臓へ遊離脂肪酸を放出して肝臓の脂肪蓄積を増加させる。さらに肝臓における中性脂肪とVLDLの合成を促進して脂質異常症を来す。
- ステロイド療法開始前および治療中も血清脂質濃度，血糖値，HbA1c，血圧，体重を測定して動脈硬化の危険因子を評価する。脂質異常症，耐糖能異常，高血圧，肥満の予防および治療のために，カロリー制限，塩分制限などの食事療法や適度な運動を勧め，適応があれば薬物療法も併用する。

はじめに

　副腎皮質ステロイド（以下，ステロイド）は抗炎症薬や免疫抑制薬として成人の1％近くに使用されており，気管支喘息，炎症性腸疾患，慢性閉塞性肺疾患，ネフローゼ症候群，皮膚疾患，血液疾患，膠原病などに処方されている。副腎皮質からグルココルチコイド（glucocorticoid；GC）のコルチゾール（ヒドロコルチゾン）が過剰に分泌されるクッシング症候群では動脈硬化の進展が早いが，その危険因子として肥満，高血圧，耐糖能異常，血液凝固亢進とともに，脂質異常症も関与していると考えられている。臨床で薬剤として使用されるステロイドはGCおよびその合成誘導体である。GCには糖・脂質代謝などの生理作用があるが，ステロイドを長期間，高用量投与すると，それらの作用が過剰になってクッシング症候群と同様の変化や臨床症状が副作用として認められる。本項ではステロイド療法の副作用のうち，

脂質異常症と動脈硬化について概説する。

GCで脂質異常症・動脈硬化促進を来すメカニズム（図1）[1]

　クッシング症候群では超低比重リポタンパク（very low density lipoprotein；VLDL）が増加し，高比重リポタンパク（high density lipoprotein；HDL）は変動せず，中性脂肪と総コレステロール（total cholesterol；TC）値は増加するが，これらの脂質異常症はGC過剰状態を是正することによって正常化または改善傾向を示す[2]。さまざまな動物実験やヒトでの研究結果から，慢性的なGC過剰状態が脂質異常症を来すメカニズムについて以下のように考えられている。

　ラットにGCを投与すると用量および時間依存性に脂肪細胞における脂肪分解が促進された[3]。また，GCは脂肪細胞から遊離脂肪酸放出を刺激し，リポタンパクリパーゼ（lipoprotein lipase；LPL）の活性を上昇させ，LPL合成も促進した。ヒトの脂肪細胞でもGCはLPL mRNAの発現を高めてLPL合成を促進したが，この効果は大網の脂肪組織で顕著であった。GC受容体は皮下よりも大網の脂肪組織に多く存在するため，GC投与により内臓脂肪が増加および蓄積して内臓肥満になる[4),5]。また，GCはカテコラミンや成長ホルモンとともに脂肪分解を促進して遊離脂肪酸を放出させる[6),7]。一方，ストレス下などの急性期にGCは全身脂肪組織の脂肪分解を促進して血中の遊離脂肪酸が増加する。ストレスから回復した慢性期にはカテコラミンの産生が低下して高インスリン血症となり脂肪分解が減少して肝臓の中性脂肪蓄積が増加し，内臓脂肪となる[8]。さらにGCは筋肉における糖の取り込みを抑制し，インスリン抵抗性が引き起こされ，糖新生は亢進して耐糖能異常を来す。また，中性脂肪の合成促進とVLDLの分泌亢進を来し，中性脂肪は肝臓に蓄積してVLDLは血中に放出される。アデニル酸活性化プロテインキナーゼ（adenylic acid activated protein kinase；AMPK）は細胞内エネルギーレベルの低下により活性化する燃料センサーとして働く酵素で，糖や脂質の代謝を調節する。慢性的なGC過剰状態にしたラットでは，GCが内臓脂肪組織でのAMPK活性を抑制して脂肪分解を促進し，一方で肝臓のAPMK活性を刺激して脂肪蓄積を増加させた[9]。また，クッシング

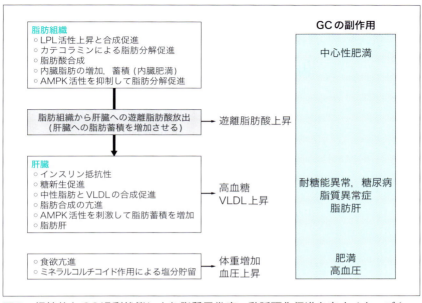

図1 慢性的なGC過剰状態により脂質異常症・動脈硬化促進を来すメカニズム
[Arnaldi G, et al：Neuroendocrinology, 92（Suppl.1）：86-90, 2010より]

症候群の患者でも対照群と比較して内臓脂肪組織のAMPK活性が70％低下し、脂肪酸の合成は増加していることが示された[10]。

このように慢性的なGC過剰状態になると、脂肪組織から肝臓へ遊離脂肪酸が放出し、肝臓に脂肪が蓄積してVLDL、中性脂肪の合成を促進し、脂質異常症や脂肪肝、中心性肥満となる。内臓脂肪の蓄積はインスリン抵抗性を引き起こし、肝臓の糖新生が亢進して血糖が上昇し、耐糖能異常や糖尿病を来す。また、食欲亢進による体重増加から肥満になり、GCのミネラルコルチコイド作用で塩分が貯留して血圧が上昇し高血圧を来す。ステロイド長期投与による副作用でもクッシング症候群と同様に脂質異常症、耐糖能異常、高血圧、肥満を認め、これらが複合的に動脈硬化を促進して心血管リスクを高めると考えられている。

ステロイド療法による脂質異常症と動脈硬化および心血管リスクの増加

　ステロイドを健常人と基礎疾患のある患者に使用した場合で，血清脂質は異なる動きを示す。健常人にステロイドを使用した，小規模かつ短期の前向き研究によると，HDLは増加するが，低比重リポタンパク（low density lipoprotein；LDL）に変動はなく，TCと中性脂肪の変動は一定しなかった[11),12)]。また，米国の観察試験では成人1万5,004例から集めたデータをもとに，ステロイド使用と血清脂質濃度の関連が調べられた[13)]。60歳以上でのステロイド使用は血清HDL濃度増加，TC/HDL比の低下と関連があったが，LDL，中性脂肪はステロイド使用の有無と関連がなく，ステロイドの使用は血清脂質にむしろ有益な影響があると示唆された。次に，ステロイド療法によって動脈硬化性心血管病の発症リスクが増えるか検討したスコットランドの大規模疫学研究によると，心血管病の既往がないステロイド使用者6万8,781人と非使用者8万2,202人を比較したところ，心血管病発症率は対照群で17.0/1,000人・年であるのに対して，ステロイド投与群で23.9/1,000人・年と多かった。ステロイドの投与量で層別化分類すると，心血管病発症率は低用量群（ステロイド吸入，経鼻，外用のみ）で22.1/1,000人・年，中等量群［経口，経直腸，注射でプレドニゾロン（PSL）換算＜7.5mg］で27.2/1,000人・年，高用量群（PSL≧7.5mg）で76.5/1,000人・年で，高用量ステロイド投与群では非投与群と比較して心血管病発症リスクは2.56倍と高かった[14)]。

　全身性エリテマトーデス（systemic lupus erythematosus；SLE）は女性に好発する慢性炎症性の自己免疫疾患で，腎臓，中枢神経，心臓など多臓器が障害されて寛解と再燃を繰り返し，ステロイドを中心とした治療が行われる。SLEでは約70％の患者に脂質異常症が認められる。SLE患者で腎症の合併がない場合，ステロイド療法前にはHDL濃度が低下しているとの報告が多い。また，活動性SLEでは中性脂肪およびVLDL濃度の上昇とHDL濃度低下がみられることから，腎症の影響以外に原疾患の病態が脂質異常症を引き起こしていると考えられた。Johns Hopkins Lupus CohortではSLE患者225例を集めて冠動脈疾患の危険因子を評価している[15)]。平均PSL投与量で層別化分類して高コレステロール血症（血清TC値＞200mg/dL）の頻度を比較したところ，PSL 0mgで46％，PSL 0〜10mgで50％，

PSL 10～20mgで65％，PSL＞20mgで66％とステロイドの用量依存性に高コレステロール血症を認める患者の頻度が増加していた。さらに，年齢＞30歳（オッズ比1.91，p≦0.002）と平均PSL投与量＞10mg（オッズ比2.87，p≦0.002）は高コレステロール血症と関連があった。PSL 30mg以下で治療されていたSLE患者81例とPSL＞30mgで治療されていたSLE患者19例を比較した検討では，PSL＞30mg投与群でTC，LDL，中性脂肪，TC/HDL比が有意に高く，HDLは低下していた[16]。以上よりSLE患者では脂質異常症を認めるが，病態の関与とともにステロイド療法の影響も疑われる。

では，SLEにおけるステロイド療法は動脈硬化による心血管リスクも高めるのだろうか。SLE患者で冠動脈疾患を発症した患者は，SLEの罹病期間とステロイドの投与期間が長かった[17]との報告がある一方で，SLE患者の潜在性動脈硬化とステロイド積算投与量に関連はなく，ステロイドを大量投与した患者では動脈硬化を有する頻度が少なかったことが示された[18]。ステロイドは抗炎症作用や免疫抑制作用を発揮するため，慢性炎症性の自己免疫疾患であるSLEの急性期には積極的な治療で病勢をコントロールしたほうが動脈硬化の進行を抑制する可能性がある。ただしステロイドをPSL 10mgより多い量で10年を超えて使用した場合に相当するステロイド積算量，および現在PSLを10mgより多く使用している場合は，心血管リスクの増加と関連することが示されている[19]。

副作用の予防と発現時の対応

耐糖能異常，高血圧，脂質異常症など，動脈硬化のリスクとなるような合併症や動脈硬化性心血管病の既往がある患者にステロイド療法を開始する場合は，さらにリスクを高める可能性があるので注意深く観察する必要がある。ステロイド治療開始前に血清脂質濃度，血糖値，HbA1c，血圧，体重を測定してリスクを評価し，治療開始後も定期的に測定して変動に留意する。

もともと糖尿病がある患者にステロイドパルス療法を3日間行うと，治療開始前のHbA1c≦8％の患者では約半数にインスリン治療が必要だったのに対して，HbA1c＞8％の患者では全員に必要となった[20]。PSL≦7.5mg/日と低用量のステロイドや吸入ステロイドでも耐糖能異常を発症する可能性があり，投与量と投与期間依存性にリスクが増加する。また，PSL

換算で5〜7.5mgを超えたステロイドを投与すると体重が増加する可能性が高くなる[21]。SLE患者ではステロイド1日投与量をPSL換算で10mg増やすとTC値が7.5mg/dL増加，平均血圧が1.1mmHg上昇，体重が2.5kg増加すると概算されている。

　動脈硬化リスクがある患者ではまず食事療法や適度な運動で生活習慣を改善させることと，禁煙も推奨される。適応があれば薬物治療で血圧，血糖，脂質をコントロールする。ステロイドのミネラルコルチコイド作用から塩分および水分貯留により血圧上昇を来すため，長期ステロイド治療を行う患者では塩分制限を指示する。塩分制限をしても高血圧を来す場合は降圧薬を投与して血圧をコントロールする。ステロイド治療中にシクロスポリン，COX-2選択的阻害薬，NSAIDsなど高血圧を来しうる薬剤を併用している場合も，血圧の管理に留意する。ステロイド全身投与により食欲が亢進すると体重増加および肥満を来すことから，カロリー制限も必要となる。定期的に血糖値，HbA1c，尿糖，血清脂質濃度を測定し，食事療法の効果が不十分と判断されれば経口血糖降下薬やインスリンおよび脂質異常症治療薬といった薬物療法を考慮する。ステロイドを投与すると空腹時血糖よりも食後血糖が上昇し，朝よりも夕方に高血糖を示す傾向がある。ステロイド治療による耐糖能異常を早期に発見するには食後血糖を測定してスクリーニングし，治療の必要性を検討する。

　ステロイド療法が血清脂質に及ぼす影響は投与量や投与期間，基礎疾患によってもさまざまであるが，PSL 7.5〜10mgを超える量で長期に使用する場合は脂質異常症だけでなく，高血圧，耐糖能異常，肥満などが複合的に関与して動脈硬化性の心血管リスクを高める可能性がある。よってステロイドは漫然と投与すべきではなく，治療が奏効して病勢が落ち着いたら必要最低量まで漸減することが望ましい。

引用文献

1) Arnaldi G, et al：Pathophysiology of dyslipidemia in Cushing's syndrome. Neuroendocrinology, 92 (Suppl.1)：86-90, 2010
2) Arnaldi G, et al：Diagnosis and complications of Cushing's syndrome：a consensus statement. J Clin Endocrinol Metab, 88：5593-5602, 2003
3) Xu C, et al：Direct effect of glucocorticoids on lipolysis in adipocytes. Mol Endocrinol, 23：1161-1170, 2009
4) Fried SK, et al：Lipoprotein lipase regulation by insulin and glucocorticoid in

subcutaneous and omental adipose tissues of obese women and men. J Clin Invest, 92：2191-2198, 1993
 5) Rebuffe-Scrive M, et al：Steroid hormone receptors in human adipose tissues. J Clin Endocrinol Metab, 71：1215-1219, 1990
 6) Macfarlane DP, et al：Glucocorticoids and fatty acid metabolism in humans：fuelling fat redistribution in the metabolic syndrome. J Endocrinol, 197：189-204, 2008
 7) Fain JN, et al：Stimulation of human omental adipose tissue lipolysis by growth hormone plus dexamethasone. Mol Cell Endocrinol, 295：101-105, 2008
 8) Macfarlane DP, et al：Glucocorticoids and fatty acid metabolism in humans：fuelling fat redistribution in the metabolic syndrome. J Endocrinol, 197：189-204, 2008
 9) Christ-Crain M, et al：AMP-activated protein kinase mediates glucocorticoid-induced metabolic changes：a novel mechanism in Cushing's syndrome. FASEB J, 22：1672-1683, 2008
10) Kola B, et al：Changes in adenosine 5'-monophosphate-activated protein kinase as a mechanism of visceral obesity in Cushing's syndrome. J Clin Endocrinol Metab, 93：4969-4973, 2008
11) Brotman DJ, et al：Effects of short-term glucocorticoids on cardiovascular biomarkers. J Clin Endocrinol Metab, 90：3202-3208, 2005
12) Taskinen MR, et al：Short-term effects of prednisone on serum lipids and high density lipoprotein subfractions in normolipidemic healthy men. J Clin Endocrinol Metab, 67：291-299, 1988
13) Choi HK, et al：Glucocorticoid use and serum lipid levels in US adults：the Third National Health and Nutrition Examination Survey. Arthritis Rheum, 53：528-535, 2005
14) Wei L, et al：Taking glucocorticoids by prescription is associated with subsequent cardiovascular disease. Ann Intern Med, 141：764-770, 2004
15) Petri M, et al：Coronary artery disease risk factors in the Johns Hopkins Lupus Cohort：prevalence, recognition by patients, and preventive practices. Medicine (Baltimore), 71：291-302, 1992
16) Leong KH, et al：Lipid profiles in patients with systemic lupus erythematosus. J Rheumatol, 21：1264-1267, 1994
17) Petri M, et al：Risk factors for coronary artery disease in patients with systemic lupus erythematosus. Am J Med, 93：513-519, 1992
18) Asanuma Y, et al：Premature coronary-artery atherosclerosis in systemic lupus erythematosus. N Engl J Med, 349：2407-2415, 2003
19) Magder LS, et al：Incidence of and risk factors for adverse cardiovascular events among patients with systemic lupus erythematosus. Am J Epidemiol, 176：708-719, 2012
20) Feldman-Billard S, et al：Short-term tolerance of pulse methylprednisolone therapy in patients with diabetes mellitus. Ophthalmology, 112：511-515, 2005
21) Huscher D, et al：Dose-related patterns of glucocorticoid-induced side effects. Ann Rheum Dis, 68：1119-1124, 2009

〔舟久保ゆう〕

第5章 見逃してはいけないステロイドの副作用と対処法

8 精神病

🔑 Key Points

- ステロイド性精神病は，一般的にステロイド投与によって引き起こされる神経精神症状を指す。
- 神経精神症状は多彩で，頻度も報告によってさまざまである。
- 実臨床で，全身性エリテマトーデスなど精神症状を来す疾患のステロイド治療中に神経精神症状が出現した場合，その鑑別は困難なことが多い。
- ステロイド性精神病と診断した場合の基本治療はステロイドの減量である。
- ステロイドを使用する場合は，ステロイド精神病出現の可能性を念頭に置きながら治療・経過観察することが重要である

● はじめに

　ステロイド（副腎皮質ステロイド）は現在，その抗炎症作用・抗免疫作用が期待されて，さまざまな疾患の治療に使用されているが，多彩な生理機能を有するため，多くの副作用が知られている。本項では，そのなかの一つであるステロイドによる神経精神症状について概説する。

● ステロイド性精神病とは？

　ステロイド性精神病とは，ステロイド投与によって神経精神症状が引き起こされた状態を指す。その頻度は，調査の対象にした精神症状の重症度によってさまざまである（表1）。29件の研究を対象としたメタアナリシスでは，軽症から中等症の精神症状の出現は，13〜62％で，重症の躁・うつや精神病の発現は2〜50％であった[1]。発症のリスクとして女性が罹患しやす

表1 ステロイド性精神病の特徴

頻　度	1〜60%（報告によりさまざま）
発症時期	投与早期から中期（1〜2週から数カ月）
プレドニゾロン投与量	40mg/日以上で出現頻度大
リスク因子	女性
臨床症状	感情の障害が中心（情緒不安定，躁，うつ）
鑑別すべき病態	原疾患による精神症状，感染症，脳血管障害，心因反応性精神障害など
治　療	ステロイドの減量，抗精神病薬，抗躁・うつ薬，抗不安薬，精神療法など
予　後	一般的に良好だが，自殺企図には注意する

いとの報告があるが[1]，遺伝的素因や精神疾患の既往・病前の性格などとの関連は否定的と考えられている。また，症状の強さや表現型には個体差がある。比較的高用量（プレドニゾロン換算で40mg/日以上）でその発現のリスクが高まるとされているが[1),2)]，2.5mg/日の用量でも発現することがあるので注意する。発現時期は投与後数時間からとの報告もあり，投与早期から中期に起こることが多いとされ，一般的に効果発現とともに出現し，投与後数日から1〜2週間後が多い。Hallらは，ステロイド性精神病14例中12例（86%）は1週間以内に発症したと報告している[3]。どの種類のステロイドにおいても起こりうるもので，全身投与はもちろん局所投与によっても出現する。また，1日1回投与から1日3回投与への変更で精神症状の改善を認めた報告がある[4]。

発症メカニズム

ステロイドは，細胞膜を通過し，細胞内でグルココルチコイド受容体と結合し，シグナル伝達が活性化することでその作用を現す。視床下部をはじめ，海馬，扁桃，大脳皮質にもグルココルチコイド受容体が存在するため，そのシグナル伝達を介して神経伝達物質の機能修飾が起こり，中枢神経系に影響を及ぼすと想定されているが，その詳細は不明である。プレドニゾロン

(PSL)を投与されている群と対照群との海馬の体積・代謝率および記憶と気分を比較検討した報告では，PSL投与群で有意に海馬の萎縮，代謝率の低下，陳述記憶と気分の成績悪化を認めている[5]。

臨床症状・検査所見

症状は実にさまざまであり，情緒不安定，多幸感，躁状態，多弁，興奮，抑うつ状態，うつ状態，不眠，幻覚・妄想，錯乱，認知症などが報告されている。髄液検査では通常，異常を認めないが，これらの神経精神症状が純粋にステロイドの副作用であるかを判断することは困難なことも多い。特に原疾患の症状として神経精神症状を来す全身性エリテマトーデス（SLE）や神経ベーチェット病において，高用量のステロイドが使用されている場合に出現したケースがこれに該当する。その他，高用量ステロイドによる免疫抑制状態に伴う感染症が疑われる場合や，脳血管障害を併発した場合，心因反応性精神障害などが鑑別すべき病態にあがる。しかしながら，ステロイド性精神病の大きな特徴は感情面の障害であるとされる。一般的に少量を短期に使用した場合は高揚感，多幸感を自覚し，大量を長期に使用した場合には精神的緊張が高まり，不眠・不快になるという[6),7)]。

発現時の対応

ステロイド性精神病は，上述のように感情面での障害が特徴であるが，その症状のみで確定診断することは不可能である。他の病態によるものが否定的で，ステロイドの減量が可能であれば，可能な限り早く減量することが治療法である（一つの目安として40 mg/日以下の投与量にする）。しかしながら，原疾患で神経精神症状を来す場合，どちらの病態によるものかの判断が難しいため，まず原疾患に伴う精神病と考え，その後のステロイドの用量と精神症状の経過を総合的に判断して確定診断を下すことが勧められている。この場合，すぐにはステロイドの減量ができないため，免疫抑制薬や血漿交換療法などを併用することで早めの減量を心がけることもある。精神症状に対しては，抗うつ薬，抗精神病薬，抗不安薬でコントロールを試みるが，この場合，リエゾン精神医学の導入などを含め精神科医との連携が必要

である．特に抑うつ傾向が強い場合には，自殺企図に十分注意して適切に対処することが必要である．抑うつ状態に対して三環系抗うつ薬や四環系抗うつ薬の投与でせん妄などの症状が悪化することが報告されており，リチウム製剤や選択的セロトニン再取り込み阻害薬，セロトニン・ノルアドレナリン再取り込み阻害薬の有効性が示唆されている[8]．

予防および早期発見

ステロイドの投与は，可能な限り必要最小限とすることが重要である．しかし治療上ステロイド投与が必要な場合は，明確な予防法がないため，常にステロイドの副作用として神経精神症状が出現する可能性を念頭に置いて経過観察することが早期発見につながる．

特に，高用量を長期に使用せざるをえない場合には注意する．リチウム製剤[9]や向精神薬がステロイド性精神病の予防に有効であった報告がなされている．

患者への説明

ステロイド性精神病は，通常認識されているような精神病ではなく，他の薬剤性の副作用と同様に中止によって改善すること，一般的に生命に危険が及ぶ病態ではないことを十分説明して理解を得る．ただし，抑うつ状態が強い場合には自殺のリスクがあることを家族および病棟・外来の医療関係者を含めて，十分説明しておくことは重要である．

Case Study　24歳　女性

5年前の9月：血小板減少で血液内科受診．抗核抗体陽性，抗リン脂質抗体陽性，深部静脈血栓症および慢性肺塞栓症と診断され，ワルファリン投与が開始され，リウマチ内科紹介受診．

蝶形紅斑，血球減少，抗核抗体，抗二本鎖DNA抗体陽性であり，SLE，抗リン脂質抗体症候群と診断．PSL 30mg/日が導入され，症状

の改善を認めたため，外来でゆっくり減量していた。PSLを17.5mg/日まで減量した時点で気分の高揚が出現。外来で多弁であり，感情の起伏も激しいため，原疾患の症状やステロイド性精神病などを疑われて，10月，精査・加療目的で入院となった。

入院後，髄液検査は正常で，頭部MRI検査も異常なく，SLEの活動性を示唆する他の症状や感染徴候も認めなかった。症状は多弁・多動が中心で，ステロイドによる躁状態と診断し，PSLを1週間ごとの減量，神経精神症状に対して精神科併診のうえ，オランザピン20mg/日，バルプロ酸600mg/日，フルニトラゼパム1mg/日で対応したところ，速やかな症状の改善を認めたためPSL 11mg/日で退院。

その後，外来でPSLを減量中であるが，躁状態の再燃を認めていない。

おわりに

ステロイド性精神病について概説した。ステロイドによる副作用であるため，薬剤の減量・中止で可逆的に改善するが，他の原因と鑑別が難しい場合も多々あるため，ステロイド使用時には注意深い経過観察を行い，早期に発見し，ステロイドの減量や適切な治療を行うことが重要である。

引用文献

1) Lewis DA, et al：Steroid-induced psychiatric syndromes. A report of 14 cases and a review of the literature. J Affect Disord, 5：319-332, 1983
2) Boston Collaborative Drug Surveillance Program：Acute adverse reactions to prednisone in relation to dosage. Clin Pharmacol Ther, 13：694-698, 1972
3) Hall RC, et al：Presentation of the steroid psychoses. J Nerv Ment Dis, 167：229-236, 1979
4) Glynne-Jones R, et al：Is steroid psychosis preventable by divided doses? Lancet, 2：1404, 1986
5) Brown ES, et al：Hippocampal volume, spectroscopy, cognition, and mood in patients receiving corticosteroid therapy. Biol Psychiatry, 55：538-545, 2004
6) Bolanos SH, et al：Assessment of mood states in patients receiving long-term corticosteroid therapy and in controls with patient-rated and clinician-rated scales. Ann Allergy Asthma Immunol, 92：500-505, 2004
7) 廣瀬俊一，他：全身性エリテマトーデス（SLE）の病態別治療指針．厚生省特定疾患自己免疫疾患調査研究班，1991

8) Dubovsky AN, et al：The neuropsychiatric complications of glucocorticoid use： steroid psychosis revisited. Psychosomatics, 53：103-115, 2012
9) Falk WE, et al：Lithium prophylaxis of corticotropin-induced psychosis. JAMA, 241：1011-1012, 1979

〔佐藤慎二〕

第5章 見逃してはいけないステロイドの副作用と対処法

9 副腎不全

🔑 Key Points

- 副腎不全とは，グルココルチコイドの絶対的あるいは相対的作用不足によって生じる病態で，時に致死的である。
- ステロイドによる副腎不全は，長期にわたり生理量を超えるステロイドを使用している患者において，急にステロイドを中止したときや，大きな身体的ストレスに曝された際に生じる。
- 副腎不全の予防のためには，中止するときには漸減中止することと，ストレス時はステロイド投与量を一時的に増やすことが重要である。

はじめに

　1948年に初めてグルココルチコイドが関節リウマチ患者の治療に用いられてから今日に至るまで，ステロイドは種々の疾患治療に用いられてきた。ステロイドは薬効に優れている一方で，副作用も多い。ステロイドの副作用として，耐糖能障害や高血圧，易感染性，骨粗鬆症，うつ症状などは広く認知されているが，副腎不全はしばしば見落とされがちである。ステロイドによる副腎不全は決してまれな病態ではなく，時に致死的になりうることから，医療者・患者双方が危険性を正しく認識し，予防に努めることが重要である。

ステロイド投与で副腎不全が起こるメカニズム

① ステロイドとは

　ステロイドは，主に副腎皮質から分泌されるホルモンである。作用機序により，グルココルチコイド（主にコルチゾール），ミネラルコルチコイド（主にアルドステロン），性ステロイド（デヒドロエピアンドロステロン

DHEAなど）の3種類に分類される。グルココルチコイドは，糖・蛋白・脂質代謝や水・電解質調整など多様な作用をもつ，生命維持に必須のホルモンである。ミネラルコルチコイドは，主に血圧や電解質の調整に関わる。一般に薬剤としての「ステロイド」はグルココルチコイドを指すことが多い。

② コルチゾールの分泌調節（図1）

　コルチゾール（ヒドロコルチゾン）の分泌は，視床下部－下垂体－副腎系（HPA系）により調整されている。日内リズム，ストレス，コルチゾール低下などの刺激によって視床下部より副腎皮質刺激ホルモン放出ホルモン（CRH）が分泌される。CRHが下垂体前葉に作用すると，副腎皮質刺激ホルモン（ACTH）が分泌され，副腎皮質の束状層からのコルチゾール合成分泌を促進する。コルチゾール濃度が上昇すると，コルチゾールが視床下部および下垂体に作用して，CRHおよびACTH分泌は抑制される（negative feedback）。健常成人におけるコルチゾールの産生量は，平常時は約10～20mg/日だが，ストレス時には150～300mg/日にまで増加する[1]。コルチゾールは日内リズムをもって分泌されており，午前2～3時頃から上昇し始めて早朝にピークを迎え，その後，徐々に低下して深夜に最も低くなる[2]。

③ 副腎不全とは

　副腎不全とは，グルココルチコイドの絶対的または相対的作用不足によって生じる病態であり，副腎皮質機能低下症ともいう。適切な診断と治療が行われなければ，時に致死的である。病因の主座が副腎にある場合を原発性副腎不全，視床下部・下垂体に原因がある場合を続発性副腎不全という。外因性ステロイドによる副腎不全は，続発性副腎不全の最も多い原因病態である。続発性副腎不全においても長期にわたってACTH刺激の欠落が続くと二次的に副腎は萎縮してくるが，ACTH刺激の正常化とともに副腎機能も回復してくる点が，原発性副腎不全とは異なる。また，アルドステロンは主にレニン－アンジオテンシン－アルドステロン系により調節されて副腎の球状層から分泌されているため，原発性副腎不全ではアルドステロンも欠乏するが，続発性ではアルドステロン分泌は保たれる。

第5章 見逃してはいけないステロイドの副作用と対処法

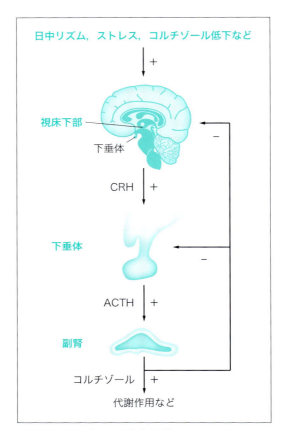

図1 コルチゾールの分泌調節

④ ステロイド

　合成ステロイドは，グルココルチコイド受容体への親和性の違いから，薬剤ごとに力価や作用時間が異なる（表1）[3),4)]。プレドニゾロン1mg錠を除き，いずれも1錠が平常時の成人1日コルチゾール分泌量（約20mg）とおおよそ等力価になるように作られている。

⑤ ステロイドによる副腎機能抑制

　長期にわたり生理量を上回るステロイドの投与を受けている患者では，negative feedbackによりHPA系が抑制され，内因性コルチゾール産生が

表1 主なステロイドの特徴

	薬剤名	グルコ コルチコ イド作用	ミネラル コルチコ イド作用	1錠中の量 (mg)	生物学的 半減期 (時間)
短時間 作用型	コルチゾール	1	1	10	8〜12
中時間 作用型	プレドニゾロン	4	0.8	(1), 5	12〜36
	メチルプレドニゾロン	5	0.5	4	12〜36
	トリアムシノロン	5	0	4	12〜36
長時間 作用型	デキサメタゾン	30	0	0.5	36〜72
	ベタメタゾン	30	0	0.5	36〜72

[Liu D, et al：Allergy Asthma Clin Immunol, 9：30, 2013／Melmed S, et al：Williams Textbook of Endocrinology 12th edition. Elsevier Saunders, p495, 2011より]

低下している。こうした患者においてステロイドを急に中止すると，副腎不全が生じる。また，手術や感染症など強いストレス時にも，適切なコルチゾール産生増加反応が体内で生じないため，ステロイド投与量を一時的に増やさなければ（ステロイドカバー），相対的な副腎不全を生じる。

　HPA系に対するステロイドの抑制効果には個人差が大きい。ステロイドの投与量や投与期間などからHPA系抑制の有無を正確に推測することは難しい[2]。ただし，クッシング徴候（満月様顔貌，中心性肥満，皮膚の菲薄化など）を認める場合や，二次的に副腎が萎縮している場合は，ステロイド過剰およびHPA系抑制が強く示唆される。一般にデキサメタゾンのような長時間作用型ステロイドでは抑制がかかりやすい。また，投与タイミングは朝よりも夜のほうがHPA系が抑制されやすく，同じ量ならば投与回数が多いほど抑制がかかりやすい[2]。

　ステロイドの経口剤や静注製剤だけでなく，吸入剤，関節内注射剤，外用剤，点鼻剤，点眼剤，坐剤に至るまで，副腎不全の報告があり[5]，病歴・薬歴を詳しく聴取して注意を払わなければいけない。特に，コルチゾールは主にA環の還元とグルクロン酸抱合によって代謝されるのに対し，デキサメタゾンやベタメタゾンなどの合成ステロイドでは6β位の水酸化でも代謝されるため[6]，肝のCYP3A4阻害作用のある薬剤（イトラコナゾール，エリ

スロマイシン，リトナビルなど）との併用によって作用が増強され，副作用も顕著に出やすい[6),7)]。なお，アレルギー性鼻炎に対して用いられることの多いベタメタゾン・d-クロルフェニラミンマレイン酸塩配合剤（セレスタミン®）には，1錠中にベタメタゾン0.25 mg（プレドニゾロン換算2.5 mg）が含まれおり，副腎不全の報告も散見されている。しかし患者だけでなく，時に医療者もステロイドを内服しているという意識が低くなりがちであり，注意を要する。

副腎不全の症状

全身倦怠感，食欲不振，腹痛，嘔気，意識障害などが生じる。非特異的な症状が多いため，疑わないと診断の遅れにつながる。時に原疾患の悪化と鑑別を要する。一般血液検査では，低血糖，低ナトリウム血症，好酸球増多などを認める。続発性副腎不全では原則としてアルドステロンの分泌が保たれているため，高カリウム血症や脱水，ショックは生じにくい。しかし，グルココルチコイドは血管内皮におけるカテコラミンやアンジオテンシンⅡへの反応性を高める作用があるため，続発性副腎不全であってもカテコラミン抵抗性の血圧低下が生じることがある。低ナトリウム血症は，コルチゾール不足による抗利尿ホルモン不適切分泌症候群（SIADH）によりしばしば認められる。原発性副腎不全でしばしばみられる色素沈着はACTH過剰によって生じるため，続発性副腎不全ではみられない。

予　防

長期にステロイドの投与を受けている患者に対しては，怠薬や自己判断での減薬・中断をしないよう指導する。

ステロイドを中止する際には，HPA系の抑制からの回復を図りながら漸減・中止していく。ステロイドの減量方法に定まったものはない[8)]。一つの方法として，まず3～7日ごとにプレドニゾロン換算で2.5～5 mgずつ，生理量（プレドニゾロン換算5～7.5 mg/日，コルチゾール換算15～20 mg/日）まで減らす。この段階では，原疾患の悪化に注意する。次に，生理量に該当するコルチゾール20 mgの朝1回内服（または中間作用型のプ

レドニゾロンなどの隔日投与）へ変更し，数週～数カ月ごとにコルチゾール2.5 mgずつ漸減していく．この段階では副腎不全徴候の出現にも注意を払う．最後に，早朝の血中コルチゾール濃度が20 μg/dLを超えた場合や，分泌刺激試験に対する反応が正常化した場合にステロイドを中止する[3),9)]．HPA系の回復には個人差が大きく，HPA系の機能回復時期をステロイド投与量や投与期間などから正確に推測することは困難である[2)]．慎重に漸減しすぎるとステロイド総投与量が多くなり，急激な減薬では原疾患悪化や副腎不全のリスクが上がるため，症状や血液検査などを参考に，個別の対応が必要である．

また，相対的副腎不全予防のため，ストレス時には医師の指導に従って一時的にステロイド量を増やす（ステロイドカバー）．小ストレスではコルチゾール30～50 mg/日，軽度～中等度ストレスでは25～75 mg/日，大ストレスでは150 mg/日程度をめやすに増量する．必要に応じて緊急時用の患者カードを携帯するよう指示する[1)]．

副腎不全発現時の対応

原因によらず，副腎不全の治療はステロイド投与が原則である．ステロイド減量に伴い生じた場合は，いったん元の量に戻す．ストレス時は負荷に応じたステロイドカバーを行う．

引用文献

1) 日本内分泌学会，他：副腎クリーゼを含む副腎皮質機能低下症の診断と治療に関する指針．日本内分泌学会雑誌，91（Suppl. September）：1-4, 2015
2) Dinsen S, et al：Why glucocorticoid withdrawal may sometimes be as dangerous as the treatment itself. Eur J Intern Med, 24：714-720, 2013
3) Liu D, et al：A practical guide to the monitoring and management of the complications of systemic corticosteroid therapy. Allergy Asthma Clin Immunol, 9：30, 2013
4) Melmed S, et al：Williams Textbook of Endocrinology 12th edition. Elsevier Saunders, p495, 2011
5) Crowley RK, et al：Central hypoadrenalism. J Clin Endocrinol Metab, 99：4027-4036, 2014
6) 山本一彦・編：ステロイド薬の選び方・使い方ハンドブック．羊土社，p21, 2007
7) Ahmet A, et al：Adrenal suppression：A practical guide to the screening and management of this under-recognized complication of inhaled corticosteroid

therapy. Allergy Asthma Clin Immunol, 7：13, 2011
8) Richter B, et al：Glucocorticoid withdrawal schemes in chronic medical disorders. A systematic review. Endocrinol Metab Clin North Am, 31：751-778, 2002
9) Hopkins RL, et al：Exogenous Cushing's syndrome and glucocorticoid withdrawal. Endocrinol Metab Clin North Am, 34：371-384, 2005

〔中尾佳奈子〕

第5章 見逃してはいけないステロイドの副作用と対処法

10 消化管障害

Key Points

- ステロイド投与中，特にNSAIDs併用時には消化性潰瘍に注意する。
- 消化管障害を発症した場合，NSAIDs併用の有無にかかわらず，ステロイドは急に中止してはならない。
- ステロイドとNSAIDsを併用せざるをえない場合は，COX-2選択的阻害薬の使用が望ましい。

● ステロイド投与時の消化管障害とは

① 発現のメカニズム

　消化性潰瘍は，*Helicobacter pylori*（*H. pylori*）感染や薬剤投与などに伴った胃・十二指腸粘膜障害によって生じる。薬剤性の胃・十二指腸粘膜障害の原因として，NSAIDs，低用量アスピリン，ステロイドなどがある。NSAIDsはシクロオキシゲナーゼ-1（COX-1）とシクロオキシゲナーゼ-2（COX-2）の両方を阻害し，消化管粘膜のプロスタグランジン産生を抑制する。プロスタグランジンは粘液産生・分泌促進，重炭酸分泌促進，粘膜血流増加などの粘膜防御に関与している。粘膜防御因子の減少は，胃酸，ペプシンなどの攻撃因子による粘膜障害を引き起こす[1]。一方で，薬理量のステロイドは消化管粘膜のCOX-2を阻害しプロスタグランジン産生を低下させる[2]。

　膠原病患者ではステロイド療法とともにNSAIDsが関節痛・筋痛に対して使用されることがあるが，ステロイドとNSAIDsの併用による消化性潰瘍発症リスクの著しい増大には注意すべきである[3]。関節リウマチ患者においてステロイド投与群は非投与群に対して消化管穿孔の発症リスクが高く，

ステロイド投与が独立したリスク因子であったとする報告もある（表1）[4]。

② リスク因子と有病率

ステロイド使用中の消化性潰瘍のリスク因子として，60歳以上の高齢者，喫煙者，NSAIDsのうち非選択的COX阻害薬の使用などがあげられる。一方，H. pylori感染群においてステロイド使用中の消化性潰瘍発症リスクが減少した報告がある（表2）[5]。

一例では，膠原病患者ではステロイド療法中の消化性潰瘍の有病率は20%とされる（ステロイド以外に上記のリスク因子の関与も含まれている）[5]。

● 消化管障害を見逃さないためには

消化性潰瘍の症状として，心窩部痛や心窩部不快感が知られている。その

表1 関節リウマチ患者のステロイド・NSAIDs投与の有無による消化管穿孔のハザード比

ステロイド投与	NSAIDs投与	ハザード比（95%信頼区間）
あり	あり	4.7（1.9–12.0）
あり	なし	2.8（1.3–6.1）
なし	あり	1.3（0.4–3.5）
なし	なし	1

表2 ステロイド内服中の膠原病患者におけるリスク因子ごとの消化性潰瘍のオッズ比

リスク因子		オッズ比（95%信頼区間）
60歳以上		6.80（2.19–21.06）
喫煙者		7.94（1.91–33.04）
NSAIDsの使用	非選択的COX阻害薬	4.71（1.16–19.05）
	COX-2選択的阻害薬	1.54（0.27–8.64）
H. pylori感染		0.20（0.05–0.80）

他の症状としては少量での満腹感，悪心・嘔吐があげられるが，これらの症状を伴わないことも多い[6]。

特に注意すべき消化性潰瘍の合併症として，消化管出血や消化管穿孔があげられる。消化管出血を有する患者では，悪心，吐血（コーヒー残渣様または鮮血様）や黒色便を認める。重度で急性発症の心窩部痛が出現した場合は，消化管穿孔が疑われる。

ステロイド使用中に上記の症状を認めた場合は，速やかに消化性潰瘍を鑑別すべきである。消化性潰瘍は上部消化管内視鏡による肉眼的観察によって診断確定される。内視鏡が行えないときにバリウムによる消化管造影検査を行うこともあるが，消化管穿孔が疑われる場合は行ってはならない。

治療・対処法

① 消化性潰瘍発現時の対応

消化性潰瘍と診断された場合は，下記のとおりに治療を行う。NSAIDs併用時にはNSAIDsを直ちに中止すべきである[1]。いずれの場合もステロイドは急に中止してはならない。

（1）非出血性消化性潰瘍の場合

非出血性の消化性潰瘍に対しては，場合によっては絶食としたうえで，プロトンポンプ阻害薬の投与を開始する[1]。

（2）出血性消化性潰瘍の場合

内視鏡検査で活動性出血や非出血性露出血管を認めた場合は，内視鏡的止血術の適応となる。止血法として，クリップを用いた機械的止血法，エピネフリンやエタノールなどを用いた薬剤局注法，凝固法などが選択される。ヒスタミンH_2受容体拮抗薬またはプロトンポンプ阻害薬投与は，内視鏡的治療後の治療成績の向上に有益である[1]。

内視鏡的止血術が容易に成功しない場合は，早期に手術への移行を考慮すべきである。外科的治療として，露出血管縫合止血・潰瘍縫縮術などが選択される[1]。

（3）消化管穿孔を有する場合

消化管穿孔に対する保存的治療としては，絶飲食，補液，経鼻胃管留置，抗菌薬投与，ヒスタミンH_2受容体拮抗薬またはプロトンポンプ阻害薬投与

が行われる。保存的治療の適応は，24時間以内の発症，空腹時の発症，患者の全身状態が安定しており重篤な合併症がない場合，腹膜刺激症状が上腹部に限局している場合，腹水貯留が少量の場合があげられる[1]。

一方，外科的治療では腹腔洗浄ドレナージ後の穿孔部閉鎖大網被覆術などが選択される。外科的治療の適応は，発症からの時間経過が長い場合，腹膜刺激症状が上腹部に限局しない場合，腹水が多量の場合，胃内容物が大量にある場合，70歳以上，重篤な併存疾患がある場合，血行動態が不安定な場合，保存的治療開始後24時間が経過して臨床所見および画像所見が改善しない場合があげられる[1]。

② 消化性潰瘍の予防

(1) 使用するNSAIDsの選択

ステロイドとNSAIDsの併用は慎重であるべきである。NSAIDsを併用せざるをえない場合は，セレコキシブなどのCOX-2選択的阻害薬を選択するのが望ましい[1,5]。

(2) 予防薬内服

ステロイドによる消化性潰瘍の予防薬の有効性に関して，エビデンスレベルの高い検討は行われていない。動物実験では，ステロイドによる消化性潰瘍をプロスタグランジンが予防しうることが示されていることから，ミソプロストールなどのプロスタグランジン製剤は有効である可能性がある[2]。また，培養細胞レベルでは，レバミピドが有効である可能性も示されている[7]。胃酸分泌抑制は消化性潰瘍予防に有効であり，動物実験ではオメプラゾールによる予防効果が示されている[8]。

引用文献

1) 日本消化器病学会・編：消化性潰瘍診療ガイドライン2015 改訂第2版，南江堂，2015
2) Luo JC, et al：Non-ulcerogenic dose of dexamethasone delays gastric ulcer healing in rats. J Pharmacol Exp Ther, 307：692-698, 2003
3) Weil J, et al：Peptic ulcer bleeding：accessory risk factors and interactions with non-steroidal anti-inflammatory drugs. Gut, 46：27-31, 2000
4) Curtis JR, et al：The incidence of gastrointestinal perforations among rheumatoid arthritis patients. Arthritis Rheum, 63：346-351, 2011
5) Luo JC, et al：The potential risk factors leading to peptic ulcer formation in autoimmune disease patients receiving corticosteroid treatment. Aliment Pharmacol Ther, 16：1241-1248, 2002

6) Lu CL, et al：Silent peptic ulcer disease：frequency, factors leading to "silence," and implications regarding the pathogenesis of visceral symptoms. Gastrointest Endosc, 60：34-38, 2004
7) Takahashi M, et al：Gastric restitution is inhibited by dexamethasone, which is reversed by hepatocyte growth factor and rebamipide. Aliment Pharmacol Ther, 18 (Suppl.1)：126-132, 2003
8) Yamamoto O, et al：Effects of a proton pump inhibitor, omeprazole, on gastric secretion and gastric and duodenal ulcers or erosions in rats. Dig Dis Sci, 29：394-401, 1984

〈上原昌晃〉

第5章 見逃してはいけないステロイドの副作用と対処法

11 ステロイド筋症

Key Points

- 中等量以上のステロイド投与中は常に筋症の発症を念頭に置く。
- 高齢者，栄養状態の悪い患者では発症リスクが高い。
- 特異的診断法はないが筋力低下は近位筋優位にみられることが多い。
- ステロイド減量により改善するが，適宜運動療法も併用するとよい。

はじめに

　本項ではステロイド副作用の分子機構を，特にステロイドによる筋萎縮に焦点を当てて解説し，見逃さないためのコツと対処法を紹介する。

ステロイド筋症の分子機構

　細胞内でステロイドは，ほぼ全細胞に存在する核内受容体スーパーファミリーに属するリガンド依存性転写因子グルココルチコイドレセプター（glucocorticoid receptor；GR）に結合して遺伝子の発現を制御することでその作用を発現させる（ステロイドはGRを介して約10％以上の遺伝子の発現に影響を与える）。そのため，ステロイドの副作用克服のための戦略としては，各臓器におけるGR標的遺伝子同定とそれらの発現制御機構と機能解析から副作用発現機構とその克服のための分子標的を明確にすることが重要である[1]。以下，ステロイドによる骨格筋萎縮－ステロイド筋症（ステロイドミオパチー）の分子機構に関してわれわれの成績を中心に概説する。

　横紋筋である骨格筋は体の40％前後の重量を占め，姿勢の保持，運動・

移動能をもたらす運動器官としてのみならず，栄養の貯蔵庫として重要である。近年，myostatin, IL-6, IL-7, LIF, IL-15, IGF-1, FGF-21, irisin, myonectinなどのミオカインを分泌する内分泌代謝臓器としての役割も注目されている。骨格筋は筋芽細胞の融合によって生じる巨大多核細胞である筋細胞（筋線維）から構成される。筋線維は，ミトコンドリアに富み主に酸化的リン酸化によるエネルギーを利用して持続的な収縮を行う遅筋（typeⅠ，赤筋，ミオシン重鎖typeⅠ陽性）線維と，主に解糖によるエネルギーを利用して急速な収縮を行う速筋（typeⅡ，白筋，ミオシン重鎖typeⅡ陽性）線維に大別される。typeⅡ速筋線維のなかでもⅡbは典型的な速筋線維であり，Ⅱa，Ⅱxは遅筋と速筋の中間的性質を有する。多くの筋肉ではこれらの線維がモザイク状になっており，部位ごとにその比率も異なっている。筋線維の周囲には筋サテライト細胞が存在し，筋線維が傷害されたときなどに増殖して新しい筋線維を補填する。しかし，最終分化した骨格筋細胞は非再生系組織細胞であり，健常成人では筋線維数は増えることはなく，骨格筋量は主に筋線維中のタンパク量によって規定される[2]。

　飢餓時やステロイド過剰時などの異化亢進状態において，骨格筋は多彩なシグナル経路によってタンパク分解が合成を上回る。ここで，タンパク合成の経路としてはインスリン/IGF-1を介して最終的にセリンスレオニンキナーゼであるmTORを活性化するもののみであることに驚く。一方でタンパク分解を促進するシグナル経路は極めて多彩である。このことは，骨格筋タンパク質リザーブは骨格筋からのアミノ酸などのエネルギー供給が必要ないずれの場合に対しても即応するために存在している可能性を示唆する。骨格筋タンパク分解に関係する遺伝子は120種類前後あるといわれている（atrogeneと総称されることもある）。これらの多くはユビキチン-プロテアソーム経路，オートファジー経路の分子をコードしている。異化亢進をもたらすシグナルは各々別々の転写因子を活性化させ，最終的にはatrogeneの遺伝子発現を転写レベルで増大させる[3]。

　ステロイド筋症は教科書的にも古くから記載され，タンパク異化の亢進と同化の低下によるとされていたが，その詳細な分子機構は不明のままであった。われわれは，筋線維特異的なGR標的遺伝子を網羅的に同定した。その結果，GRはFOXO，KLF15，REDD1などの標的遺伝子発現を亢進させ，ユビキチン-プロテアソーム，オートファジーの両経路を作動させるのみな

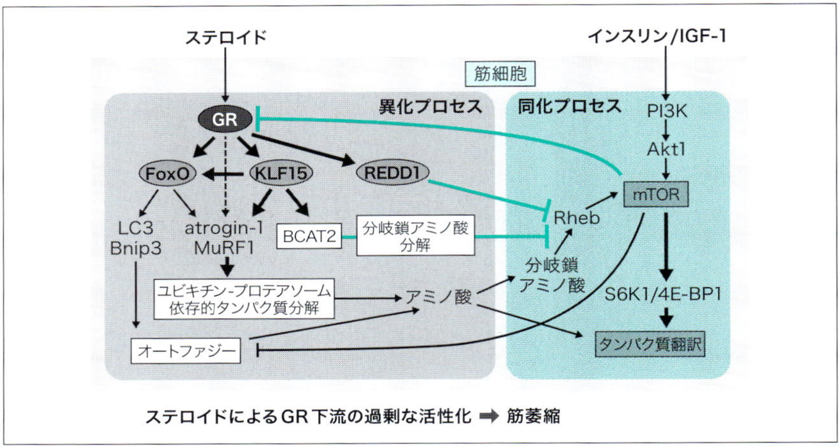

第5章 見逃してはいけないステロイドの副作用と対処法

図1 ステロイド筋症の分子機構

らず，mTOR活性を抑制して，タンパク分解を高効率に引き起こすことを見出した．KLF15は，転写因子としてatrogeneの遺伝子発現を誘導するとともに，BCAT2遺伝子発現を誘導し，その産物はmTORを抑制する．興味深いことに，mTORの過剰な活性化はGRの機能を阻害してatrogeneの発現を抑制する．すなわち，ステロイド筋症の本態は，「元来バランスをとって精緻に制御されている骨格筋タンパク量制御系のGR過剰活性化による破綻」，に他ならない（図1）[4]．

● ステロイド筋症の臨床

　クッシング症候群の患者では，中心性肥満と四肢筋の萎縮のため特徴的な風貌を呈する．薬理量のステロイドが投与された場合も，程度の差こそあれ病理学的には筋萎縮は必発と考えられる．「膠原病友の会」の患者を対象に実施したアンケート調査では，314名中118名，38％の患者が筋力低下の症状を有していた．筋力低下が顕性化した場合ステロイド筋症（ステロイドミオパチー）と称する．特に，女性，高齢者，担がん患者，窒素平衡がマイナスになっている患者で，高用量グルココルチコイド投与1〜3カ月後に緩徐に発症することが多い．われわれは東京大学医科学研究所附属病院（以

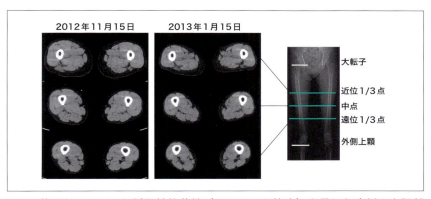

図2 著明なステロイド誘発性筋萎縮（ステロイド筋症）を呈した症例の大腿部CTスキャン画像

下，当院）においてステロイド服用中の膠原病患者を対象としてステロイド筋症の実態を調査した。その結果，ステロイド大量投与後約1カ月で平均30％もの筋肉が失われること，係る筋萎縮の程度には大きな個体差があることがわかった（図2，図3）[5]。プレドニゾロン10mg/日以下，吸入ステロイドではまれである。プレドニゾロンに比較して，デキサメタゾンなどのフッ素化されたグルココルチコイドの場合発生頻度が高い。早期診断のためには，ステロイド療法開始後は本症の発症を念頭に置くことが最も肝心である。筋痛などの自覚症状に乏しいため，医師のみならず患者も気がつかないことも多い。中等量以上のステロイドを開始した際は，一定期間ごとに徒手筋力テストやスクワットなどによって筋力の評価をすることも勧められる。筋力低下徴候は近位筋に多く，歩行や階段昇降困難，椅子から立ち上がりにくいといった症状を訴える。生化学的検査では血清CK，アルドラーゼ，トランスアミナーゼ値は正常なことが多い。ミオグロビン尿はない。尿中クレアチン排泄量が増加するため診断の一助となる。病理学的には筋生検でⅡb線維に特異的な萎縮がみられ，壊死や炎症所見は認めない。筋力，筋量の評価方法としては，サルコペニアでは徒手筋力テストや握力測定，CT，MRI，二重エネルギーX線吸収測定法，除脂肪軟部組織当たりの体内総または部分カリウム量測定法などが用いられており，ステロイド筋症においてもこれらの検査は有用と考えられる[5]。現時点ではステロイド筋症は症候名

第5章 見逃してはいけないステロイドの副作用と対処法

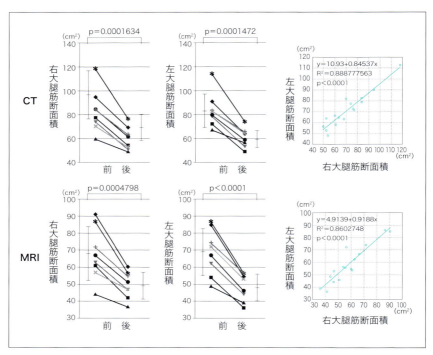

図3　ステロイド治療前後における骨格筋量の変化──CT，MRIによる検討

であり，診断基準や医学的介入のガイドラインも整備されていない．

● ステロイド筋症の治療

　ステロイド筋症を克服する方法はない．対策として，原疾患の活動性に注意しながらステロイドを減量する，筋力低下を防ぐための適度な運動を行うなどがあるが，積極的介入は行われてはいないのが現状であろう．しかし，前述のごとく特に高齢者などでは筋力低下による日常生活障害を呈することも少なくない．

　超高齢社会に突入した現在，ステロイド筋症のみならずサルコペニアをはじめとした筋萎縮に対する治療法開発が活発に展開されている．われわれは，ラットのステロイド筋症モデルにおいて分岐鎖アミノ酸（branched chain amino acids；BCAA）を大量に投与した際に，mTOR活性化→GR抑制→筋量増加を確認した．さらに，ステロイド筋症に対するBCAA大量療法の有効性を検証するべく当院においてステロイド服用中の膠原病患者を対象とした医師主導型臨床試験を実施した．その結果，ステロイド減量によって筋量は回復すること，そしてBCAA大量療法は骨格筋量回復を加速させる可能性があることを示す成績を得ている（図4）[6]．ここで，BCAAの臨床効果に関しては従来からさまざまな報告があり，なかには有効性を疑問視するものもあった．最近，人工膝関節置換術後の患者における骨格筋量回復にBCAAを含む必須アミノ酸の補充が有効であることが示されており，骨格筋タンパク量制御機構解明を通じてBCAA療法の適応がより適確化されるとともに，投与法などの理論的構築が進歩すると思われる．最近，FGF19がステロイド筋症に有効であることを示す報告がなされており，今後の展開が楽しみである．骨格筋は運動や姿勢保持のみならず代謝調節にも関与している．実際，サルコペニアと肥満の合併のごとく，筋萎縮と糖脂質代謝異常症の関連が示されている[7]．今後，筋萎縮の治療法開発は，「メカノ－メタボ連関（カップリング）」とも称すべき医療パラダイムの構築にもつながる可能性がある．

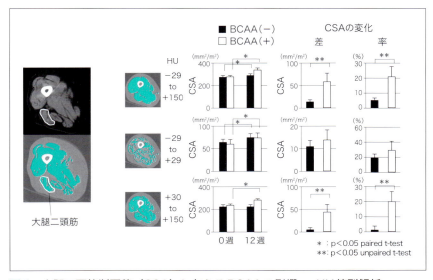

図4　大腿二頭筋断面積（CSA）に与えるBCAAの影響 ― HU値別解析

第5章 見逃してはいけないステロイドの副作用と対処法

引用文献

1) 田中廣壽，他・編：一冊できわめるステロイド診療ガイド．文光堂，2015
2) 田中廣壽：運動器の力：筋疾患の病態と治療．Clinical Calcium，25：1195-1203, 2015
3) Bonaldo P, et al：Cellular and molecular mechanisms of muscle atrophy. Dis Model Mech, 6：25-39, 2013
4) Shimizu N, et al：Crosstalk between glucocorticoid receptor and nutritional sensor mTOR in skeletal muscle. Cell Metab, 13：170-182, 2011
5) Hosono O, et al：Quantitative analysis of skeletal muscle mass in patients with rheumatic diseases under glucocorticoid therapy‒comparison among bioelectrical impedance analysis, computed tomography, and magnetic resonance imaging. Mod Rheumatol. 25：257-263, 2015
6) Yoshikawa N, et al：The effects of bolus supplementation of branched-chain amino acids on skeletal muscle mass, strength, and function in patients with rheumatic disorders during glucocorticoid treatment. Mod Rheumatol, 27：508-517, 2017
7) Shimizu N, et al：A Muscle-liver-fat signaling axis is essential for central control of adaptive adipose remodeling. Nat Commun, 6：6693, 2015

〔田中廣壽〕

第5章 見逃してはいけないステロイドの副作用と対処法

12 白内障・緑内障

Key Points

- ステロイド白内障，ステロイド緑内障は，ステロイドの局所投与，全身投与により起こる合併症である。
- ステロイド白内障は，特徴的な混濁部位から，早期より視力障害が生じる。
- ステロイド緑内障は，ステロイド投与により眼圧上昇を来す。初期は自覚症状を認めないため，進行するまで気がつかないことも多い。
- ステロイド投与時，眼科での定期的な観察が望ましい。
- ステロイド白内障，ステロイド緑内障と診断された場合，可能であればステロイドの中止を試みる。治療法として白内障に対しては手術，緑内障による眼圧上昇に対しては点眼，手術を検討する。

はじめに

　副腎皮質ステロイド（以下，ステロイド）は抗炎症作用，抗アレルギー作用，免疫抑制作用を有することより，成人，小児においてさまざまな疾患に対して用いられている。

　眼科領域においては，局所投与（点眼，眼軟膏）としてアレルギー性結膜炎，細菌性結膜炎，角膜炎，眼瞼炎などに用いられ，ぶどう膜炎や視神経炎，角膜移植後には全身投与としても用いられる。さらに，近年では糖尿病網膜症，網膜静脈閉塞症に伴う黄斑浮腫に対するテノン嚢内（結膜と強膜の間にある膜状組織），硝子体内投与も行われ，硝子体手術時の硝子体可視化のためのアジュバントとしても有効に用いられている。

　その一方，ステロイドはさまざまな副作用を起こすことが知られており，眼科的副作用としては，主なものに白内障，緑内障があげられる。本項で

は，ステロイドの眼合併症であるステロイド白内障，ステロイド緑内障の臨床症状，メカニズム，予防，治療について解説する。

ステロイド白内障

① 臨床症状

白内障は，何らかの原因により水晶体が混濁し，網膜への光刺激が減少した結果，視力障害，霧視，羞明が生じる疾患である（図1）。多くの場合，加齢により引き起こされるが，糖尿病，外傷，放射線などの原因とともに，ステロイド投与の副作用としても引き起こされる。

ステロイド白内障は，ステロイドの局所投与，全身投与により発症する。ステロイドの全身投与による白内障は，大量のステロイドを1年間以上投与された症例に発症することが多く，プレドニゾロン換算で10 mg/日以下での発症は比較的まれであると考えられる[1]。また，シクロスポリンとの併用においても白内障の発症は増加すると考えられている[2]。ステロイドの局所投与では全身投与よりも白内障の発症が少ないと考えられているが，ステロイド点眼のみ使用された例でもステロイド白内障の報告は認める。0.1％デ

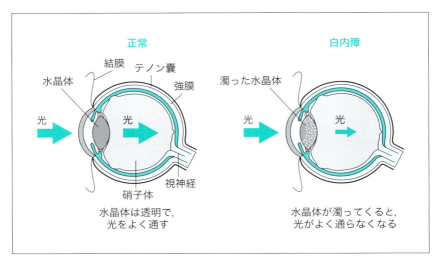

図1　正常な眼球と白内障の眼球

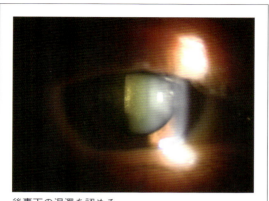

後嚢下の混濁を認める。

図2 ステロイド白内障

キサメタゾンの40mL，10.5カ月の連続点眼で約50％に白内障の発生をみるとの報告もある[3]。

局所投与のなかでも滞留型ステロイドであるトリアムシノロンは，テノン嚢内や硝子体内に投与されることがある。その場合のステロイド白内障の発症頻度はテノン嚢内投与で1.55％，硝子体内投与で2.04％と報告されている[4]。小児では投与期間，投与量が少なくてもステロイド白内障が発症しやすいとの報告もあり，注意が必要である[5]。

ステロイド白内障の水晶体混濁は，両側性の後嚢下混濁の形態をとることが多い（図2）。症状は徐々に進行していき，混濁が水晶体後面の中心を遮るため比較的早期より視力障害を自覚し訴えることが多い。初期で視力が良好であってもコントラスト感度が低下している例も多く，総合的に治療を検討する必要がある。後嚢下混濁の形態をとる白内障にはぶどう膜炎，糖尿病，放射線によるものなどがあり，鑑別を要する。

② メカニズム

ステロイド白内障の発症機序にはいくつかの説が考えられている[1]。
① 代謝異常：グルココルチコイドが水晶体酵素活性に影響を与え，水晶体の代謝異常を生じる

②膜機能異常：水晶体上皮細胞のNa$^+$/K$^+$-ATPaseが阻害されイオンバランスが変化する，水晶体の膨張などが生じる
③酸化障害：水晶体タンパクの構造変化によりSH基が酸化され高分子タンパク質の凝集体が増加する
④細胞接着分子の異常：水晶体線維間の接着に異常を来し，水晶体の混濁を来す

などさまざまの説があるが，これといった見解はまだない。

③ 治　療

　薬物によるステロイド白内障治療は確立していない。ステロイド白内障が疑われた場合，ステロイドの中止・減量が可能であれば行い経過観察とする。加齢白内障とは異なり，ステロイド白内障は初期であれば可逆性であるとの報告[6]もあるが，症状が進行，もしくは自覚的に視力障害が強い場合は手術治療が望ましい。手術は加齢白内障と同様の手技で行われるが，ステロイド白内障は若年者にも多く，手術手技がやや困難であること，手術後に調節力がなくなることなどに注意が必要である。

　ステロイド白内障の予防的観点からは，不必要なステロイドの長期投与は避けるべきである。

◆ ステロイド緑内障

① 臨床症状

　緑内障は，視神経と視野に特徴的変化を有し，通常，眼圧を十分に下降させることにより視神経障害を改善もしくは抑制しうる眼の機能的異常を特徴とする疾患と定義されている[7]。つまり，何らかの原因により房水の産生と流出（図3）のバランスが崩れ，眼圧上昇を起こし，その結果，視神経障害が進行し視野が欠損してくる疾患と考えられる。ステロイド緑内障は，「線維柱帯に房水流出抵抗の主座のある続発開放隅角緑内障」に分類され[7]，ステロイドの影響により房水流出障害が生じる疾患である。

　ステロイド緑内障は，ステロイドの局所投与，全身投与により発症しうる。一般的には全身投与よりも局所投与の場合にその頻度が高いと考えられており，局所投与の場合，発症頻度はステロイドの強さ，使用頻度，継続時

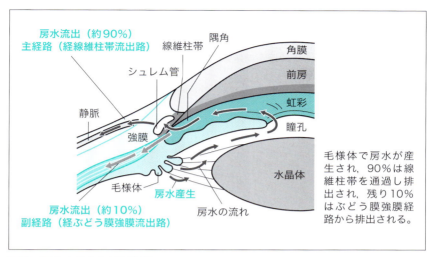

図3 房水の産生と流出経路

間に依存すると考えられている。ステロイドの点眼ではフルオロメトロン（フルメトロン®）よりデキサメタゾン（デカドロン®），デキサメタゾンよりベタメタゾン（リンデロン®）で眼圧上昇頻度が高いとされている[8]。また，局所投与にてトリアムシノロンがテノン囊内や硝子体内に投与された場合の発症頻度は，テノン囊内投与で8.2％，硝子体内投与で10.26％と報告されている[4]。そのなかで，点眼のみでは十分な眼圧下降が得られず手術が必要となった割合は，テノン囊内投与で0.26％，硝子体内投与で0.56％と報告されている[4]。

ステロイド緑内障の病型は開放隅角緑内障の形をとり，ステロイド緑内障に特徴的な所見というものは認めない。鑑別はステロイドの使用歴，ステロイド中止による眼圧の変化を確認することである。また，局所投与において片眼の使用であれば眼圧の左右差を確認することも大事である。

② ステロイドレスポンダー

正常人の10～40％に，ステロイドに反応し眼圧上昇を認めるステロイドレスポンダーが存在すると考えられている[9]。小児においてはさらに多くの割合でステロイドレスポンダーが存在すると考えられており，注意が必要で

表1　ステロイド負荷試験

	Armaly[10]	Becker[11]
使用薬物	0.1％デキサメタゾン	0.1％ベタメタゾン
使用方法	1日3回，4週間	1日4回，6週間
検査法	眼圧上昇値	眼圧絶対値
陰性	6mmHg未満	20mmHg未満
陽性	6〜15mmHg	20〜31mmHg
強陽性	16mmHg以上	32mmHg以上

ある。ステロイドレスポンダーの検索方法として，ステロイド負荷試験がある。0.1％デキサメタゾンを用いたArmaly[10]の方法と0.1％ベタメタゾンを用いたBecker[11]の方法が有名である（表1）。しかし，ステロイド負荷試験を行っても陰性の患者が眼圧上昇を来さないという保証はなく，小児では眼圧検査も困難であるため，不必要なステロイドの長期投与は避け，投与時は適切な経過観察が必要であると考える。

③ メカニズム

ステロイド緑内障が発症する明確な原因は不明である。

ステロイド緑内障の患者では線維柱帯（特に傍シュレム管結合組織）に細胞外マトリックスの異常蓄積が認められること[12]や，培養実験においてステロイド刺激が線維柱帯の細胞外マトリックス産生を亢進するとの報告[13]があり，ステロイドが線維柱帯細胞に影響を与え房水流出抵抗が増加する結果，眼圧上昇が起こると考えられている。

④ 治　療

『緑内障診療ガイドライン（第3版）』において，ステロイド緑内障の治療は，①副腎皮質ステロイドの中止，②眼圧下降薬の点眼および全身的な投与，③レーザー線維柱帯形成術，④線維柱帯切開術，線維柱帯切除術（代謝拮抗薬併用/非併用）とされている[7]。ステロイド緑内障の初期は，投薬中止により眼圧下降が期待できる。ステロイド緑内障を疑った場合はステロイドの中止を検討する。中止ができない場合はできる限りの減量，他の治療法

の検討を行う．眼圧下降が十分でない場合は，開放隅角緑内障に則った治療，点眼治療（β受容体遮断薬，プロスタグランジン関連薬，炭酸脱水酵素阻害薬など），内服治療（炭酸脱水酵素阻害薬），レーザー線維柱帯形成術（レーザーにて線維柱帯を破壊，房水流出を促す），線維柱帯切開術（トラベクロトームとよばれる金属のプローブにて線維柱帯を切開し房水流出を促す），線維柱帯切除術（強膜弁を作製し房水を前房から結膜下へ濾過する）を検討する．

おわりに

ステロイドは全身投与のみならず，局所投与においても，眼科以外の他科からのステロイド点眼処方が多く，副作用の発症，経過には注意する必要があると考える．ステロイド白内障は，成人であれば自覚症状があり，手術治療にて視力改善が望めるが，視力の成長過程にある小児の場合，発見の遅れは弱視を来し，生涯にわたっての視力障害を来しうる可能性がある．

また，ステロイド緑内障は成人においても自覚症状に乏しく病状が進行してから発見されることも多い．進行したステロイド緑内障はステロイドを中止しても眼圧のコントロールが困難であり，複数回の手術が必要となる例もある．緑内障による視野障害は基本的に不可逆的であり，治療による改善は望めない．

さまざまな疾患の病状管理のためにステロイドの使用は絶対に必要であるが，ステロイド使用時は眼科と密接に連絡をとり，経過観察を行い，早期の発見，加療が重要であると考える．

引用文献

1) 佐々木 洋：ステロイド白内障．眼科，45：1277-1289，2003
2) Nakamura T, et al：Influence of cyclosporin on steroid-induced cataracts after renal transplantation. Jpn J Ophthalmol, 47：254-259, 2003
3) Leibowitz HM, et al：Fluorometholone acetate：clinical evaluation in the treatment of external ocular inflammation. Ann Ophthalmol, 16：1110-1115, 1984
4) 坂本泰二，他：眼科領域におけるトリアムシノロン使用状況全国調査結果．日本眼科學會雜誌，111：936-945, 2007
5) Bihari M, et al：Posterior subcapsular cataracts. Related to long-term corticosteroid treatment in children. Am J Dis Child, 116：604-608, 1968

6) Forman AR, et al：Reversibility of corticosteroid-associated cataracts in children with the nephrotic syndrome. Am J Ophthalmol, 84：75-78, 1977
7) 日本緑内障学会：緑内障診療ガイドライン（第3版）．2012
8) 稲谷　大：ステロイド緑内障．眼科手術，20：41-43, 2007
9) 稲谷　大：ステロイド緑内障の今．あたらしい眼科，26：295-299, 2009
10) Armaly MF：Statistical attributes of the steroid hypertensive response in the clinically normal eye．Ⅰ．The demonstration of three levels of response. Invest Ophthalmol, 4：187-197, 1965
11) Becker B：Intraocular pressure response to topical corticosteroids. Invest Ophthalmol, 4：198-205, 1965
12) Rohen JW, et al：Electron microscopic studies on the trabecular meshwork in two cases of corticosteroid-glaucoma. Exp Eye Res, 17：19-31, 1973
13) Yun AJ, et al：Proteins secreted by human trabecular cells. Glucocorticoid and other effects. Invest Ophthalmol Vis Sci, 30：2012-2022, 1989

〔松本　直，堀　裕一〕

付表　主なステロイド一覧

剤形略称記号：
散…散剤　　**錠**…錠剤　　**注射用**…注射用剤　　**注**…注射剤　　**内用液**…内服液剤
シ…シロップ剤　　**坐**…坐剤　　**懸濁注**…懸濁注射液　　**軟**…軟膏・硬膏剤
クリーム…クリーム剤　　**外用液**…外用液　　**噴**…噴射剤　　**貼**…貼付剤
液…局所用外用液　　**点眼液**…点眼液　　**眼軟膏**…眼科用軟膏剤　　**外用末**…外用末剤
点鼻粉末…点鼻粉末剤　　**点鼻液**…点鼻液　　**吸入**…吸入剤　　**注腸**…注腸剤

	一般名	主な商品名	剤形・規格
	副腎皮質ステロイド		
プレドニゾロン系	プレドニゾロン	プレドニゾロン	**散**1%　**錠**1mg, 2.5mg, 5mg
		プレドニン	**錠**5mg
	プレドニゾロンコハク酸エステルナトリウム	水溶性プレドニン	**注射用**10mg, 20mg, 50mg
	メチルプレドニゾロン	メドロール	**錠**2mg, 4mg
	メチルプレドニゾロン酢酸エステル	デポ・メドロール	**注**〔水懸注〕20mg, 40mg
	メチルプレドニゾロンコハク酸エステルナトリウム	ソル・メドロール	**注射用**〔静注〕40mg, 125mg, 500mg, 1000mg
コルチゾン系	コルチゾン酢酸エステル	コートン	**錠**25mg
	ヒドロコルチゾン	コートリル	**錠**10mg
	ヒドロコルチゾンコハク酸エステルナトリウム	ソル・コーテフ	**注射用**100mg **注射用**〔静注〕250mg, 500mg, 1000mg
		サクシゾン	**注射用**100mg, 300mg **注射用**〔静注〕500mg, 1000mg
	ヒドロコルチゾンリン酸エステルナトリウム	水溶性ハイドロコートン	**注**100mg/2mL, 500mg/10mL
	フルドロコルチゾン酢酸エステル	フロリネフ	**錠**0.1mg

	一般名	主な商品名	剤形・規格
フッ素付加	デキサメタゾン	デカドロン	錠 0.5mg, 4mg 内用液〔エリキシル〕0.01%
	デキサメタゾンパルミチン酸エステル	リメタゾン	注〔静注〕2.5mg/mL
	デキサメタゾンリン酸エステルナトリウム	オルガドロン	注〔0.5%〕1.9mg/0.5mL, 3.8mg/mL, 19mg/5mL
		デカドロン	注〔0.4%〕1.65mg/0.5mL, 3.3mg/mL, 6.6mg/2mL
		ソルコート	注〔静注〕100mg/5mL
	トリアムシノロン	レダコート	錠 4mg
	トリアムシノロンアセトニド	ケナコルト-A	注〔筋注・関節腔内用水懸注〕40mg/mL 注〔皮内・関節腔内用水懸注〕10mg/mL
	ベタメタゾン	リンデロン	散 0.1% 錠 0.5mg シ 0.01% 坐 0.5mg, 1mg
	ベタメタゾン・d-クロルフェニラミンマレイン酸塩	セレスタミン	錠（1錠中ベタメタゾン0.25mg, d-クロルフェニラミン2mg） シ（1mL中ベタメタゾン0.05mg, d-クロルフェニラミン0.4mg）
	ベタメタゾン酢酸エステル・ベタメタゾンリン酸エステルナトリウム	リンデロン	懸濁注（0.5mL中ベタメタゾン酢酸エステル2mg, ベタメタゾンリン酸エステル0.66mg）
	ベタメタゾンリン酸エステルナトリウム	リンデロン	注〔0.4%〕2mg/0.5mL, 4mg/mL, 20mg/5mL 注〔2%〕20mg/mL, 100mg/5mL
外用（ストロンゲスト）	クロベタゾールプロピオン酸エステル	デルモベート	軟 0.05% クリーム 0.05% 外用液〔ローション〕0.05%
	ジフロラゾン酢酸エステル	ダイアコート	軟 0.05% クリーム 0.05%
		ジフラール	軟 0.05% クリーム 0.05%
外用（ベリーストロング）	アムシノニド	ビスダーム	軟 0.1% クリーム 0.1%
	ジフルコルトロン吉草酸エステル	ネリゾナ	軟 0.1% クリーム 0.1% クリーム〔ユニバーサル〕0.1% 外用液〔ソリューション〕0.1%

	一般名	主な商品名	剤形・規格
外用（ベリーストロング）	ジフルプレドナート	マイザー	軟 0.05%　クリーム 0.05%
	フルオシノニド	トプシム	軟 0.05%　クリーム 0.05% クリーム〔E〕0.05% 外用液〔ローション〕0.05% 噴〔スプレー〕0.0143%
	酪酸プロピオン酸ヒドロコルチゾン	パンデル	軟 0.1%　クリーム 0.1% 外用液〔ローション〕0.1%
	ベタメタゾン酪酸エステルプロピオン酸エステル	アンテベート	軟 0.05%　クリーム 0.05% 外用液〔ローション〕0.05%
	ベタメタゾンジプロピオン酸エステル	リンデロン-DP	軟 0.064%　クリーム 0.064% 外用液〔ゾル〕0.064%
	モメタゾンフランカルボン酸エステル	フルメタ	軟 0.1%　クリーム 0.1% 外用液〔ローション〕0.1%
外用（ストロング）	デキサメタゾン吉草酸エステル	ザルックス	軟 0.12%　クリーム 0.12%
	デキサメタゾンプロピオン酸エステル	メサデルム	軟 0.1%　クリーム 0.1% 外用液〔ローション〕0.1%
	デプロドンプロピオン酸エステル	エクラー	軟 0.3%　クリーム 0.3% 外用液〔ローション〕0.3% 貼〔プラスター〕1.5mg
	フルオシノロンアセトニド・フラジオマイシン硫酸塩	フルコートF	軟（1g中フルオシノロン0.25mg，フラジオマイシン3.5mg）
	ベタメタゾン吉草酸エステル・フラジオマイシン硫酸塩	ベトネベートN	軟（1g中ベタメタゾン1.2mg，フラジオマイシン3.5mg）　クリーム（1g中ベタメタゾン1.2mg，フラジオマイシン3.5mg）
	フルオシノロンアセトニド	フルコート	軟 0.025%　クリーム 0.025% 外用液 0.01% 噴〔スプレー〕0.007%
	ベクロメタゾンプロピオン酸エステル	ベクラシン	軟 0.025%　クリーム 0.025%
	ベタメタゾン吉草酸エステル	リンデロン-V	軟 0.12%　クリーム 0.12% 外用液〔ローション〕0.12%
		ベトネベート	軟 0.12%　クリーム 0.12%

	一般名	主な商品名	剤形・規格
外用（ストロング）	ベタメタゾン吉草酸エステル・ゲンタマイシン硫酸塩	リンデロン-VG	軟 0.12%（1g中ベタメタゾン1.2mg, ゲンタマイシン1mg） クリーム 0.12%（1g中ベタメタゾン1.2mg, ゲンタマイシン1mg） 外用液〔ローション〕（1g中ベタメタゾン1.2mg, ゲンタマイシン1mg）
外用（ミディアム）	アルクロメタゾンプロピオン酸エステル	アルメタ	軟 0.1%
外用（ミディアム）	オキシテトラサイクリン塩酸塩・ヒドロコルチゾン	テラ・コートリル	軟（1g中オキシテトラサイクリン30mg, ヒドロコルチゾン10mg）
外用（ミディアム）	クロベタゾン酪酸エステル	キンダベート	軟 0.05%
外用（ミディアム）	デキサメタゾン	オイラゾン	クリーム 0.05%, 0.1%
外用（ミディアム）	デキサメタゾン・脱脂大豆乾留タール	グリメサゾン	軟（1g中デキサメタゾン1mg, 脱脂大豆乾留タール2mg）
外用（ミディアム）	トリアムシノロンアセトニド	レダコート	軟 0.1% クリーム 0.1%
外用（ミディアム）	ヒドロコルチゾン酪酸エステル	ロコイド	軟 0.1% クリーム 0.1%
外用（ミディアム）	プレドニゾロン吉草酸エステル酢酸エステル	リドメックス	軟 0.3% クリーム 0.3% 外用液〔ローション〕0.3%
外用（ウィーク）	フルドロキシコルチド	ドレニゾン	貼 0.3mg
外用（ウィーク）	プレドニゾロン	プレドニゾロン	クリーム 0.5%
眼科用薬			
点眼・点耳・点鼻ステロイド	デキサメタゾンリン酸エステルナトリウム	オルガドロン	液〔点眼・点耳・点鼻液〕0.1%
点眼・点耳・点鼻ステロイド	ヒドロコルチゾン酢酸エステル	HCゾン	点眼液 0.5%
点眼・点耳・点鼻ステロイド	フルオロメトロン	フルメトロン	点眼液 0.02%, 0.1%

	一般名	主な商品名	剤形・規格
点眼・点耳・点鼻ステロイド	プレドニゾロン酢酸エステル	プレドニン	眼軟膏 0.25%
		PSゾロン	点眼液 0.1%
	ベタメタゾンリン酸エステルナトリウム	リンデロン	点眼液 0.01% 液〔点眼・点耳・点鼻液〕0.1%
	デキサメタゾンメタスルホ安息香酸エステルナトリウム	ビジュアリン	液〔眼科耳鼻科用〕0.1%
		サンテゾーン	点眼液 0.02%, 0.1%　眼軟膏 0.05%
	ベタメタゾンリン酸エステルナトリウム・フラジオマイシン硫酸塩	リンデロンA	眼軟膏〔眼・耳科用〕（1g中ベタメタゾン1mg, フラジオマイシン3.5mg） 液〔点眼・点鼻用〕（1mL中ベタメタゾン1mg, フラジオマイシン3.5mg）
	メチルプレドニゾロン・フラジオマイシン硫酸塩	ネオメドロールEE	軟（1g中メチルプレドニゾロン1mg, フラジオマイシン3.5mg）
耳鼻咽喉科用薬			
点鼻ステロイド	デキサメタゾンシペシル酸エステル	エリザス	外用末〔カプセル〕400μg　点鼻粉末 5.6mg
	フルチカゾンフランカルボン酸エステル	アラミスト	点鼻液（1噴霧27.5μg）3mg/6g
	フルチカゾンプロピオン酸エステル	フルナーゼ	点鼻液（1噴霧50μg）2.04mg/4mL, 4.08mg/8mL 点鼻液〔小児用〕（1噴霧25μg）2.04mg/4mL
	ベクロメタゾンプロピオン酸エステル	リノコート	外用末〔カプセル鼻用〕50μg 点鼻粉末（1噴霧25μg）1.5mg/0.9087g
		アルロイヤー	点鼻液（1噴霧50μg）8.5mg/8.5g
	モメタゾンフランカルボン酸エステル水和物	ナゾネックス	点鼻液（1噴霧50μg）5mg/10g, 9mg/18g
気管支喘息治療薬			
吸入ステロイド	シクレソニド	オルベスコ	吸入〔インヘラー〕（1噴霧50μg）5.6mg/6.6g　吸入〔インヘラー〕（1噴霧100μg）5.6mg/3.3g, 11.2mg/6.6g 吸入〔インヘラー〕（1噴霧200μg）11.2mg/3.3g

	一般名	主な商品名	剤形・規格
吸入ステロイド	ブデソニド	パルミコート	吸入用末〔100タービュヘイラー〕（1吸入100μg）11.2mg　吸入用末〔200タービュヘイラー〕（1吸入200μg）11.2mg, 22.4mg　吸入液 0.25mg/2mL, 0.5mg/2mL
	フルチカゾンフランカルボン酸エステル	アニュイティ	吸入〔エリプタ〕（1吸入100μg, 200μg）
	フルチカゾンプロピオン酸エステル	フルタイド	吸入〔エアゾール〕（1噴霧50μg）9.72mg/10.6g　吸入〔エアゾール〕（1噴霧100μg）12.25mg/7.0g　吸入〔ロタディスク〕50μg, 100μg, 200μg　吸入〔ディスカス〕50μg, 100μg, 200μg
	ベクロメタゾンプロピオン酸エステル	キュバール	吸入〔エアゾール〕（1噴霧50μg）7mg/8.7g　吸入〔エアゾール〕（1噴霧100μg）15mg/8.7g
	モメタゾンフランカルボン酸エステル	アズマネックス	吸入〔ツイストヘラー〕100μg, 200μg
吸入ステロイド・β刺激薬配合剤	フルチカゾンプロピオン酸エステル（FP）・サルメテロールキシナホ酸塩（SM）	アドエア	吸入〔100ディスカス〕（1吸入FP 100μg, SM 50μg）　吸入〔250ディスカス〕（1吸入FP 250μg, SM 50μg）　吸入〔500ディスカス〕（1吸入FP 500μg, SM 50μg）　吸入〔50エアゾール〕（1噴霧FP 50μg, SM 36.3μg）12g　吸入〔125エアゾール〕（1噴霧FP 125μg, SM 36.3μg）12g　吸入〔250エアゾール〕（1噴霧FP 250μg, SM 36.3μg）12g
	ブデソニド（BUD）・ホルモテロールフマル酸塩（FM）	シムビコート	吸入用末〔タービュヘイラー〕（1吸入BUD 160μg, FM 4.5μg）
	フルチカゾンプロピオン酸エステル（FP）・ホルモテロールフマル酸塩（FM）	フルティフォーム	吸入〔50エアゾール〕（1噴霧FP 50μg, FM 5μg）　吸入〔125エアゾール〕（1噴霧FP 125μg, FM 5μg）
	フルチカゾンフランカルボン酸エステル（FF）・ビランテロールトリフェニル酢酸塩（VI）	レルベア	吸入用末〔100エリプタ〕（1吸入FF 100μg, VI 25μg）　吸入用末〔200エリプタ〕（1吸入FF 200μg, VI 25μg）

	一般名	主な商品名	剤形・規格
腸疾患治療薬			
注腸ステロイド	プレドニゾロンリン酸エステルナトリウム	プレドネマ	注腸 20mg
	ベタメタゾンリン酸エステルナトリウム	ステロネマ	注腸 1.5mg, 3mg
歯科・口腔用薬			
口内炎等治療薬	デキサメタゾン	アフタゾロン	軟 〔口腔用〕0.1%
	トリアムシノロンアセトニド	ケナログ	軟 〔口腔用〕0.1%
		アフタッチ	貼 〔口腔用貼付錠〕25μg
	ベクロメタゾンプロピオン酸エステル	サルコート	外用末 〔カプセル〕50μg
抗リウマチ薬			
経皮吸収型ステロイド	プレドニゾロンファルネシル酸エステル	ファルネゾン	外用ゲル 1.4%

索　引

英数字

11β-ヒドロキシステロイド脱水素酵素
　（11β-HSD）　3, 11, 28, 179
α-ヘリックス構造　4
$β_2$刺激薬　52
βシート構造　4
ABCアプローチ　74
accelerated step-up療法　84
acute disseminated encephalomyelitis
　（ADEM）　105
acute respiratory distress syndrome（ARDS）
　77
adenylic acid activated protein kinase
　（AMPK）　234
All or None　163
Allergic Rhinitis and its Impact on Asthma
　（ARIA）　123
alternative splicing　5
ANCA　98
　──関連血管炎　21
　──関連血管炎の診療ガイドライン　62, 181
ASIA（American Spinal Injury Association）
　分類　156
asthma-COPD overlap syndrome（ACOS）
　73
atrogene　259
autoimmune hepatitis（AIH）　79
autoimmune pancreatitis（AIP）　79
B cell activating factor of the TNF family
　（BAFF）　65
belimumab　65
branched chain amino acids（BCAA）　262
　──大量療法　263
B型肝炎ウイルス　30, 171
CBP/p300　4
chronic inflammatory demyelinating
　polyneuropathy（CIDP）　106
chronic obstructive pulmonary disease
　（COPD）　73

COBRA試験　61
Crohn's disease（CD）　79
CYP3A4　179, 249
disease-modifying antirheumatic drugs
　（DMARDs）　61
DNA結合領域（DBD）　3
drug delivery system（DDS）　16
drug-induced hypersensitivity syndrome
　（DIHS）　139
dry powder inhaler（DPI）　51, 72
ds-DNA抗体　174
d-クロルフェニラミンマレイン酸塩　124
finger tip unit（FTU）　47, 137
focal segmental glomerulosclerosis（FSGS）　91
FRAX®　210
General Practice Research Database（GPRD）
　209
　──研究　209
glucocorticoid receptor（GR）　2, 258
glucocorticoid response element（GRE）　4
glucocorticoid-induced leucine zipper
　protein（GLIZ）　7
GLUT2　226
GLUT4　226
Goodpasture症候群　99
Guillain-Barre syndrome（GBS）　106
H_1受容体拮抗薬　138, 155
H_2受容体拮抗薬　155, 255
heat shock protein 90　4
Helicobacter pylori　253
high density lipoprotein（HDL）　234
hip fracture　211
HMG-CoA還元酵素阻害薬　91
HOMA-IR　230
HOMA-$β$　230
HTLV-1関連脊髄症（HAM）　110
hydrofluoroalkane（HFA）　72
hyperosmolar hyperglycemic syndrome
　（HHS）　228

idiopathic interstitial pneumonias（IIPs） 75
IgA腎症診療指針 95
inflammatory bowel disease（IBD） 79
inhaled corticosteroid（ICS） 50, 68
insulin-like growth factor 170
insulinogenic index 227
interferon regulatory factor 3（IRF3） 5
intravenous immunoglobulin（IVIg） 104
Johns Hopkins Lupus Cohort 236
juvenile dermatomyositis（JDM） 173
landscape 5
low density lipoprotein（LDL） 236
　　──アフェレーシス 93
ligand binding domain（LBD） 3
lipoprotein lipase（LPL） 234
lobular appearance 95
long-acting muscarinic antagonist（LAMA） 73
long-acting β_2 agonist（LABA） 72
major osteoporotic fracture 211
mammalian target of rapamycin（mTOR） 182
Mapracorat 7
membrannoproliferative glomerulonephritis（MPGN） 95
membranous nephropathy 93
minimal change nephrotic syndrome（MCNS） 91
multifocal motor neuropathy（MMN） 107
multiple sclerosis（MS） 103
　　opticospinal ──（OS-MS） 104
myasthenia gravis（MG） 108
necrotizing crescentic glomerulonephritis 97
negative feedback 247
Neisseria meningitidis 155
neuromyelitis optica（NMO） 104
　　── spectrum disorder（NMOSD） 104
NF-κB 5
non-genomic作用 4
NSAIDs 61, 200, 253
nuclear localization signal（NLS） 4
Numerical Rating Scale（NRS） 143
pauci-immune型 97
pH 38

polymyalgia rheumatica（PMR） 62
polymyositis/dermatomyositis（PM/DM） 108
posterior reversible encephalopathy syndrome（PRES） 171
prednisone 197
pregnane X receptor（PXR） 200
pressurized metered-dose inhaler（pMDI） 51, 72
rapidly progressive glomerulonephritis（RPGN） 97
Raynaud現象 217
REAL研究 204
relative infant dose（RID） 166
retinoid X receptor（RXR） 200
RITUXILUP試験 65
Second National Acute Spinal Cord Injury Study（NASCIS-2） 158
selective glucocorticoid receptor agonists（SeGRAs） 6
selective glucocorticoid receptor modulators（SGRMs） 6
Sepsis-3 151
Sequential Organ Failure Assessment（SOFA）スコア 152
　　quick──（qSOFA）スコア 152
short-acting β_2 agonist（SABA） 73
single inhaler maintenance and reliever therapy（SMART） 72
　　──療法 72
STAT5 5
stem cell factor（SCF） 137
step-up療法 84
Stevens-Johnson症候群（SJS） 139
systemic juvenile idiopathic arthritis 170
systemic lupus erythematosus（SLE） 18, 62, 173, 236
top-down療法 84
total cholesterol（TC） 234
toxic epidermal necrolysis（TEN） 139
triple therapy 74
tubulointerstitial nephritis and uvetis（TINU） 100
　　──症候群 100

tumor necrosis factor（TNF） 203
　──阻害薬 65, 204
ulcerative colitis（UC） 79
very low density lipoprotein（VLDL） 234
Vogt-小柳-原田病 117
Waterhouse-Friderichsen症候群 155
zinc finger構造 4

和文

あ
アイソフォーム 5
アクアポリン4（AQP4） 104
アザチオプリン 76
アストロサイト 104
アスピリン喘息 38, 138
アスピリン不耐症 138
アデニル酸活性化プロテインキナーゼ（AMPK） 234
アトピー性皮膚炎 43, 134
アドレナリン 154
アナフィラキシー 154
アナフィラキシーショック 138, 154, 164
アラミスト® 125
亜硫酸塩 38
アレルギー性結膜炎 116
アレルギー性鼻炎 122, 250
アレルゲン免疫療法 122
アレンドロネート 222
アンテドラッグ 116

い
維持療法 21
インスリン抵抗性 225, 234
インスリン様成長因子 170
インスリン療法 231

う
うがい 57

え
会陰部痛 196
壊死性半月体形成性糸球体腎炎 97
エステル体 35
エゼミチブ 91
エピジェネティック因子 5

エビデンスに基づくIgA腎症診療ガイドライン 95
エリキシル製剤 172
エリプタ 53
炎症性腸疾患（IBD） 79, 80
塩喪失型先天性副腎皮質過形成症 29
塩喪失型慢性副腎皮質機能不全（アジソン病） 29
塩分 238

お
欧州リウマチ学会（EULAR） 60
黄斑浮腫 37, 265
オープンマウス 53
悪心・嘔吐 145
オピオイド 142
オメプラゾール 256
オリゴデンドロサイト 104

か
加圧噴射式定量吸入器（pMDI） 51, 72
外傷性脊髄損傷 156
海馬 241
開放隅角緑内障 269
潰瘍性大腸炎（UC） 79, 83
可逆性後頭葉白質脳症（PRES） 171
核局在シグナル（NLS） 4
ガスター® 155
カテコラミン 234
カリウム排泄性利尿薬 200
カルシウム 208
カルボキシメチルセルロース 196
幹細胞因子（SCF） 137
眼サルコイドーシス 117
カンジダ 57, 147
間質性腎炎ぶどう膜炎（TINU） 100
感情面の障害 242
関節腔内 37
関節リウマチ 36, 61, 201, 253
感染症 29, 100, 171, 182
甘草 200
眼軟膏 114
ガンマグロブリン 201

き
気管支喘息 164, 173
希釈用輸液 38

気道リモデリング　50
基本転写因子　4
急性呼吸促迫症候群（ARDS）　36, 77
急性散在性脳脊髄炎（ADEM）　105
急速進行性糸球体腎炎（RPGN）　97
　　抗GBM型——　99
　　免疫複合体型——　99
吸入ステロイド（ICS）　50, 68
巨大乳頭性結膜炎　116
ギラン・バレー症候群（GBS）　106
筋細胞　259
筋サテライト細胞　259
筋線維　259
筋力低下　111

く
クッシング症候群　12, 260
クッシング徴候　233, 249
グラチラマー　104
グリセロール　225
クループ症候群　172
グルクロン酸抱合　13, 27
グルコース-6-リン酸　226
グルココルチコイド　2, 9
　　——受容体（GR）　2, 37, 241, 258
　　——応答性配列（GRE）　4
くる病　170
クレアチニン　179
クローズドマウス　53
クロール・トリメトン®　155
クローン病（CD）　79, 84
クロマチン構造　5

け
経口投与　17
経静脈的γグロブリン療法（IVIg）　104
経表皮経路　42
経付属器官経路　42
血液浄化療法　104
血管炎　110
血管性紫斑病　172
結晶性滑膜炎　38
結晶誘発性関節炎　61
血清補体価　174
血栓症　100

結膜下注射　115
倦怠感　144
懸濁注射剤　36

こ
抗アセチルコリン受容体抗体　109
高インスリン血症　234
口渇中枢　228
抗菌薬　30, 74, 77
高血圧　91, 183, 238
抗結核薬　31
高血糖高浸透圧症候群（HHS）　183, 228
膠原病　173, 253
高コレステロール血症　236
交叉感作　46
口唇口蓋裂　165
向精神薬　243
合成ステロイド　10, 195
抗線維化薬　75
抗てんかん薬　31, 200
後天性免疫不全症候群（AIDS）　78
高比重リポタンパク（HDL）　234
抗ヒスタミン薬　124, 155
抗利尿ホルモン不適切分泌症候群（SIADH）
　250
コールドフレオン現象　53
呼吸困難　146
鼓室内投与　130
骨粗鬆症　30, 181
　　——の予防と治療のガイドライン　87
　　ステロイド性——　182, 208
　　ステロイド性——の管理と治療ガイドライン
　　　30, 182, 210
骨軟化症　170
コハク酸エステル　34, 38, 73, 195
コリンエステラーゼ阻害薬　108
コルチコステロイド結合グロブリン（CBG）
　11, 36, 179
コルチゾール（ヒドロコルチゾン）　3, 9, 10, 36,
　155, 195, 225, 247
コルチゾン　3, 11
混合性結合組織病　62
コントローラー　68

さ

催奇形性　163
細菌性髄膜炎　109
サイトカイン　134, 189, 201
　──ストーム　110
サイトメガロウイルス　182
細胞外マトリックス　270
細胞間経路　42
細胞傷害性Tリンパ球　138
細胞内経路　42
嗄声　57
サブスタンスP　137
作用選択的グルココルチコイド受容体アゴニスト
　（SeGRAs）　6
漸減法　21

し

色素沈着　137, 250
シクレソニド　69
シクロオキシゲナーゼ　253
シクロスポリン　76, 266
シクロペンタノヒドロフェナントレン環　9
シクロホスファミド　76
　──パルス療法　174
止血法　255
自己免疫性肝炎（AIH）　79, 85
　──診療ガイドライン　85
自己免疫性膵炎（AIP）　79, 86
脂質異常症　91
視床下部－下垂体－副腎系　3, 36, 187, 247
視神経炎　119
視神経脊髄炎（NMO）　104
　──スペクトラム（NMOSD）　104
シスタチンC　180
疾患修飾性抗リウマチ薬（DMARDs）　61
若年性特発性関節炎　170, 222
若年性皮膚筋炎（JDM）　173
重症筋無力症（MG）　108
重症肺炎　77
出血性消化性潰瘍　255
腫瘍壊死因子（TNF）　65, 203
春季カタル　116
消化管穿孔　255
消化性潰瘍　200, 254

硝子体内　267
　──注射　37, 116
小児気管支喘息治療・管理ガイドライン　173
小児特発性ネフローゼ症候群診療ガイドライン
　175
静脈投与　18
食欲不振　144
心因反応性精神障害　242
神経伝達物質　241
神経ベーチェット病　242
腎糸球体濾過量（GFR）　179
心不全　12
蕁麻疹　137, 164

##

髄液　36
水痘　171
水分貯留　238
髄膜炎菌　155
ステロイド　2, 9
　──核　9
　──カバー　187, 249
　──関節症　37
　──筋症　181, 258
　──ざ瘡　137
　──性骨粗鬆症　182, 208
　──性骨粗鬆症の管理と治療ガイドライン
　　30, 182, 210
　──性大腿骨頭無腐性骨壊死症　215
　──性無腐性骨壊死症　215
　──潮紅　137
　──超大量療法　10
　──の硬膜外投与　37
　──負荷試験　270
　──補充療法　10
　──ミオパチー　111, 258
　──離脱症候群　183
　──レスポンダー　269
ストレス　251
スペーサー　53, 72
スライディングスケール　231

せ

成人ネフローゼ症候群の診断基準　90
成長障害　221

成長に対する悪影響　125
成長ホルモン　234
　　──補充療法　47
制吐薬　145
生物学的製剤　203
接触性皮膚炎　43, 196
絶対骨折危険率　210
接着分子　134, 201
セレコキシブ　256
セレスタミン®　124, 250
線維柱帯　270
全身型若年性特発性関節炎　170
全身性エリテマトーデス（SLE）　18, 62, 173, 236, 242
喘息COPDオーバーラップ症候群（ACOS）　73
選択的グルココルチコイド受容体修飾薬（SGRMs）　6
ゼンタコート®カプセル　80
セントジョーンズワート（セイヨウオトギリソウ）　31, 200

そ
総コレステロール（TC）　234
巣状分節性糸球体硬化症（FSGS）　91
増殖性結膜炎　116
速筋線維　259
即時型アレルギー　195
ソル・コーテフ®注射用　40
ソル・メドロール®静注用40mg　38
ソル・メルコート®40　38

た
ターゲット療法　36
タービュヘイラー　53
胎児　12, 28
　　──毒性　163
　　──肺成熟　165
　　──への移行　12, 165, 179
体重増加　229
帯状疱疹　205
ダイズ油　36
大腿骨頭壊死　37
代替フロンガス（HFA）　72
耐糖能異常　237
大網　234

タクロリムス　135
多臓器障害　63
多巣性運動ニューロパチー（MMN）　107
脱水　228
多発筋炎／皮膚筋炎（PM/DM）　108
多発性硬化症（MS）　103
　　視神経脊髄型──（OS-MS）　104
短時間作用性 β_2 刺激薬（SABA）　73

ち
遅延型アレルギー　196
遅筋線維　259
チトクロムP540（CYP）　13
中止法　21
注射投与　17
中枢神経系　241
中枢神経ループス　174
中性脂肪　234
中毒性表皮壊死症（TEN）　139
長時間作用性 β_2 刺激薬（LABA）　72
長時間作用性抗コリン薬（LAMA）　73
超低比重リポタンパク（VLDL）　234
腸閉塞　146

つ
椎体骨折　209

て
低カリウム血症　200
低タンパク血症　89, 175
低ナトリウム血症　250
低比重リポタンパク（LDL）　236
テオフィリン　73
デキサメタゾン　12, 36, 172, 198, 249, 266, 269
　　──経口パルス療法　107
　　──パルミチン酸エステル　36
　　──リン酸エステル　38, 196
テノン嚢下注射　116
テノン嚢内　267
デュシェンヌ型筋ジストロフィー　108
添加剤　38
点眼　114
転写活性化領域　4
転写共役因子　4

と

糖新生　225, 234
糖尿病　147, 183
糖尿病網膜症　120
特発性間質性肺炎（IIPs）　75
特発性骨壊死症　215
特発性大腿骨頭壊死症　217
　　──の壊死域局在による病型（type）　219
　　──の診断基準　218
　　──の病期（stage）分類　219
特発性末梢性顔面神経麻痺　107
トシリズマブ　222
突発性難聴　128
ドライパウダー吸入器（DPI）　51, 72
トリアムシノロン　12, 267
　　──アセトニド　35, 196

な

内因性ステロイド　9
内視鏡的止血術　255
内臓脂肪　234
ナゾネックス®　125
生ワクチン　31, 196

に

二次性副甲状腺機能亢進　30, 209
二相性反応　154
ニューモシスチス肺炎　77, 79, 205
尿細管間質性腎炎　100
妊娠週数　162
妊婦　12, 105

ね

ネブライザー　51
ネフローゼ症候群　89, 175

の

脳梗塞　110

は

肺炎　203
肺炎球菌　109
敗血症　77, 152
　　──性ショック　36, 151, 189
配合変化　38
肺胞出血　99
鼻アレルギー診療ガイドライン　123
鼻出血　125

ハプテン　195
パラオキシ安息香酸類（パラベン類）　38
バラシクロビル　107
パルス療法　10, 34, 36, 60, 76, 92, 139, 197, 237

ひ

非出血性消化性潰瘍　255
微小変化型ネフローゼ症候群（MCNS）　91
皮疹　43
ヒスタミン　137
ビスホスホネート製剤　30, 61, 171, 210
ヒトTリンパ球指向性ウイルス1型（HTLV-1）　110
ヒトヘルペスウイルス-6　140
ヒドロコルチゾン　73, 152
皮膚萎縮線条　43
びまん皮膚硬化型全身性強皮症　62
日和見感染　205

ふ

副作用　43, 57
副作用を減らすための工夫　185
副腎クリーゼ　155, 188
　　──を含む副腎皮質機能低下症の診断と治療に関する指針　190
副腎皮質機能低下症　187
副腎皮質刺激ホルモン（ACTH）　189, 247
副腎皮質刺激ホルモン放出ホルモン（CRH）　247
副腎不全
　　原発性──　155, 247
　　相対的──　188
　　続発性──　155, 247
ブデソニド　69
　　──腸溶性徐放剤　80
ブデソニド/ホルモテロール　72
ブドウ糖　225
ぶどう膜炎　117
フルオロメトロン　269
フルチカゾン　69
フルチカゾン/サルメテロール　72
フルチカゾン/ビランテロール　72
フルチカゾン/ホルモテロール　72
フルチカゾンフランカルボン酸　125
フルドロコルチゾン　29

プレグナンX受容体（PXR）　200
プレドニゾロン　11, 36, 60, 90, 165, 195, 197
　──コハク酸エステル　38, 195
プロスタグランジン　256, 271
プロトンポンプ阻害薬　255
分岐鎖アミノ酸（BCAA）　262

へ
閉経後骨粗鬆症　209
米国疾病予防管理センター（CDC）　197
米国リウマチ学会（ACR）　61, 210
ベーチェット病　118
ベクロメタゾン　36, 69
　──プロピオン酸　126
ベタメタゾン　12, 249, 269
　──懸濁注射剤　36
　──リン酸エステル　38
ベル麻痺　107

ほ
保湿剤　48

ま
マキュエイド®　37
膜性腎症　93
膜性増殖性糸球体腎炎（MPGN）　95
満月様顔貌　29, 137
慢性炎症性脱髄性多発根ニューロパチー（CIDP）　106

み
ミオカイン　259
ミオパチー　111, 147, 258
ミコフェノール酸モフェチル　65, 174
ミソプロストール　256
ミネラルコルチコイド　9
　──作用　36, 238

め
メカノ-メタボ連関　263
メサンギウム増殖性変化　95
メチルプレドニゾロン　12, 36, 73, 90, 95, 143, 155, 158, 195
　──コハク酸エステル　38
　──酢酸エステル　35
　──パルス療法　174
メトトレキサート　61, 175
メドロール®　90

免疫抑制・化学療法により発症するB型肝炎対策ガイドライン　87
免疫抑制状態　201, 242
免疫抑制薬　75, 204

も
網膜疾患　119
網膜静脈閉塞症　120
モメタゾン　71
　──フランカルボン酸　125

や
薬剤性過敏症症候群（DIHS）　139
薬剤の吸収　179
薬剤のクリアランス低下　179
薬物アレルギー　194
薬物相互作用　46

ゆ
遊離脂肪酸　234
ユビキチン-プロテアソーム系　4

よ
痒疹結節　135

り
リウマチ性多発筋痛症（PMR）　62
リガンド結合ポケット　4
リガンド結合領域（LBD）　3
リセドロネート　209
リツキシマブ　65
利尿薬　91
リファンピシン　179, 197
リポタンパクリパーゼ（LPL）　234
粒子径　51, 71
緑内障診療ガイドライン　270
リン酸エステル　34, 38, 73, 196

る
ループス腎炎　36, 63, 174

れ
レチノイドX受容体（RXR）　200
レニン-アンジオテンシン-アルドステロン系　247
レバミピド　256
レフルノミド　64
レリーバー　73

わ
ワクチン　182

その患者・その症例にいちばん適切な使い方がわかる
ステロイド療法の極意

定価　本体3,600円（税別）

平成29年9月29日　発　行

編　集　　川合　眞一
　　　　　かわい　しんいち

発行人　　武田　正一郎

発行所　　株式会社　じ ほ う

　　　　　101-8421　東京都千代田区猿楽町1-5-15（猿楽町SSビル）
　　　　　電話　編集　03-3233-6361　販売　03-3233-6333
　　　　　振替　00190-0-900481
　　　　　＜大阪支局＞
　　　　　541-0044　大阪市中央区伏見町2-1-1（三井住友銀行高麗橋ビル）
　　　　　電話　06-6231-7061

©2017　　　　　　　　　　　　　　　　　　　　組版・印刷　永和印刷（株）
Printed in Japan

本書の複写にかかる複製，上映，譲渡，公衆送信（送信可能化を含む）の各権利は株式会社じほうが管理の委託を受けています。

JCOPY ＜(社)出版者著作権管理機構　委託出版物＞
本書の無断複製は著作権法上での例外を除き禁じられています。
複製される場合は，そのつど事前に，(社)出版者著作権管理機構（電話 03-3513-6969，FAX 03-3513-6979，e-mail：info@jcopy.or.jp）の許諾を得てください。

万一落丁，乱丁の場合は，お取替えいたします。
ISBN 978-4-8407-5007-3